Klinische Anästhesiologie und Intensivtherapie

Band 7

Herausgegeben von

F. W. Ahnefeld C. Burri W. Dick M. Halmágyi

Infusionstherapie II
Parenterale Ernährung

Workshop Dezember 1974

Herausgegeben von

F. W. Ahnefeld   C. Burri   W. Dick   M. Halmágyi

unter Mitarbeit von

F. W. Ahnefeld K. H. Bässler H. Beisbarth H. Bickel F. Brost
C. Burri W. Dick G. Dietze R. Dölp D. Dolif J. Eckart W. Fekl
H. Göschke M. Halmágyi A. Heidland D. Heitmann L. Heller
P. Jürgens J. Kilian G. Krischak J. Kult R. Lange A. Leutenegger
P. Lotz H. Mehnert P. Milewski K. Schultis W. Seeling
M. Wicklmayr

Mit 103 Abbildungen

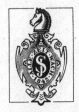

Springer-Verlag Berlin Heidelberg New York 1975

Professor Dr. Friedrich Wilhelm Ahnefeld
Department für Anästhesiologie der Universität,
7900 Ulm, Steinhövelstraße 9

Professor Dr. Caius Burri
Abteilung für Unfallchirurgie, Department für Chirurgie
der Universität, 7900 Ulm, Steinhövelstraße 9

Professor Dr. Wolfgang Dick
Department für Anästhesiologie der Universität,
7900 Ulm, Prittwitzstraße 43

Professor Dr. Miklos Halmágyi
Institut für Anästhesiologie der Universität,
6500 Mainz, Langenbeckstraße 1

ISBN-13: 978-3-540-07288-1   e-ISBN-13: 978-3-642-95270-8
DOI: 10.1007/ 978-3-642-95270-8

Library of Congress Cataloging in Publication Data. Main entry under title: Infusionstherapie II,
Parenterale Ernährung. (Klinische Anästhesiologie und Intensivtherapie; Bd. 7) Bibliography:
p. Includes index. 1. Parenteral therapy – Congresses. I. Ahnefeld, Friedrich Wilhelm. II. Series:
Schriftenreihe Klinische Anästhesiologie und Intensivtherapie; Bd. 7.
RM149.I53   615'.63   75-11614

Vorwort

Nahezu alle medizinischen Fachdisziplinen behandeln Patienten, deren Erkrankung eine Ernährung unter Umgehung des gastrointestinalen Resorptionsweges notwendig macht.

Parenterale Ernährung bedeutet folglich die Zufuhr von Nähr- und Baustoffen auf intravenösem Wege in qualitativ verwertbarer Form und quantitativ ausreichender Menge, um den Energie- und Baustoffbedarf unter den verschiedensten Bedingungen sicherzustellen und auftretende Verluste zu kompensieren.

Grundlage jeder parenteralen Ernährung ist die Kenntnis der biochemischen Prozesse des Intermediärstoffwechsels unter physiologischen und pathologischen Bedingungen (z. B. Hunger, Postaggressionssyndrom, Hypoxie, Mikrozirkulationsstörungen usw.). Orientiert an diesen Zusammenhängen erst lassen sich Bau- und Nährstoffe in einer Weise zusammenstellen, bemessen und applizieren, in der sie für den Organismus definitiv verwertbar werden. Die Erforschung der Biochemie und Pathobiochemie des Intermediärstoffwechsels hat Möglichkeiten aufzeigen können, mit deren Hilfe Verwertungsstörungen für bestimmte Nähr- und Baustoffe unter definierten pathologischen Bedingungen teilweise „überlistet" werden können. Über die Applikation von Precursoren und ihre Umsetzung etwa erhält der Organismus ein adäquates Nähr- und Baustoffangebot, das – protrahiert synthetisiert – der limitierten Verwertungskapazität Rechnung trägt und auf Umwegen die Erfordernisse des Organismus deckt.

Eine Reihe von Problemen kann heute als gelöst angesehen werden, eine Vielzahl jedoch befindet sich erst im Anfangsstadium einer Klärung oder harrt einer grundsätzlichen Erforschung.

Ziel dieses Workshop war es – anknüpfend an die Prinzipien der Infusionstherapie (Bd. 3 der Schriftenreihe) und Grundlagen der postoperativen Ernährung (Bd. 6 der Schriftenreihe) –, für den Bereich der parenteralen Ernährung eine Bestandsaufnahme zu erarbeiten, die gesichertes Wissen aufzeigt und offene Probleme konkretisiert. Selbstverständlich konnten auch bei diesem Workshop nicht alle strittigen Fragen harmonisiert werden; gerade die Existenz umstrittener Fragen befruchtet die gegenwärtige wie zukünftige Diskussion und läßt reale Lösungsansätze erwarten.

Wir hoffen, daß der vorliegende Band geeignet ist, dem klinisch tätigen Arzt, aber auch dem mit den spezifischen Problemen der parenteralen Ernährung befaßten Pflegepersonal, Empfehlungen für die tägliche Praxis zu vermitteln, darüber hinaus Anregungen zu weiterer wissenschaftlicher Forschung zu geben.

An der Diskussion haben sich alle Referenten beteiligt. Um den Umfang dieses Bandes in den vorgegebenen Grenzen zu halten, konnte nur eine Zusammenfassung der wichtigsten Diskussionsergebnisse aufgenommen werden, wobei kontroverse Standpunkte hervorgehoben wurden.

Dem Springer-Verlag sind wir wiederum zu Dank verpflichtet für wertvolle Anregungen, die jederzeit optimale Kooperation und die Unterstützung unserer Bemühungen, die Ergebnisse dieses Workshop in kürzest möglicher Zeit zu publizieren.

Der Firma Pfrimmer & Co. in Erlangen danken wir dafür, daß sie uns die Durchführung dieses Workshop ermöglicht hat.

Ulm (Donau), im Februar 1975 .
Mainz (Rhein)

Die Herausgeber

F. W. Ahnefeld
C. Burri
W. Dick
M. Halmágyi

Inhaltsverzeichnis

Verzeichnis der Referenten und Diskussionsteilnehmer

Prof. Dr. F. W. Ahnefeld
Department für Anästhesiologie
der Universität Ulm
7900 Ulm (Donau)
Steinhövelstraße 9

Prof. Dr. K. H. Bäßler
2. Lehrstuhl des Physiolog.-Chem.
Instituts der Universität Mainz
6500 Mainz
Langenbeckstraße 1

Dr. H. Beisbarth
Institut für
Experimentelle Ernährung e.V.
8520 Erlangen
Langemarckplatz 5 1/2

Dr. H. Bickel
Institut für
Experimentelle Ernährung e.V.
8520 Erlangen
Langemarckplatz 5 1/2

Dr. F. Brost
Oberarzt am Institut für Anästhesiologie
der Universität Mainz
6500 Mainz
Langenbeckstraße 1

Prof. Dr. C. Burri
Department für Chirurgie
der Universität Ulm
Abteilung Chirurgie III
7900 Ulm (Donau)
Steinhövelstraße 9

Priv.-Doz. Dr. R. Dennhardt
Institut für Anästhesiologie
der Universität Marburg
3550 Marburg (Lahn)

Prof. Dr. W. Dick
Department für Anästhesiologie
der Universität Ulm
7900 Ulm (Donau)
Prittwitzstraße 43

Priv.-Doz. Dr. G. Dietze
III. Med. Abteilung des
Städt. Krankenhauses
8000 München-Schwabing
Kölner Platz 1

Dr. R. Dölp
Oberarzt am Department für
Anästhesiologie der Universität Ulm
7900 Ulm (Donau)
Steinhövelstraße 9

Dr. D. Dolif
I. Med. Abteilung des
Allgem. Krankenhauses St. Georg
2000 Hamburg
Lohmühlenstraße 5

Prof. Dr. J. Eckart
Chefarzt der Anästhesie-
und Intensivpflegeabteilung
des Krankenhauszweckverbandes
Augsburg
8900 Augsburg
Unterer Graben 4

Dr. W. Fekl
Institut für
Experimentelle Ernährung e.V.
8520 Erlangen
Langemarckplatz 5 1/2

Dr. H. Göschke
Oberarzt an der
I. Medizinischen Universitätsklinik
Department für Innere Medizin
Kantonsspital
CH 4000 Basel

Dr. A. Grünert
Physiol.-Chem. Institut
der Universität Mainz
6500 Mainz
Langenbeckstraße 1

Prof. Dr. M. Halmágyi
Institut für Anästhesiologie
der Universität Mainz
6500 Mainz
Langenbeckstraße 1

Prof. Dr. A. Heidland
Leiter der Nephrologischen
Abteilung der Med. Universitätsklinik
Luitpoldkrankenhaus
8700 Würzburg
Josef-Schneider-Straße 2

Dr. D. Heitmann
Oberarzt an der
Abteilung für Anästhesiologie
der Universität Erlangen-Nürnberg
8520 Erlangen
Krankenhausstraße 12

Prof. Dr. L. Heller
Klinikum der
Johann-Wolfgang-Goethe-Universität
Zentrum der
Frauenheilkunde und Geburtshilfe
6000 Frankfurt 70
Theodor-Stern-Kai 7

Priv.-Doz. Dr. J. Kilian
Department für Anästhesiologie
der Universität Ulm
7900 Ulm (Donau)
Steinhövelstraße 9

Dr. J. Kult
Nephrologische Abteilung
der Med. Universitätsklinik
Luitpoldkrankenhaus
8700 Würzburg
Josef-Schneider-Straße 2

Dr. P. Lotz
Department für Anästhesiologie
der Universität Ulm
7900 Ulm (Donau)
Steinhövelstraße 9

Prof. Dr. H. Mehnert
Chefarzt der III. Med. Abteilung
des Städt. Krankenhauses
8000 München-Schwabing
Kölner Platz 1

Dr. P. Milewski
Oberarzt am Department
für Anästhesiologie
der Universität Ulm
7900 Ulm (Donau)
Prittwitzstraße 43

Priv.-Doz. Dr. K. Paulini
Abteilung Pathologie II
der Universität Ulm
7900 Ulm (Donau)
Oberer Eselsberg N 26

Prof. Dr. K. Rommel
Abteilung für Klinische Chemie
der Universität Ulm
7900 Ulm (Donau)
Steinhövelstraße 9

Prof. Dr. K. Schultis
Fachbereich Medizin
der Universität Gießen
6300 Gießen

Dr. W. Seeling
Department für Anästhesiologie
der Universität Ulm
7900 Ulm (Donau)
Steinhövelstraße 9

Stoffwechsel der für die parenterale Ernährung verwendeten Nährstoffe

Von K. H. Bässler

Wenn man die Grundlagen des Energiestoffwechsels - also die Quintessenz von etwa 200 Lehrbuchseiten - in 40 min darstellen soll, so kann das natürlich nur unter extremer Vereinfachung und Reduktion auf das Wesentlichste geschehen. Als wesentlich wird hier das angesehen, was für die nachfolgende Erörterung von Problemen der parenteralen Ernährung unerläßlich ist. Diese Auswahl ist zwangsläufig subjektiv, erhebt keinen Anspruch auf Vollständigkeit und kann bei der extremen Vereinfachung komplizierte Sachverhalte nicht immer exakt richtig wiedergeben.

Lassen Sie uns zu Beginn ganz kurz reflektieren, was wir unter Stoffwechsel verstehen. Die Konstanz des lebenden Organismus ist nur eine scheinbare. In Wirklichkeit befindet sich alles in einem dynamischen Zustand. Der Organismus besteht aus komplizierten organischen Molekülen, die nach den Gesetzen der Thermodynamik die Tendenz haben, in einfachere, energieärmere Bruchstücke zu zerfallen. Diese Tendenz wird zur Realität durch die Anwesenheit entsprechender Katalysatoren, der Enzyme. Durch diese Enzyme wird auch eine Ordnung gewährleistet, dadurch, daß nicht jeder mögliche Weg des Zerfalls beschritten wird, sondern nur solche, für die Enzyme vorhanden sind. So haben auch verschiedene Organe je nach Enzymausstattung ganz verschiedene Stoffwechselmuster.

Damit die Konstanz des Organismus gewährleistet wird, müssen diese Abbauvorgänge kompensiert werden durch Syntheseprozesse. Das Material für diese Synthesen und die erforderliche Energie liefert die Nahrung. Diese gesamten chemischen Umwandlungen bezeichnen wir summarisch als Stoffwechsel.

Entscheidend für die Funktionsfähigkeit eines Organismus und zugleich der wertvollste Bestandteil sind die Proteine. Alle Proteine haben bestimmte Funktionen, sei es als Strukturbestandteil, als Transportprotein, als Antikörper usw.. Der überwiegende Anteil des Eiweißbestandes im Organismus aber ist aktives Enzymprotein, lebensnotwendig für die Steuerung des komplizierten chemischen Zusammenspiels im Stoffwechsel. Will man die Probleme auf den Kern zurückführen, so kann man etwas überspitzt sagen: Aufgabe der Ernährung - und wenn normale Ernährung nicht möglich ist, Aufgabe der parenteralen Ernährung - ist es, den Bestand und die Funktionsfähigkeit der Proteine zu gewährleisten. Diesem Gesichtspunkt ist alles andere unterzuordnen. Um Proteinsynthese zu ermöglichen, brauchen wir Aminosäuren und Energielieferanten; damit Enzyme funktionieren können, brauchen sie ein bestimmtes Ionenmilieu, das durch Elektrolytzufuhr ermöglicht werden muß; sie benötigen Koenzyme, die aus Vitaminen entstehen, welche man zuführen muß usw..

Leben ist an die ständige Zufuhr von Energie gebunden. Die drei Hauptverbraucher sind Biosyntheseprozesse, mechanische Arbeit und osmotische Arbeit. Die Energie wird geliefert durch den Abbau von Nährstoffen oder von gespeicherten Stoffen (Abb. 1).

Nur derjenige Anteil an Energie, der beim Abbau energiehaltiger Stoffe in ATP konserviert wird, kann für die energieverzehrenden Prozesse

2

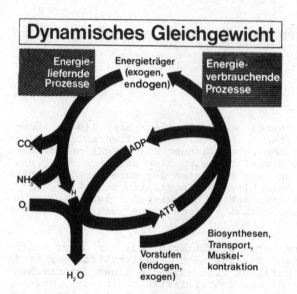

Abb. 1. Dynamisches Gleichgewicht der Körperbestandteile

wieder verwertet werden. Im Grunde ist das Leben eine einzige ATPase-
Reaktion und der dynamische Zustand im lebenden Organismus wird durch
das ATP/ADP-System in einem Gleichgewicht gehalten, wie Abb. 1 zeigt.
Energieverbrauchende Vorgänge sind begrenzt durch die Verfügbarkeit
von ATP, und energieliefernde Prozesse werden limitiert durch die Verfügbarkeit von ADP. Solange diese Koppelung funktioniert, wird ein
unnötiger Abbau von Körpersubstanz über den Bedarf hinaus vermieden.

Die energieverbrauchenden Vorgänge lassen sich nicht völlig abschal-
ten. Ausdruck dessen ist der Grundumsatz. Den Anteil einiger wichtiger Organe an diesem Grundumsatz zeigt Abb. 2.

Dieser Energiebedarf ist bei den meisten Organen relativ konstant. Das,
was wir als "Leistungszuwachs" kennen, geht fast ausschließlich auf
das Konto der Muskulatur. Welche Stoffe können als Energielieferanten
für die verschiedenen Organe dienen? Einen Überblick darüber gibt
Abb. 3.

Wir sehen daraus, daß die meisten Organe je nach Ernährungs- bzw.
Funktionszustand verschiedene Brennstoffe verwerten können. Daneben
gibt es allerdings auch Gewebe, wie die Blutzellen, die überwiegend
nur von einem Brennstoff (Glukose) leben. Wir sehen ferner, daß verschiedene Gewebe durch besondere Stoffwechselleistungen zur Versorgung anderer Gewebe beitragen, wie z. B. Leber und Niere durch Glukoneogenese, Leber durch Ketogenese und Fettgewebe durch Lipolyse. So
kommen wir zu einer metabolischen Koordination von Organsystemen, die
für das normale Funktionieren und die Anpassungsfähigkeit des Organismus sehr wichtig ist. Ein Beispiel für ein solches Zusammenwirken
bei der Anpassung an Hunger zeigen Abb. 4 und 5.

Während sich nach Nahrungszufuhr die hier gezeigten Organe unabhängig
voneinander ihre Brennstoffe aus dem Blut entnehmen, sind sie im Hungerzustand aufeinander angewiesen.

3

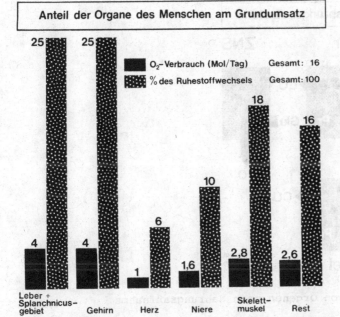

Abb. 2. Anteil der Organe des Menschen am Grundumsatz

Stoffwechselleistungen einzelner Organe

Organ	Brennstoff zur Energie- gewinnung	Stoffwechsel- leistungen zur Versorgung anderer Gewebe
Leber	Aminosäuren	Ketogenese
	Fettsäuren	aus Aminos.,Lactat,Glycerin:
	Glucose	Gluconeogenese
Niere	Fettsäuren	
	Glucose	Gluconeogenese
Fettgewebe	Glucose	
	Fettsäuren	Lipogenese, Lipolyse
Herz	Glucose	
	Fettsäuren	
	Ketonkörper	
Muskel	Glucose	
	Fettsäuren	
	Ketonkörper	
Gehirn	Glucose	
	Ketonkörper	

Abb. 3. Stoffwechselleistungen einzelner Organe zur Energiegewinnung und zur Versorgung anderer Organe

4

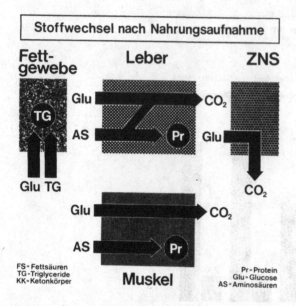

Abb. 4. Stoffwechsel von Organen nach Nahrungsaufnahme

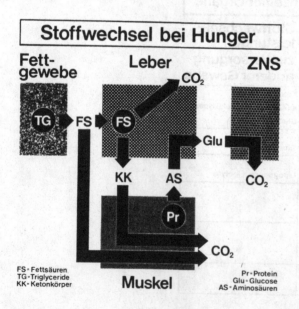

Abb. 5. Koordination des Stoffwechsels von Organen bei Hunger

Wir sehen die Rolle der Leber für die Versorgung des Gehirns durch
Glukoneogenese und die Rolle des Fettgewebes (Lipolyse) und der Leber (Ketogenese) für die Versorgung der Muskulatur mit Fettsäuren und
Ketonkörpern. Die Muskulatur liefert Aminosäuren als Vorstufen für
die Glukoneogenese. In dem Maß, in dem der Ketonkörperspiegel ansteigt,
verwertet auch das ZNS Ketonkörper, was hier im Schema nicht zu sehen ist.

Ein weiteres Beispiel für das Zusammenwirken von Organsystemen ist der
Cori-Zyklus.

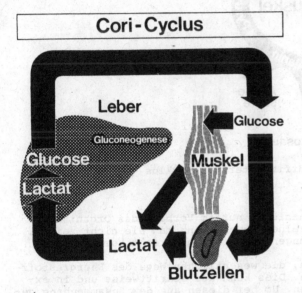

Abb. 6. Cori-Zyklus als Beispiel der Koordination von Organen

Blutzellen bauen Glukose nur bis zu Laktat ab. Auch in der Muskulatur
wird bei Sauerstoffdefizit ein Teil der Glukose nur bis zu Laktat abgebaut. Dieses Laktat wird ans Blut abgegeben und in der Leber wieder
zu Glukose aufgebaut, die auf dem Blutweg wiederum Blutzellen und Muskulatur zur Verfügung gestellt wird. Dieser Mechanismus dient einer
Einsparung von Glukose, denn die Blutzellen setzen auf diese Weise
zwar Glukose um, verbrauchen aber in der Bilanz keine Glukose. Da die
Energie für die Glukose-Resynthese in der Leber aus der Fettsäureoxydation stammt, leben die Blutzellen letzten Endes auch von der im Fett
gespeicherten Energie. Eine entsprechende Sparschaltung im Hinblick
auf den Glukoseverbrauch ist auch am Gehirn möglich. Glukose wird dann
nicht aus Sauerstoffmangel, sondern aufgrund metabolisch regulierter
Inaktivierung der Pyruvatdehydrogenase - nicht vollständig oxydiert,
sondern nur bis zu Laktat abgebaut. Damit entsteht ein Cori-Zyklus
zwischen Gehirn und Leber, auf dessen Bedeutung Herr DIETZE später
noch hinweisen wird. Beim Glukoseabbau im Muskel entstehendes Pyruvat
kann zum Teil auch statt in Laktat durch Transaminierung in Alanin umgewandelt werden und als solches der Leber als Glukosevorstufe wieder
angeboten werden. Dann haben wir den Alanin-Zyklus (Abb. 7), der als
modifizierter Cori-Zyklus ebenfalls der Glukose-Einsparung dient.

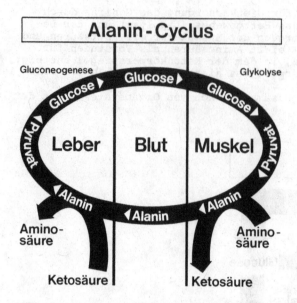

Abb. 7. Alanin-Zyklus als modifizierter Cori-Zyklus

Sie sehen, daß diese Sparmechanismen nur im Verband des Organismus funktionieren; an einem einzelnen Gewebe kann man sie nicht zeigen. Das macht auch die Untersuchungen dieser Fragen recht kompliziert.

Wir müssen nun dazu übergehen, die wesentlichen Wege des Energiestoffwechsels näher zu beschreiben. Dies kann nur schrittweise und in extremer Vereinfachung geschehen. Um bei diesen aus dem Zusammenhang gerissenen Einzelaufnahmen nicht die Orientierung zu verlieren, wollen wir uns zuerst eine Übersicht über den Energiestoffwechsel vor Augen halten, in die wir dann die einzelnen Ausschnitte jederzeit wieder einordnen können (Abb. 8).

Hier ist der energieliefernde Stoffwechsel in drei Stufen eingeteilt: 1. Stufe: Vorbereitende Reaktionen. Darunter fällt der Abbau der Kohlenhydrate durch Glykolyse, Pentosephosphat-Shunt und andere in die Glykolyse mündende Wege; ferner die verschiedenen Abbauwege der Aminosäuren und die ß-Oxydation der Fettsäuren. Gut die Hälfte eines Lehrbuchs über Intermediärstoffwechsel fällt in diese Rubrik. All diese Abbauwege treffen sich dann über gemeinsame Zwischenprodukte in einer gemeinsamen Endstrecke, dem Zitronensäurezyklus. Diese zweite Stufe ist der Hauptumschlagplatz im Stoffwechsel; über diese Drehscheibe können viele Stoffe wechselseitig ineinander umgewandelt werden. Bei den Dehydrierungsreaktionen im Zitronensäurezyklus entsteht die Hauptmenge an Wasserstoff, der an Koenzyme gebunden ist. In der dritten Stufe endlich findet der Hauptanteil an Energiegewinnung statt, indem die Oxydation des Wasserstoffs in der Atmungskette mit der Phosphorylierung von ADP zu ATP gekoppelt wird. Hier in den Mitochondrien greift der Sauerstoff in den Stoffwechsel ein. Der größte Teil des Sauerstoffverbrauchs geht über diesen Weg.

Ausreichende Energiegewinnung ist also abhängig von ausreichendem Sauerstoffangebot. Dies soll die Abb. 9 noch einmal verdeutlichen.

7

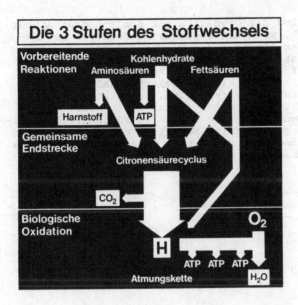

Abb. 8. Die drei Stufen des energieliefernden Stoffwechsels

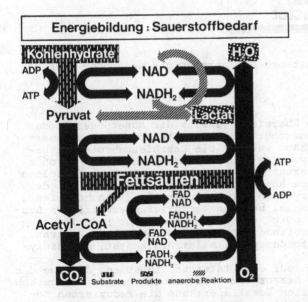

Abb. 9. Die Rolle des Sauerstoffs im Energiestoffwechsel

Die Oxydation der Fettsäuren und die Oxydation von Kohlenhydraten über
Pyruvat hinaus ist nur möglich, wenn die reduzierten Koenzyme bei Anwesenheit von Sauerstoff in der Atmungskette wieder reoxydiert werden
können. Bei diesem Prozeß entsteht ATP. Lediglich ein Prozeß kann auch
bei Abwesenheit von Sauerstoff ablaufen: die Glykolyse - also der Abbau der Glukose bis zu Laktat -, weil hier reduziertes NAD durch die
Umwandlung von Pyruvat zu Laktat reoxydiert wird. So entsteht bei
Sauerstoffmangel als Endprodukt des Kohlenhydratabbaus Laktat. Auch
bei diesem Prozeß kann ATP gewonnen werden durch die Phosphorylierungs-
reaktionen der Glykolyse. Die quantitative Bedeutung dieses Vorgangs
im Vergleich zum aeroben Stoffwechsel zeigt eine Gegenüberstellung des
ATP-Gewinns bei aerobem und anaerobem Glukoseabbau.

Theoretischer ATP-Gewinn beim Glucoseabbau

38
Mole ATP/Mol Glucose

Aerober Abbau zu CO_2 und H_2O

2
Mole ATP/Mol Glucose

Anaerober Abbau zu Lactat

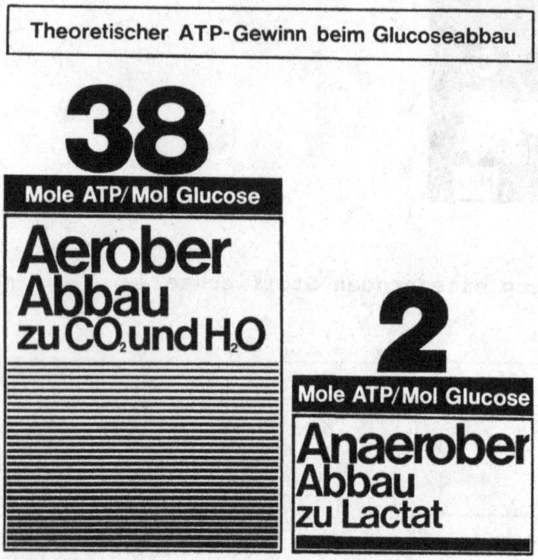

Abb. 10. Theoretische ATP-Ausbeute bei aerobem und anaerobem Glukoseabbau

Wir sehen aus der bisherigen Übersicht bereits die außerordentliche
Bedeutung der Sauerstoffversorgung: Kohlenhydrate können ohne Sauerstoff nur bis zu Laktat abgebaut werden; die Energieausbeute ist gering. Andere Energieträger, wie Fettsäuren oder Alkohol, können ohne
Sauerstoff überhaupt nicht verwertet werden. Da der Sauerstoff selten
direkt am Umsatz der Substrate angreift, sondern überwiegend bei der
Reoxydation reduzierter Koenzyme in der Atmungskette (Mitochondrien),
stellen sich bei Sauerstoffmangel bei den Dehydrierungsreaktionen Sub-
stratgleichgewichte ein, die durch den hohen Anteil der reduzierten
Koenzyme bestimmt werden: Wir finden hohe Quotienten Laktat/Pyruvat,
Glyzerophosphat/Dihydroxyacetonphosphat, Malat/Oxalacetat, ß-Hydroxy-
butyrat/Acetacetat usw..
Ich muß an dieser Stelle noch auf eine Tatsache hinweisen, die aus den
vereinfachten Schemata nicht hervorgeht. Die meisten Dehydrierungsreaktionen sind in den Mitochondrien lokalisiert und die reduzierten Koenzyme haben dort direkten Anschluß an die Atmungskette. Eine Reihe
von Dehydrierungen finden sich aber auch im Zytosol, so z. B. die De-

hydrierung von Äthanol oder der Polyalkohole Sorbit und Xylit. Hier muß nun der Wasserstoff aus dem Zytosol in die Mitochondrien transportiert werden, um Anschluß an die Atmungskette zu bekommen. Die Geschwindigkeit dieses Vorgangs ist aber begrenzt, und so kommt es beim Umsatz von Äthanol oder von Polyalkoholen zu einem Anstieg des Laktat-Pyruvat-Quotienten als Ausdruck eines erhöhten Quotienten NADH/NAD im Zytosol, auch ohne daß Sauerstoffmangel vorliegt. Das Ausmaß dieses Effekts - der wiederum Auswirkungen auf andere Stoffwechselvorgänge haben kann - hängt von der Umsatzgeschwindigkeit der Substrate, also auch von der Dosierung ab.

Wir kommen nun zu dem Stoffwechsel der Energieträger im einzelnen und wollen uns auch hier auf eine ganz kurze skizzenhafte Darstellung beschränken. Zunächst befassen wir uns mit der Stufe 1 unseres Schemas in Abb. 8, den vorbereitenden Reaktionen (Abb. 11).

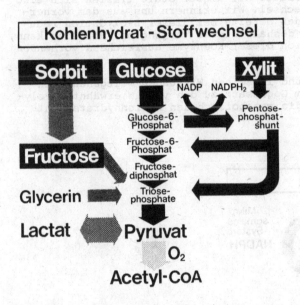

Abb. 11. Übersicht über den Kohlenhydratabbau

Glukose wird in der Glykolyse zu Pyruvat abgebaut. Dort entscheidet es sich dann - wie wir schon gesehen haben -, in Abhängigkeit von der Sauerstoffversorgung oder von der Aktivität der Pyruvatdehydrogenase, ob Pyruvat zu Laktat reduziert oder zu Acetyl-CoA oxidiert und im Zitronensäurezyklus weiter abgebaut wird. An der Glykolyse, von der hier nicht alle Schritte gezeigt sind, kann man zwei Phasen unterscheiden: die Umwandlungen von Hexosephosphaten und die Umwandlungen von Triosephosphaten. Die geschwindigkeitsbegrenzenden Enzymaktivitäten liegen in der ersten Phase, hier greifen auch die wesentlichen Regulationen an. Ein weiterer Abbauweg für Glukose ist der Pentosephosphat-Shunt. Seine Bedeutung liegt in der Bildung von Pentosen und der Produktion von NADPH für reduktive Biosyntheseprozesse und Hydroxylierungsreaktionen. Fruktose, Sorbit, Xylit und Glyzerin münden an verschiedenen Stellen in den Weg des Glukosestoffwechsels ein. Sie können damit sowohl Glukose als auch die gleichen Zwischen- und Endprodukte wie Glukose liefern. Der Unterschied zur Glukose liegt im wesentlichen darin, daß die ihren Stoffwechsel einleitenden Enzyme nicht in allen Geweben vorkommen und ihre Verwertung daher auf bestimmte Gewebe beschränkt ist, mit Schwerpunkt Leber. Andererseits ist ihr Umsatz bei verschiedenen Formen der Glukoseverwertungsstörungen kaum beeinträchtigt.

Beim Fett können wir uns auf den Abbau der Fettsäuren beschränken. Die in der parenteralen Ernährung üblichen Fettemulsionen werden ähnlich wie die Chylomikronen aus der Zirkulation entfernt: Sie werden hydrolysiert durch Lipoproteinlipasen. In den meisten Geweben erfolgt diese Spaltung in den Blutkapillaren an den Endothelzellen; in der Leber verlassen die Fettpartikelchen die Kapillaren ungespalten und werden in oder an der Membran der Parenchymzellen hydrolysiert, soweit sie nicht von Kupfferschen Zellen phagozytiert werden. Fettsäuren werden mit Koenzym A aktiviert und dann durch ß-Oxydation schrittweise unter Dehydrierung zu Acetyl-CoA abgebaut. Auf dieser Stufe treffen sich also Kohlenhydrat- und Fettstoffwechsel. Wir erinnern uns aus dem vorhergegangenen Schema (Abb. 9), daß bereits bei dieser ß-Oxydation reduzierte Koenzyme anfallen und deshalb dieser Vorgang nur ablaufen kann, wenn Sauerstoff zur Reoxydation dieser Koenzyme ausreichend vorhanden ist.

Äthanol ist im Stoffwechsel und in seinen Wirkungen weitgehend den Fettsäuren gleichzusetzen, im Gegensatz zu den vorhin erwähnten Polyalkoholen Xylit und Sorbit, die metabolisch den Kohlenhydraten entsprechen (Abb. 12).

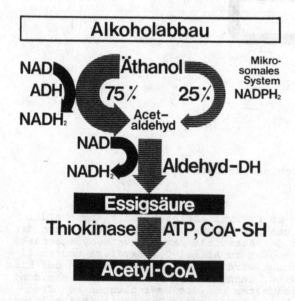

Abb. 12. Äthanolabbau

Der geschwindigkeitsbegrenzende Schritt beim Alkoholabbau ist die Dehydrierung durch Alkoholdehydrogenase zu Acetaldehyd. Ein gewisser, nicht genau bekannter Anteil kann auch durch ein mikrosomales Oxydase-

system zu Acetaldehyd oxydiert werden. Dieses System ist verantwortlich für die Gewöhnung an Alkohol und für die Konkurrenz zwischen Alkohol und Arzneimitteln, insbesondere Narkotika. Acetaldehyd wird weiter zu Essigsäure dehydriert, die dann zu Acetyl-CoA aktiviert wird.
Der Alkoholabbau bis zur Essigsäure erfolgt in der Leber. Essigsäure
wird von der Leber zum Teil auch ans Blut abgegeben und kann in anderen Geweben, insbesondere Herzmuskel und Nierenrinde, weiter verwertet
werden. Die Geschwindigkeit der Alkoholdehydrierung liegt bei 100 mg/
kg/st.

Abb. 13 zeigt uns nun den Zusammenhang dieser Stoffwechselwege, die
sich beim Acetyl-CoA treffen, und die zweite Stufe, die gemeinsame
Endstrecke im Zitronensäurezyklus.

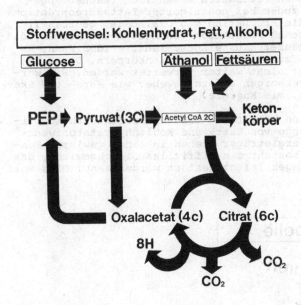

Abb. 13. Zusammenhang zwischen Kohlenhydrat-, Fett- und Äthanolabbau.
Zitronensäurezyklus

Im Zitronensäurezyklus wird Acetyl-CoA mit Oxalacetat zu Zitrat kon-
densiert. Im weiteren Verlauf werden neben Dehydrierungsreaktionen,
die Wasserstoff für die Atmungskette liefern, zwei C-Atome als CO_2 ab-
gespalten. In der Bilanz gesehen sind das die beiden C-Atome der Essigsäure; Oxalacetat hingegen geht aus dem Zyklus wieder hervor, um einen
neuen Essigsäurerest einzuschleusen. Nun darf man aber nicht glauben,
der Zitronensäurezyklus sei ein abgeschlossenes System. In den Zyklus
münden andere Verbindungen ein, wie wir es später bei den Aminosäuren
sehen werden. Aus dem Zyklus werden aber auch Zwischenprodukte für andere Zwecke entnommen, wie für die Synthese von Aminosäuren oder von
Häm. Jedesmal, wenn ein Zwischenprodukt entnommen wird, muß Oxalacetat
ersetzt werden, wenn der Zyklus weiter funktionieren soll. Die wichtigste Quelle zum Ersatz von Oxalacetat ist Pyruvat aus dem Kohlenhydratstoffwechsel. Pyruvat kann also je nach Anforderungen sowohl Acetyl-CoA als auch Oxalacetat liefern. Äthanol und Fettsäuren liefern

dagegen nur Acetyl-CoA. Da die Reaktion Pyruvat → Acetyl-CoA nicht um-
kehrbar ist, können Fettsäuren und Alkohol nicht in Glukose umgewandelt werden. Das erklärt auch, warum Kohlenhydrate in manchen Funktionen durch Fettsäuren nicht ersetzt werden können. Zur Glukoneogenese
sind nur Verbindungen geeignet, die Oxalacetat liefern, sei es direkt,
wie Aspartat, oder indirekt über Zwischenprodukte des Zitronensäurezyklus, oder über Pyruvat, wie Laktat oder Alanin. Wir sehen hier auch,
daß die Glukoneogenese in diesem Bereich einen anderen Weg verläuft als
der Glukoseabbau. Weitere Unterschiede zwischen Abbau und Synthese finden sich im Bereich der Hexosephosphate, auf die wir aber jetzt nicht
weiter eingehen wollen. Diese Unterschiede sind wichtig für die unabhängige Regulation von Glykolyse und Glukoneogenese.

Die Kapazitäten von Kohlenhydratabbau und Fettsäureabbau sind unterschiedlich. In der Leber können Fettsäuren wesentlich rascher abgebaut werden als Glukose. Da zudem bei gesteigerter Fettsäureoxydation
der Glukoseabbau und damit die Produktion von Oxalacetat gedrosselt
ist, kann es zu einer so raschen Produktion von Acetyl-CoA kommen, daß
nicht alles in den Zitronensäurezyklus eingeschleust werden kann. Es
kommt dann zum "Überlaufen", zur Bildung von Ketonkörpern. Diese Ketonkörper können in der Leber nicht weiter verwertet werden. Sie werden ans Blut abgegeben und versorgen andere Gewebe, wie Herz- und Skelettmuskel, Niere und Gehirn, mit Energie.

Wir sind mit dieser Diskussion bereits in das außerordentlich komplizierte Gebiet der Zusammenhänge von Fett- und Kohlenhydratstoffwechsel geraten. Diese beiden Energieträger stehen in einer gewissen Konkurrenz und zwischen beiden besteht ein diffiziles Gleichgewicht, das
unter pathologischen Bedingungen leicht gestört werden kann. Dies soll
Abb. 14 veranschaulichen.

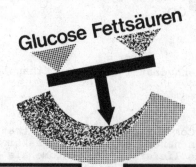

Anabolie : Katabolie

Glucose Fettsäuren

Katabolie: Lipolyse,
Fettsäureoxidation,
Ketogenese,
Proteinabbau,
Gluconeogenese

Anabolie: Insulin-
sekretion bzw.-wirk-
samkeit, Glucose-
abbau, Lipogenese,
Proteinsynthese

Abb. 14. Balance zwischen Kohlenhydrat- und Fettabbau

Exzessiver Kohlenhydratabbau und exzessiver Fettsäureabbau schließen sich gegenseitig aus. Überwiegen Glukose und Insulin, so dominiert entsprechend dem nach rechts zunehmenden Sektor auf der Skala der Waage eine Stoffwechselsituation, die gekennzeichnet ist durch Glukoseabbau, Lipogenese und Proteinsynthese, also eine anabole Situation. Fehlt dagegen Glukose oder kann sie wegen Mangel an Insulin nicht verwertet werden, so kommt es zur Aktivierung der Lipolyse, die Fettsäuren überwiegen, die Waage pendelt nach links und die Stoffwechselsituation ist charakterisiert durch gesteigerte Fettsäureoxydation, Ketogenese, Proteinabbau und Glukoneogenese; sie ist also katabol (wobei sich anabol und katabol jeweils auf den Proteinhaushalt beziehen). Die Distorsion dieses Gleichgewichts kann übrigens durch Kohlenhydrate, die auch bei Insulinunwirksamkeit umgesetzt werden können, durch Drosselung der Lipolyse wieder normalisiert werden. Umgekehrt kann Infusion von Fettemulsionen die gleichen Effekte auslösen wie gesteigerte Lipolyse.

Die Weichenstellung zwischen Lipogenese und Glukoneogenese erfolgt auf der Stufe von Pyruvat (Abb. 15).

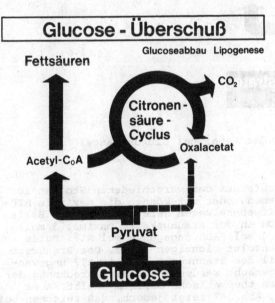

Abb. 15. Stoffwechselmuster in der Leber bei Glukoseüberschuß

Bei Glukoseüberschuß ist die Lipolyse und damit das Fettsäureangebot an die Leber minimal; Pyruvat stammt aus Glukose und wird überwiegend zu Acetyl-CoA oxidiert, welches zur Deckung des Energiebedarfs im Zitronensäurezyklus abgebaut und bei Überangebot zu Fettsäuren aufgebaut wird (Abb. 16).

Bei Glukosemangel strömen reichlich Fettsäuren in die Leber und liefern große Mengen an Acetyl-CoA, welches dazu führt, daß Pyruvat überwiegend zu Oxalacetat karboxyliert wird. Dieses Oxalacetat ist die Vorstufe für die Glukoneogenese. Das Mißverhältnis zwischen Angebot an Acetyl-CoA und Oxydation im Zitronensäurezyklus führt zu gesteigerter Ketonkörperbildung. Bei Kohlenhydratmangel, unter Bedingungen der

Glukoneogenese, stammt Pyruvat aus Aminosäuren. In diesem Fall ist also auch der Proteinabbau gesteigert, wir haben eine katabole Stoffwechselsituation.

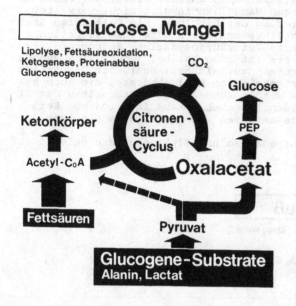

Abb. 16. Stoffwechselmuster in der Leber bei Glukosemangel

Wenden wir uns der Energieausbeute aus den verschiedenen Stoffen zu. Wir können den Brennwert bestimmen, oder wir können die maximale ATP-Ausbeute aus den bekannten Stoffwechselwegen berechnen auf der Basis, daß die Oxydation von 1 mol NADH in der Atmungskette maximal 3 mol ATP liefert, die Oxydation von 1 mol FADH dagegen 2 mol ATP. Beide Möglichkeiten geben uns keine absolut richtigen Werte. Der Brennwert nicht, weil nur derjenige Anteil des Brennwerts, der in ATP umgewandelt wird, biologisch nutzbar gemacht werden kann; die Berechnung der ATP-Ausbeute nicht, weil sie das theoretische Maximum angibt, aber nicht den tatsächlichen Betrag. Abb. 17 zeigt jedoch, daß zwischen beiden Berechnungsarten eine gute Übereinstimmung besteht.

Setzen wir die ATP-Ausbeute pro kcal als energetische Effizienz bei Glukose gleich 100 %, so weichen die anderen Energieträger nur wenig davon ab. Man kann also mit beidem rechnen - Brennwert oder theoretische ATP-Ausbeute -, wenn es um den Vergleich von Energieträgern geht. Die absolute, tatsächliche Energieausbeute in Form von ATP ist aber in keinem Fall bekannt.

Eines der Endprodukte bei der Oxydation der Brennstoffe ist Wasser. Welche Mengen dabei anfallen, zeigt Abb. 18.

Ein Beispiel für die Wasserbildung bei einem angenommenen Infusionsregime zeigt Abb. 19.

Sie sehen, daß in diesem Beispiel das Oxydationswasser etwa 15 % des Infusionsvolumens ausmacht.

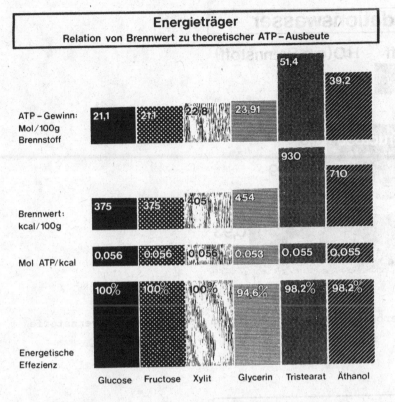

Energieträger
Relation von Brennwert zu theoretischer ATP−Ausbeute

	Glucose	Fructose	Xylit	Glycerin	Tristearat	Äthanol
ATP − Gewinn: Mol/100g Brennstoff	21,1	21,1	22,8	23,91	51,4	39,2
Brennwert: kcal/100g	375	375	405	454	930	710
Mol ATP/kcal	0,056	0,056	0,056	0,053	0,055	0,055
Energetische Effezienz	100%	100%	100%	94,6%	98,2%	98,2%

Abb. 17. Energiegehalt verschiedener Brennstoffe: Vergleich von Brennwert und theoretischer ATP-Ausbeute

Nur ganz kurz können wir in diesem Rahmen den Stoffwechsel der Aminosäuren streifen. Dieses Gebiet ist besonders umfangreich, weil es hier viel weniger allgemeine Prinzipien gibt als in anderen Stoffwechselbereichen.

Aminosäuren sind extreme Individualisten. Auf der einen Seite gibt es Verbindungen, die ausschließlich als Proteinbausteine dienen wie das Lysin, auf der anderen Seite solche, die neben dieser Funktion eine Reihe weiterer Aufgaben haben. So wird, um nur wenige Beispiele zu nennen, Glycin bei der Biosynthese von Purinen, von Häm und vielen anderen Verbindungen in toto eingebaut, Methionin liefert seine Methylgruppe für eine Reihe wichtiger Methylierungsreaktionen; aus Tyrosin entstehen Katecholamine und Schilddrüsenhormone; aus Tryptophan Serotonin und NAD. Diese unterschiedlichen Funktionen sind dafür verantwortlich, daß sich der Bedarf an den einzelnen Aminosäuren bei der Anpassung an unterschiedliche biologische Situationen nicht gleichmäßig, sondern in unterschiedlichem Ausmaß ändert. Das bedeutet, daß es kein für alle Lebenslagen optimales Aminosäurenmuster geben kann.

Sehen wir uns im nächsten Bild einen groben Überblick über den Stoffwechsel der Aminosäuren an (Abb. 20).

16

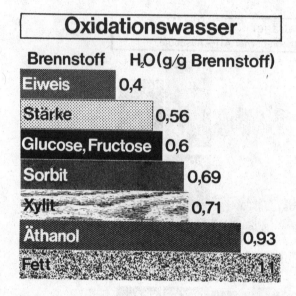

Oxidationswasser

Brennstoff	H₂O(g/g Brennstoff)
Eiweis	0,4
Stärke	0,56
Glucose, Fructose	0,6
Sorbit	0,69
Xylit	0,71
Äthanol	0,93
Fett	1,1

Abb. 18. Wasserbildung bei der Oxydation verschiedener Brennstoffe

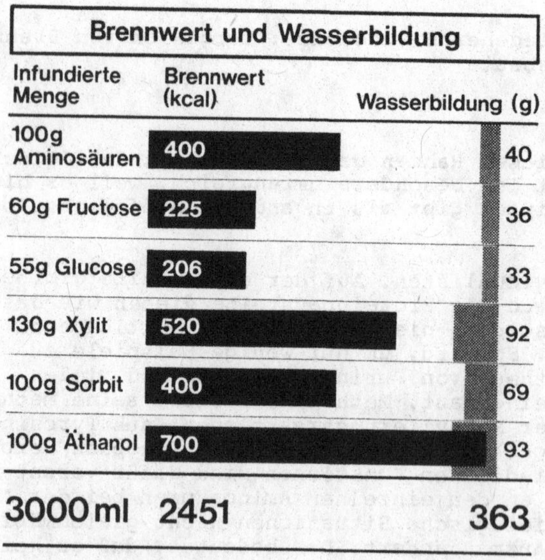

Brennwert und Wasserbildung

Infundierte Menge	Brennwert (kcal)	Wasserbildung (g)
100g Aminosäuren	400	40
60g Fructose	225	36
55g Glucose	206	33
130g Xylit	520	92
100g Sorbit	400	69
100g Äthanol	700	93
3000 ml	2451	363

Abb. 19. Bildung von Oxydationswasser bei einem angenommenen Infusions-regime

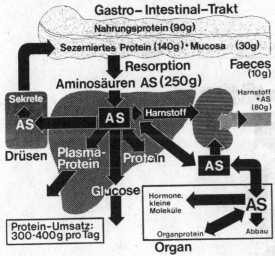

Abb. 20. Physiologie des Aminosäurenstoffwechsels

Die erste Station nach der Resorption ist die Leber. Hier tragen drei
Vorgänge zur Homöostase der Aminosäuren im Blut bei, deren Ausmaß dem
unterschiedlichen Aminosäurenangebot angepaßt werden kann: Die Synthese von Plasmaproteinen, die Synthese von Leberprotein (die bei fehlen-
dem Aminosäureneinstrom reversibel ist) und der Abbau von Aminosäuren.
Bemerkenswert dabei ist, daß die Enzyme für den Abbau verschiedener
essentieller Aminosäuren in der Leber eine besonders geringe Aktivität haben, so daß sie für die anderen Organe eingespart werden. Durch
den unterschiedlichen Abbau der einzelnen Aminosäuren bei der Passage
durch die Leber ist das Aminosäurenmuster, das von der Leber ans Blut
abgegeben wird, völlig anders als dasjenige, das nach der Resorption
durch die Pfortader der Leber zugeführt wird. Mit anderen Worten: Ein
Aminosäurenmuster, das bei oraler Ernährung optimal ist, ist bei parenteraler Ernährung mit größter Wahrscheinlichkeit nicht optimal. Wir
sehen aus dem Schema weiterhin, daß der Aminosäurenumsatz weit höher
ist als die Aminosäurenaufnahme mit der Nahrung. Beim Proteinabbau
frei werdende Aminosäuren müssen also in großem Umfang wiederverwer-
tet werden. Auch in diesem Vorgang liegt eine wichtige Möglichkeit der
Regulation.

Alle essentiellen Aminosäuren müssen in ausreichendem Umfang exogen
zugeführt werden, weil ihr Kohlenstoffskelett nicht aufgebaut werden
kann. Die nichtessentiellen Aminosäuren können in mehr oder weniger
großem Umfang aus endogenen, stickstofffreien Vorstufen und Ammoniak
synthetisiert werden. Eintrittspforte für anorganischen Stickstoff
(Ammoniak) ist dabei die Glutaminsäuredehydrogenase-Reaktion (Abb. 21).

Durch Transaminierungsreaktionen können dann aus Glutaminsäure und Ketonsäuren weitere Aminosäuren entstehen. Umgekehrt beginnt der Abbau
der meisten Aminosäuren mit einer Transaminierungsreaktion. Der Stickstoff wird durch Transaminierungen weitergereicht und gelangt schließlich über Ammoniak oder über Asparaginsäure in den Harnstoffzyklus und

18

wird so eliminiert. Das Kohlenstoffskelett, also die nach der Transaminierung entstandenen Ketonsäuren werden auf ganz unterschiedlichen
Wegen abgebaut (Abb. 22).

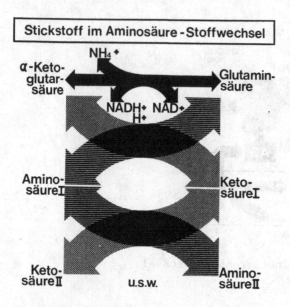

Abb. 21. Transfer des Stickstoffs im Aminosäurenstoffwechsel

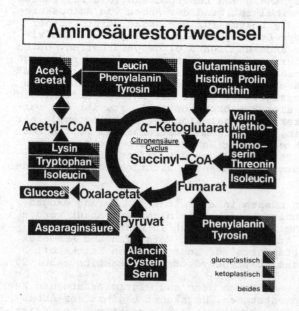

Abb. 22. Glukoplastische und ketoplastische Aminosäuren. Übersicht
über Zusammenhänge mit dem Zitronensäurezyklus

Diese Wege münden schließlich entweder in den Zitronensäurezyklus oder liefern Ketonkörper bzw. Acetyl-CoA. Diejenigen Aminosäuren, die über Zwischenprodukte des Zitronensäurezyklus oder direkt Oxalacetat liefern, nennt man glukoplastische Aminosäuren, solche, die Acetyl-CoA oder Acetacetat liefern, ketoplastische Aminosäuren. Wir wissen ja bereits, daß Acetyl-CoA in der Bilanz nicht in Glukose umgewandelt werden kann. In den meisten Nahrungsproteinen machen glukoplastische Aminosäuren knapp 60 % der Gesamtaminosäuren aus. Diese Zahl ist ein Anhalt für die Effizienz der Umwandlung von Protein in Glukose.

Dieser gedrängte Überblick, der natürlich nur Ausschnitte vermitteln konnte, hat detaillierte Reaktionsfolgen und Reaktionsmechanismen außer acht lassen müssen. Er war eine Skizze der stofflichen Grundlagen physiologischer Funktionen. Von dieser Grundlage aus, hoffe ich, lassen sich pathologische Abweichungen besser verstehen, über die wir in späteren Vorträgen hören werden.

Physiologie des Hungerstoffwechsels

Von G. Dietze, M. Wicklmayr und H. Mehnert

Daß der Mensch heute noch existiert, verdankt er dem glücklichen Um-
stand, daß er im Verlauf der Evolution einige wichtige Stoffwechsel-
mechanismen entwickeln konnte, die ihm während eines zwangsweise längeren Fastens ein Überleben sichern. Diese Mechanismen erhalten ihm
die Blutspiegel der Brennstoffe innerhalb enger Grenzen. Dies ist deshalb so wichtig, weil Gewebe wie das Gehirn, die einen konstanten Ener-
gieverbrauch, jedoch nur geringe Brennstoffdepots haben, auf den dauernden Antransport von Substraten angewiesen sind, postabsorptiv auf
Glukose und während des Fastens auf Ketonkörper. Wird das Angebot dieser Energieträger rasch vermindert, dann kommt es zu den typischen
Symptomen eines hypoglykämischen Schocks, der nach Minuten bereits zu
irreversiblen Schäden und nach Stunden zum Tode führen kann. Es ist
deshalb schon immer ein besonderes Anliegen der Forschung, einen grös-
seren Einblick in die Regulation der Adaptationsvorgänge der Stoffwechsels im Fasten zu gewinnen. Während darüber viel am Tier geforscht
wurde (16), sind Studien am Menschen selten. Bisher hat sich nur die
CAHILLsche Arbeitsgruppe in Boston intensiver um die Lösung dieser Fragen am Menschen bemüht. So konnte sie nachweisen, daß die Glukoneogenese aus Aminosäuren in der frühen Fastenphase zunächst ansteigt und
dann während längerem Fasten über ein Sistieren der Proteolyse im
Skelettmuskel wieder abfällt (10). Auch die wichtige Erkenntnis, daß
das Gehirn im Hunger Ketonkörper zu utilisieren vermag, verdanken wir
den Untersuchungen dieser Gruppe (9). Trotzdem stehen weitere wichtige Fragen offen, deren Beantwortung zum Verständnis der Adaptationsvorgänge bisher fehlt, z. B. welche Bedeutung die anderen C_3-Körper,
wie das Laktat, neben den Aminosäuren an der Aufrechterhaltung der
Glukosehomöostase während der frühen Fastenphase haben. Auf welche
Weise wird der C_3-Körperverlust in Gehirn und Muskel eingedämmt? Wer
sind die Signalvermittler? Wie kommt es zur Einschränkung der Proteolyse.

Durch die Erfahrungen der Münchner Gruppen um BÜCHER, WIELAND und
MEHNERT, die an isolierten Enzymen, perfundierten Organen sowie am
Tier in vivo gewonnen wurden, bot sich die Möglichkeit, diese Fragen
im Rahmen des Sonderforschungsbereiches 51 und der Forschergruppe Diabetes anzugehen. Da der Stoffwechsel der Leber in diesen Forschergruppen schon immer das zentrale Thema darstellte, entschloß man sich zunächst, die menschliche Leber im Fasten zu untersuchen. Dies konnte
mit Hilfe eines Lebervenenkatheters sowie einer Femoralarteriennadel
und der [133]Xenon-Inhalationstechnik zur Messung der Durchblutung geschehen. Diese gewährt eine vom Stoffwechsel unabhängige, den Probanden wenig beeinträchtigende Durchflußregistrierung (4). Nachdem die
ersten Ergebnisse vorlagen, zeigte sich bald, daß die interessieren-
den Fragen nur durch simultane Registrierung von Stoffwechselbilanzen
der substratverbrauchenden Organe, Gehirn und Muskel, gelöst werden
konnten. Technisch ergaben sich dabei keine Schwierigkeiten, da man
diese zusätzlichen Untersuchungen unter den gleichen Bedingungen vor-
nehmen konnte, d. h. mit demselben Katheter und derselben arteriellen
Nadel sowie der gleichen Durchflußmeßmethode (2, 14). Die mit Hilfe
dieser Technik gewonnenen Daten ergeben zusammen mit den bisher bekannten Tatsachen das folgende Bild von den Adaptationsvorgängen des
Stoffwechsels in der frühen Fastenphase.

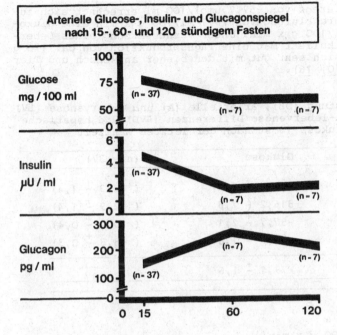

Arterielle Glucose-, Insulin- und Glucagonspiegel nach 15-, 60- und 120 stündigem Fasten

Abb. 1. Arterielle Glukose-, Insulin- und Glukagonspiegel nach 15-, 60- und 120stündigem Fasten

Der auslösende Trigger, der die Anpassung des Stoffwechsels im Fasten einleitet, ist der zwischen der 15. und 60. st Fasten abfallende arterielle Glukosespiegel (Abb. 1). Er sinkt, weil die peripheren Organe weiter Glukose verbrauchen, während der Nachschub aus den exogenen Substraten fehlt. Da mit der Abnahme des Glukosespiegels der Reiz für die Insulinsekretion am Pankreas nachläßt, macht der Insulinspiegel die gleiche Bewegung der Blutglukose mit. Dagegen kommt es zu einer Zunahme des Serumglukagons, so daß der Insulin-Glukagon-Quotient vorübergehend kleiner wird. Durch das Vorherrschen der glykogenolytischen Hormone werden jetzt die hepatischen Glykogendepots mobilisiert ([7]), so daß der Glukosebedarf der peripheren Organe zunächst gedeckt werden kann und damit die Glukosehomöostase erhalten bleibt. Da die hepatischen Speicher jedoch nicht mehr als 70 g Glykogen enthalten ([7]), sind sie relativ rasch erschöpft. Bevor sie jedoch ganz aufgebraucht sind, muß die Aktivität der Glukoneogenese, d. h. der Umbau der C_3-Körper Laktat, Pyruvat, Aminosäuren und Glyzerin in Glukose, durch die Änderung der Hormonspiegel so stark erhöht werden, daß sie fähig wird, allein die Glukosehomöostase aufrechtzuerhalten ([10]). Zu diesem Umbau sind nur Leber und Niere fähig, die beide mit gleicher Kapazität arbeiten. Quantitativ spielt allerdings das größere Organ, die Leber, die wichtigere Rolle. Wenn man zum Untersuchungszeitpunkt, nach einem Fasten über Nacht, die Glukoseabgabe der menschlichen Leber kalkuliert, dann wird die abgegebene Glukose teils noch aus der Glykogenolyse und teils schon aus der Glukoneogenese stammen.

Zu diesem Zeitpunkt ist der arterielle Glukosespiegel mit 82 mg% noch nicht sehr stark erniedrigt (Tabelle 1). Aus einer negativen arterio-lebervenösen Glukosedifferenz von -57,7 μmol/100 ml errechnet sich zusammen mit einer Leberdurchblutung von 79,1 ml/100 g x min eine Glukoseproduktion von 46 μmol/100 g x min. Unter Voraussetzung eines Lebergewichts von 1.500 g kalkuliert man eine Tagesproduktion von ca. 170 g Glukose, ein Wert, der sich sehr gut mit den bisher an Mensch und Tier erhobenen Daten deckt (10, 16).

Tabelle 1. Leberdurchblutung (DB), arterielle (A) und lebervenöse (LV) Konzentrationen, arterio-lebervenöse Differenzen (AVD) und hepatische Produktion (PROD) von Glukose 15 st nach der letzten Mahlzeit

	Glukose	(n = 37)
A[a]	458,4 $\pm$ 7,9	(82,3 $\pm$ 1,4)
LV[a]	516,2 $\pm$ 7,8	(92,9 $\pm$ 1,4)
AVD[a]	-57,7 $\pm$ 2,1	(-10,4 $\pm$ 0,4)
PROD[b]	-45,9 $\pm$ 1,8	(-8,3 $\pm$ 0,3)
DB[c]	79,1 $\pm$ 1,6	

$\bar{x} \pm$ SEM in
[a] μmol/100 ml (mg/100 ml),
[b] μmol/100 g x min (mg/100 g x min),
[c] ml/100 g x min

Tabelle 2. Arterielle Konzentration (A), prozentuale Extraktion (% EX) sowie hepatische Utilisation (UTIL) der Precursoren in Abhängigkeit von der Nüchternperiode

			Fastenperiode	
		15 st (n = 30)	60 st (n = 7)	120 st (n = 7)
Laktat	A[a]	75,4 $\pm$ 3,9	105,9 $\pm$ 11,5[+]	79,5 $\pm$ 6,1
	% EX[b]	32,6 $\pm$ 2,0	29,5 $\pm$ 5,8	34,6 $\pm$ 3,3
	UTIL[c]	18,5 $\pm$ 1,1	27,5 $\pm$ 6,2[+]	21,7 $\pm$ 0,7
Alanin	A	24,1 $\pm$ 1,3	22,2 $\pm$ 1,4	17,3 $\pm$ 2,0
	% EX	26,9 $\pm$ 1,8	44,0 $\pm$ 5,8[+]	27,7 $\pm$ 2,3
	UTIL	5,2 $\pm$ 0,5	8,4 $\pm$ 1,5[+]	4,0 $\pm$ 0,5
Glyzerin	A	14,7 $\pm$ 1,0	20,1 $\pm$ 4,4[+]	22,2 $\pm$ 2,7
	% EX	57,2 $\pm$ 2,3	55,6 $\pm$ 7,3	60,4 $\pm$ 4,9
	UTIL	6,3 $\pm$ 0,4	9,1 $\pm$ 2,2[+]	11,0 $\pm$ 1,7

$\bar{x} \pm$ SEM in [a] μmol/100 ml,
[b] %, [c] μmol/100 g x min

Der Anteil der Glukoneogenese und der Glykogenolyse an dieser hepatischen Glukoseproduktion ergibt sich aus der hepatischen Aufnahme der Substrate, die in die Glukoneogenese münden. Dabei wird offenbar, daß Laktat mit 18,5 μmol/100 g x min den größten Anteil ausmacht und deshalb den wichtigsten Precursor der Glukoneogenese darstellt. Pyruvat wird dagegen nur wenig utilisiert, so daß es quantitativ in der Glukoneogenesebilanz keine Rolle spielt. Wenn Alanin 50 % der hepatischen Aminosäurenverwertung ausmacht (10), dann haben alle glukogenen Aminosäuren mit 10,4 μmol/100 g x min in der Glukoneogenesebilanz einen Anteil, der etwa der Hälfte des Laktatanteils entspricht. Die Glyzeringlukoneogenese erreicht etwa das Ausmaß der Alaninglukoneogenese. Da man annehmen kann, daß diese Substrate 15 st nach der letzten Mahlzeit bereits gänzlich in den Glukoneogeneseweg einmünden, und da aus Untersuchungen des BÜCHERschen Arbeitskreises bekannt ist (12), daß aus 2 mol dieser C_3-Körper 1 mol Glukose entsteht, läßt sich aus der Aufnahme der Precursoren durch stöchiometrische Umrechnung in Glukose der Anteil der Glukoseproduktion kalkulieren, der aus der Glukoneogenese stammt. Trägt man diesen Anteil der C_3-Körper in die Glukoseproduktion der menschlichen Leber ein (Abb. 2), dann zeigt sich, daß 15 st nach der letzten Mahlzeit ca. 1/3 der hepatischen Glukoseabgabe aus der Glukoneogenese gedeckt wird und 2/3 auf die Glykogenolyse entfallen. Dies entspricht auch den Daten, die durch Isotopenstudien gewonnen wurden (8). Darüber hinaus läßt sich die kalkulierte Glykogenolyserate sehr gut mit den Befunden von HULTMAN vergleichen, der den abfallenden Glykogengehalt der menschlichen Leber in Abhängigkeit vom Fasten gemessen hat (7).

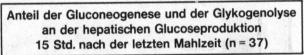

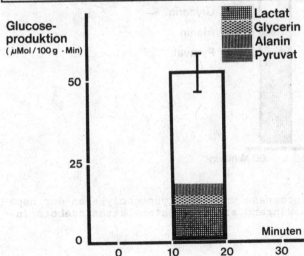

Abb. 2. Anteil der Glukoneogenese und der Glykogenolyse an der hepatischen Glukoseproduktion 15 st nach der letzten Mahlzeit (n = 37)

Bei der wichtigen Rolle, die die Glukoneogenese bei der Erhaltung der Glukosehomöostase im Fasten spielt, sind Erkenntnisse über die Beeinflußbarkeit ihrer Aktivität besonders wertvoll. Aus Untersuchungen am isoliert perfundierten Organ ist bekannt, daß bei einem physiologischen Substratangebot die Glukoneogenese weit unter ihrer halbmaximalen Kapazität arbeitet (5), so daß eine Erhöhung des Substratangebots zu einer Steigerung der Glukoneogeneserate führt. Dies scheint auch für die menschliche Leber zuzutreffen. Die Glukoseproduktion der Leber wird unter einem erhöhten Laktatangebot wegen einer Steigerung der Leberdurchblutung sowie einer Zunahme der arterio-lebervenösen Glukosedifferenz verdoppelt (Abb. 3). Daß es sich bei dieser Zunahme der Glukoseproduktion tatsächlich um eine Steigerung der Glukoneogenese handelt, wird klar, wenn die Aufnahme der Precursoren stöchiometrisch in Glukose umgerechnet wird. Der Anteil der Glukoneogenese an der Glukoseproduktion steigt vor allem durch eine Zunahme der Laktatutilisation auf das 4- bis 5fache an. Dabei bleibt der Anteil der Glykogenolyse an der Glukoseproduktion gleich. Die Glukoneogenese der menschlichen Leber ist also wie beim Tier vom Substratangebot abhängig.

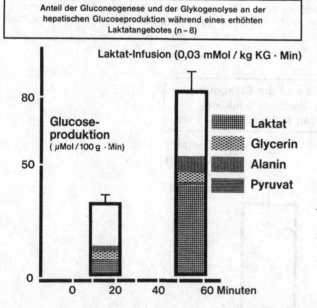

Abb. 3. Anteil der Glukoneogenese und der Glykogenolyse an der hepatischen Glukoseproduktion während eines erhöhten Laktatangebots (n = 8)

Daß auch Hormone die Aktivität der Glukoneogenese beeinflussen können, und zwar weniger über einen Anstieg des peripheren Substratangebots als vielmehr durch einen direkten Eingriff in die Aktivität des Glukoneogenesemechanismus, das konnten die Untersuchungen von EXTON am isoliert perfundierten Organ zeigen (5). Die Frage ist heute noch unbeantwortet, ob es sich bei diesen Akuteffekten der Hormone um eine direkte Beeinflussung von Enzymen des Glukoneogenesewegs durch das Hormon selbst bzw. seinen "second messenger", das zyklische AMP, oder um eine indirekte Wirkung über Änderungen von Metabolitkonzentrationen, z. B. einen Anstieg des Acetyl-CoA durch eine vermehrte Fettsäureverwertung, handelt (5). Nach den Untersuchungen von SCRUTTON und UTTER (13) über die Beeinflußbarkeit der Aktivität der Pyruvat-Carboxylase durch Acetyl-CoA, des Schlüsselenzyms der Glukoneogenese, wäre die letztere Möglichkeit sehr gut denkbar. Daß auch an der menschlichen Leber eine Hormonsensitivität der Glukoneogenese besteht, konnte durch Messung der hepatischen Stoffwechselbilanzen im akuten Insulinmangel sowie unter Insulineinfluß demonstriert werden. Wenn man den Anteil der C_3-Körper an der Glukoseproduktion von Stoffwechselgesunden jenen von juvenilen Diabetikern im akuten Insulinmangel gegenüberstellt, so zeigt sich, daß der Anteil der Glukoneogenese an der Glukoseproduktion signifikant auf das Doppelte ansteigt (Tabelle 3).

Tabelle 3. Anteil der Glukoneogenese an der hepatischen Glukoseproduktion beim Stoffwechselgesunden sowie beim juvenilen Diabetiker

Glukose aus	Gesunde (23)	Diabetiker (9)	
Laktat	$^+8,5 \pm 0,7$	$17,2 \pm 2,2$	
Pyruvat	$0,8 \pm 0,1$	$1,3 \pm 0,1$	
Glyzerin	$2,7 \pm 0,3$	$3,3 \pm 0,2$	
Alanin	$2,4 \pm 0,2$	$3,2 \pm 0,5$	
Anteil der Glukoneogenese an der Glukoseproduktion	$13,4 \pm 1,3$	$25,0 \pm 2,2$	$p < 0,005$

$^+$Mittelwerte $\pm$ S.E.M. in μmol/100 g x min

Dabei werden alle C_3-Körper vermehrt aufgenommen. Die quantitativ wichtigste Rolle spielt jedoch auch hier der Precursor Laktat. Diese Steigerung kommt nicht durch eine Erhöhung des peripheren Angebots der Substrate zustande, sondern durch die Zunahme ihrer prozentualen Extraktion. Der Hormoneinfluß auf die Aktivität der Glukoneogenese ist damit bei gleichem Substratangebot durch eine Zunahme der prozentualen Extraktion zu erkennen. Registriert man die Glukoseproduktion und den Anteil der C_3-Körper an der Glukoseproduktion der menschlichen Leber 15 st nach der letzten Mahlzeit vor und nach einer parenteralen Insulingabe von 0,05 E/kg Körpergewicht (Abb. 4), dann kommt es bereits 5 - 10 min nach Insulingabe zu einer Halbierung der hepatischen Glukoseproduktion und einer signifikanten Verminderung der Precursorenaufnahme durch eine Verminderung ihrer prozentualen Extraktion. Damit wird die Aktivität der Glukoneogenese der menschlichen Leber durch Insulin vermindert.

Diese neuen Erkenntnisse über die Regulation der Glukoneogenese der menschlichen Leber erlauben die folgende Interpretation der im Fasten auftretenden Änderungen der hepatischen Substratbilanzen.

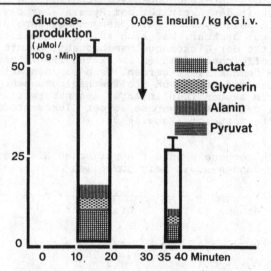

Anteil der Gluconeogenese und der Glykogenolyse an der hepatischen Glucoseproduktion vor und nach Insulingabe (n = 8)

Abb. 4. Anteil der Glukoneogenese und der Glykogenolyse an der hepatischen Glukoseproduktion vor und nach Insulingabe (n = 8)

Errechnet man nach 15-, 60- und 120stündigem Fasten aus der arterio-lebervenösen Differenz und der gemessenen Leberdurchblutung die hepatische Glukoseproduktion, dann wird offenkundig, daß der Abfall des arteriellen Glukosespiegels 60 st nach der letzten Mahlzeit durch eine starke Abnahme der Produktion bedingt ist (Abb. 5). Kalkuliert man den Anteil der Glukoneogeneseprecursoren an der Glukoseproduktion, dann zeigt sich, daß die gesamte Glukoseabgabe der Leber zu diesem Zeitpunkt aus der Glukoneogenese stammt. Es scheint damit zu einer vollständigen Entspeicherung der hepatischen Glykogendepots gekommen zu sein. Dies wird durch Arbeiten von HULTMAN bestätigt, der eine Entleerung der hepatischen Glykogenspeicher nach 60 st Fasten nachweisen konnte (7). Wie sich im Vergleich zu den Werten nach 15 st Fasten ausweist, mußte die Glukoneogeneserate bis zu diesem Zeitpunkt um das Doppelte zunehmen, um ein weiteres Absinken des Glukosespiegels zu verhindern. Diese Steigerung der Glukoneogenese beruht jedoch nicht, wie CAHILL meinte, allein auf einer vermehrten hepatischen Aminosäurenverwertung, sondern im gleichen Ausmaß auch auf einer vermehrten hepatischen Laktatutilisation. Während der starke Anstieg der Laktatutilisation auf ein erhöhtes arterielles Laktatangebot zurückgeht, ist die Steigerung der hepatischen Alaninaufnahme durch eine Änderung ihrer prozentualen Extraktion bedingt. Die Zunahme der Glukoneogenese aus Glyzerin ist durch einen Anstieg des arteriellen Angebots zu erklären. Die Veränderungen sind nur vorübergehend, da sowohl die Erhöhung des arteriellen Laktatspiegels als auch der prozentualen Extraktion nach 120stündigem Fasten nicht mehr nachweisbar sind. Während man die Steigerung der prozentualen Extraktion von Alanin auf die passa-

gere Verminderung des Insulin-Glukagon-Quotienten zurückführen kann
(5), benötigt man zur Erklärung des erhöhten arteriellen Laktatangebots die Stoffwechselbilanzen der wichtigsten Laktatlieferanten, der
peripheren Organe Muskel und Gehirn.

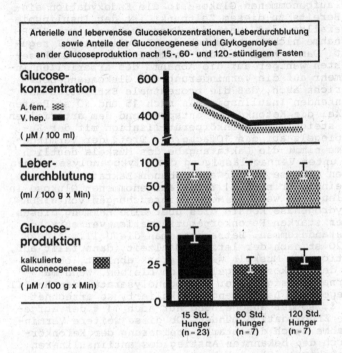

Abb. 5. Arterielle und lebervenöse Glucosekonzentrationen, Leberdurchblutung sowie Anteile der Glukoneogenese und der Glykogenolyse an der
Glukoseproduktion nach 15-, 60- und 120stündigem Fasten

Tabelle 4. Utilisation bzw. Produktion von Glukose, Laktat und Ketonkörpern durch den Skelettmuskel im Fasten

| | Fastenperiode | | |
	15 st	60 st	120 st
Glukose	+0,81 ± 0,12	+0,71 ± 0,05	+0,34 ± 0,11
Laktat	-0,75 ± 0,05 (47 %)	-0,97 ± 0,12 (69 %)	-0,58 ± 0,13 (86 %)
Ketonkörper	-0,21 ± 0,11	2,52 ± 0,30	4,01 ± 0,53

+/umol pro 100 g x min; $\bar{x}$ ± SEM; n = 6
- Abgabe

Der Skelettmuskel nimmt 15 st nach der letzten Mahlzeit 0,81 /umol/100
g x min Glukose und nur eine geringe Menge an Ketonkörpern auf. Auf
17 kg Muskel kalkuliert entspricht das einem täglichen Glukoseverbrauch
von 60 g. Dabei gibt er 0,75 umol Laktat ab, was unter Vernachlässigung
der Glykogenolyserate 47 % der aufgenommenen Glukose ausmacht. Damit
scheinen etwa 53 % der aufgenommenen Glukose in die Endoxydation eingeschleust zu werden. Bereits zu diesem Zeitpunkt ist der Insulinspiegel schon so stark abgefallen, daß, nach den Untersuchungen von ZIER-
LER (1) die Glukoseaufnahme nicht mehr durch den Insulinspiegel reguliert zu werden scheint. Damit kann man die Verminderung der Glukoseaufnahme nach 60 st Fasten weniger auf die Abnahme des arteriellen Insulinspiegels als vielmehr auf die Verminderung des Glukoseangebots
zurückführen. Dafür spricht auch, daß die prozentuale Extraktion der
Glukose trotz des absinkenden Insulinspiegels nach 15 und 60 st Fasten
gleich ist. Da der Muskel die Ketonkörper entsprechend dem arteriellen
Angebot aufnehmen muß, steigt die Ketonkörperutilisation mit der Zunahme des Ketonkörperspiegels auf das 10fache an. Trotz der Verminderung der Glukoseaufnahme nimmt die Laktatabgabe des Muskels deutlich
zu, so daß man, wieder unter Vernachlässigung der Glykogenolyse, einen
Anteil der aufgenommenen Glukose an der abgegebenen Laktatmenge von
69 % erhält. Jetzt scheinen nur noch 31 % der aufgenommenen Glukose in
die Endoxydation geschleust zu werden. Nach Untersuchungen von WIELAND
(15) an der Pyruvatdehydrogenase könnte dies über eine Hemmung dieses
Enzyms durch das bei der starken Ketonkörperutilisation vermehrt anfallende Acetyl-CoA zustandekommen. Betrachtet man die Utilisations-
und Produktionsraten 120 st nach der letzten Mahlzeit, dann fällt auf,
daß die Glukoseutilisation des Muskels weiter stark abnimmt, obwohl
jetzt der Insulin- und der Glukosespiegel gleich bleiben. Wenn man
jetzt wieder, unter Vernachlässigung der Glykogenolyserate, den Anteil
der Glukose an der abgegebenen Laktatmenge kalkuliert, so errechnet
sich ein Anteil von 86 %, so daß anscheinend nur noch 14 % der aufgenommenen Glukose in die Endoxydation münden. Ob diese weitere Verminderung der Glukoseaufnahme durch die starke Steigerung der Ketonkörperutilisation oder durch den bekannten Anstieg des antiinsulinären
Wachstumshormons zustandekommt (5), ist heute noch nicht eindeutig zu
beantworten. Gegen die letzte Möglichkeit würde jedenfalls sprechen,
daß auch hypophysektomierte Hunde die Störung der Glukosetoleranz im
Fasten aufweisen (3). Damit besitzt der Muskel drei Kompensationsmechanismen, die in der frühen Fastenphase der Erhaltung des Glukose-
pools und damit der Eiweißersparnis dienen:
1. Eine Einschränkung der Glukoseaufnahme durch den Abfall des Glukoseangebots,
2. eine weitere Reduktion der Glukoseaufnahme, entweder durch den zunehmenden Spiegel des STH oder durch die vermehrte Ketonkörperutilisation,
3. eine Hemmung der Pyruvatdehydrogenase durch einen Anstieg des Acetyl-
   CoA, so daß die aufgenommene Glukosemenge prozentual weniger endoxydiert wird und dafür als Laktat zur Leber zurückkehrt.

Im Gegensatz zum Muskel hat das Gehirn eine niedrigere Glukoseschwelle.
Außerdem ist die Glukoseaufnahme auch bei höherem Angebot fast insulin-
unabhängig. Es nimmt deshalb im Fasten noch verhältnismäßig große Glu-
kosemengen auf. Führte es den gleichen prozentualen Anteil der Glukose wie postabsorptiv in die Endoxydation, könnte die Glukosehomöostase
nicht aufrechterhalten werden. Kalkuliert man die Utilisations- bzw.
Produktionsraten des menschlichen Gehirns für die Substrate Glukose,
Laktat und ß-Hydroxybutyrat während der von uns untersuchten Fastenperioden (Tabelle 5), dann zeigt sich, daß das Gehirn 15 st nach der
letzten Mahlzeit 19,6 umol/100 g x min Glukose aufnimmt, wie der Muskel
nur eine geringe Menge an Ketonkörpern und ca. 15 % der aufgenommenen
Glukose wieder als Laktat abgibt. Umgerechnet auf 1.400 g Gesamtorgan

werden täglich etwa 75 g Glukose verbraucht. Wenn man wie beim Muskel die Glykogenolyse außer acht läßt, würden nach einem Fasten über Nacht 85 % der aufgenommenen Glukose endoxydiert. Diese Werte stimmen verhältnismäßig gut mit den Daten von Isotopenstudien überein (11). Nach 60stündigem Fasten ist entsprechend der Verminderung des arteriellen Angebots die Glukoseaufnahme auf 12,2 μmol abgefallen. Da auch das Gehirn gezwungen ist, die Ketonkörper entsprechend dem arteriellen Angebot aufzunehmen (Abb. 6), hat sich die Ketonkörperutilisation auf das 10fache gesteigert. Damit scheinen zu diesem Zeitpunkt von der aufgenommenen Glukose 38 % als Laktat abgegeben und damit nur noch 60 % der Glukose endoxydiert zu werden. Dies spricht dafür, daß auch im Gehirn die vermehrte Ketonkörperutilisation über eine Zunahme des Acetyl-CoA-Spiegels zu einer Hemmung der Pyruvatdehydrogenase geführt hat.

Tabelle 5. Utilisation bzw. Produktion von Glukose, Laktat und Ketonkörpern durch das ZNS im Fasten

	Fastenperiode		
	15 st	60 st	120 st
Glukose	$19,61 \pm 1,23$	$12,24 \pm 2,91$	$11,31 \pm 1,42$
Laktat	$-5,90 \pm 0,63$	$-9,17 \pm 2,01$	$-14,24 \pm 1,47$
	(15 %)	(38 %)	(63 %)
Ketonkörper	$2,22 \pm 0,62$	$27,60 \pm 3,16$	$44,23 \pm 4,39$

μmol pro 100 g x min; $\bar{x} \pm$ SEM; n = 6
- Abgabe

Entsprechende Untersuchungen an der Pyruvatdehydrogenase des Rattengehirns haben dagegen keine Beeinflussung dieses Enzyms durch Acetyl-CoA erkennen lassen (15). Nach 120stündigem Fasten ändert sich die Glukoseutilisation ebenso wie das arterielle Angebot nicht mehr. Die Ketonkörperaufnahme nimmt dagegen weiterhin auf das 20fache zu. Wie am Muskel steigt auch hier der Anteil der aufgenommenen Glukose an der Laktatproduktion weiter auf 63 % an, so daß nur noch 37 % der aufgenommenen Glukose endoxydiert werden. Damit nimmt auch das Gehirn, wie der Muskel, an der Aufgabe des Organismus teil, den C_3-Verbrauch des Körpers im Fasten einzuschränken und damit Eiweiß zu sparen.

Bezieht man die Laktatproduktion beider Organe auf 17 kg Muskel und 1,4 kg Hirnmasse, so zeigt sich, daß beide Organe 15 st nach der letzten Mahlzeit ca. 12 mmol, dagegen nach 60stündigem Fasten fast 18 mmol Laktat/st abgeben. Damit wird verständlich, warum es vorübergehend zu einem vermehrten Laktatangebot an die Leber kommt, so daß die Glukoneogenese aus dem Laktat gesteigert werden kann. Bei einem Vergleich der Laktatmengen, die vom Muskel und vom menschlichen Gehirn abgegeben werden, wird zudem klar, daß das Gehirn fähig ist, die Rolle des ruhenden Muskels als Laktatlieferant im Fasten zu übernehmen.

Wie effektiv die geschilderten Kompensationsmechanismen in Muskel und Gehirn C_3-körpersparend wirken, wird erst deutlich, wenn man den täglichen Verlust der Glukoneogeneseprecursoren durch beide Organe nach den drei Fastenperioden kalkuliert (Abb. 7). Dazu muß man die tägliche Produktion dieser Gewebe an Laktat, Pyruvat und Aminosäuren von ihrer

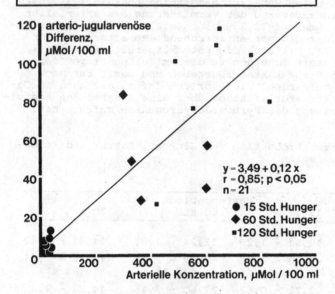

Abb. 6. Beziehung zwischen arteriellem Angebot und Extraktion von ß-Hydroxybutyrat durch das menschliche Gehirn

täglichen Glukoseaufnahme subtrahieren. Dabei erhält man nach einem Fasten über Nacht 927 mmol C_3-Körper, die zu CO_2 und H_2O oxydiert werden. Zieht man davon noch den Anteil ab, der durch die Glyzeringluko-neogenese gedeckt ist, dann beträgt der tägliche Verlust an C_3-Körpern 811 mmol. Wird die gleiche Kalkulation 60 st nach der letzten Mahlzeit angestellt, dann sind nur noch 139 mmol C_3-Körper verloren, und nach 120stündigem Fasten scheint die Glyzeringluconeogenese den vollen Verlust an C_3-Körpern zu decken.

Stellt man sich abschließend noch einmal die Frage, wer den peripheren Organen das Kommando für die aufgeführten Adaptationsvorgänge überbringt, dann kann man nach den vorliegenden Befunden antworten, daß es sicher nicht die Hormone, wie man bisher meinte, sondern die Ketonkörper als Metabolite des Fettstoffwechsels sind. Damit ist die hepatische Ketogenese einer der zentralen Regulationspunkte der Glukosehomöostase im Fasten. Die Beeinflußbarkeit ihrer Aktivität ist deshalb von ausschlaggebender Bedeutung. Man weiß heute, daß sie, ähnlich wie die der Glukoneogenese, über das periphere Angebot von freien Fettsäuren, aber auch durch intrahepatische Mechanismen reguliert wird (6).

Durch den abfallenden Insulinspiegel im Fasten wird über eine Steigerung der Lipolyse das arterielle Fettsäureangebot an die Leber kontinuierlich erhöht (Tabelle 6). Dabei müssen die Fettsäuren von der Leber entsprechend dem arteriellen Angebot extrahiert werden, so daß die Fettsäureutilisation während 120stündigem Fasten bis auf etwa das 3fache des Ausgangswertes ansteigt. Kalkuliert man die zugehörige Ke-

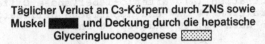

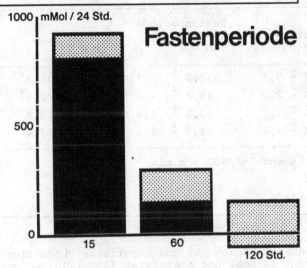

Abb. 7. Täglicher Verlust an C_3-Körpern durch ZNS sowie Muskel und Deckung durch die hepatische Glyzeringlukoneogenese

tonkörperproduktion (Tabelle 7), dann nimmt sie ebenfalls zu, aber etwa um das 5- bis 8fache, und die arteriellen Spiegel verhalten sich ähnlich. Kalkuliert man die errechnete Ketonkörperproduktion 1:4 stöchiometrisch in Fettsäuren um und gewinnt so den Anteil der Fettsäuren an der Ketonkörperproduktion (Abb. 8), wird offenbar, daß 15 st nach der letzten Mahlzeit etwa 50 % der aufgenommenen Fettsäuren in die Ketonkörper fließen, nach 60stündigem Fasten 80 % und 120 st nach der letzten Mahlzeit fast 100 %. Damit werden mit zunehmendem Fasten immer weniger Fettsäuren in die Endoxydation und dafür mehr in die Ketonkörperbildung gelenkt. Damit kommt es im Fasten zu einer Steigerung der Ketogenese nicht nur über eine Vermehrung des arteriellen Fettsäureangebots, sondern auch über eine Umstellung der hepatischen Fettsäureverwertung.

Berücksichtigt man, wie wichtig die gesteigerte Ketonkörperutilisation der peripheren Organe für die Erhaltung der Glukosehomöostase ist, dürfte diese intrahepatische Regulation der Fettsäureverwertung einer der wichtigsten Mechanismen für die Erhaltung der Glukosehomöostase während der frühen Fastenphase sein. Nach dem heutigen Stand des Wissens gibt es nur eine Erklärung für ihr Zustandekommen. Mit zunehmender Fettsäureverwertung während des Fastens fallen vermehrt Reduktionsäquivalente an, die bei ausgeglichenem Energiehaushalt nicht "veratmet" werden. Damit kommt es zu ihrem Anwachsen und damit zur Verschiebung des Redoxpotentials im intramitochondrialen Kompartment. Eine solche Verschiebung wird uns durch die Zunahme des lebervenösen ß-Hydroxybutyrat-Acetacetat-Quotienten signalisiert, der von 2,3 ± 0,4 signifikant auf 4,8 ± 0,4 und dann auf 5,7 ± 0,6 nach 120stündigem Fasten ansteigt.

Tabelle 6. Arterielle Konzentration (A), arterio-lebervenöse Differenz (AVD), prozentuale Extraktion (% EX) und hepatische Utilisation (UTIL) der freien Fettsäuren nach 15, 60 und 120 st Fasten

| | Fastenperiode | | |
	15 st (n = 35)	60 st (n = 7)	120 st (n = 7)
A[a]	82,7 $\pm$ 5,8	118,8 $\pm$ 10,1[+]	153,7 $\pm$ 15,8[++]
AVD[a]	20,4 $\pm$ 2,0	29,4 $\pm$ 6,6	38,9 $\pm$ 9,5[+]
% EX[b]	24,4 $\pm$ 1,7	23,9 $\pm$ 4,4	24,7 $\pm$ 3,9
UTIL[c]	16,4 $\pm$ 1,6	24,4 $\pm$ 6,2	31,8 $\pm$ 7,4

$\bar{x} \pm$ SEM in [a]/uÄ/100 ml, [b]% und [c]/uÄ/100 g x min

  + p < 0,05 gegen 15 st

 ++ p < 0,05 gegen Vorperiode

Tabelle 7. Arterielle Konzentrationen (A) und hepatische Produktion (PROD) von ß-Hydroxybutyrat (ß-Hob) und Acetacetat (AcAc) 15, 60 und 120 st nach der letzten Mahlzeit

| | | Fastenperiode | | |
		15 st (n = 30)	60 st (n = 7)	120 st (n = 7)
ß-Hob	A[a]	38,3 $\pm$ 4,1	429,7 $\pm$ 40,5 [+]	565,8 $\pm$ 45,1 [+]
	PROD[b]	-13,7 $\pm$ 1,7	-52,4 $\pm$ 9,0 [+]	-96,8 $\pm$ 10,5 [+]
AcAc	A	15,9 $\pm$ 1,6	78,2 $\pm$ 3,9 [+]	95,9 $\pm$ 6,3 [+]
	PROD	-9,8 $\pm$ 0,9	-22,8 $\pm$ 2,6 [+]	-22,7 $\pm$ 3,0 [+]

$\bar{x} \pm$ SEM in [a]/umol/100 ml, [b] in/umol/100 g x min
+ p < 0,05 gegen 15 st

Nach McGARRY und FOSTER (6) ist es denkbar, daß durch den Anstieg des Redoxpotentials die Dehydrogenasereaktionen des Zitratzyklus verschoben werden, so daß auf diese Weise dem Zitratzyklus Substrat entzogen würde. Für diese Hypothese spricht, daß die Aktivität des Zitratzyklus im Fasten tatsächlich herabgesetzt ist, was sich durch eine signifikante Verminderung der CO_2-Produktion der menschlichen Leber von 4,3 $\pm$ 0,5 auf 1,0 $\pm$ 0,5 und 2,2 $\pm$ 0,7 ml/100 g x min nachweisen läßt. Damit würde das aus den aufgenommenen Fettsäuren nach der ß-Oxydation entstehende Acetyl-CoA viel seltener in den Zitratzyklus, aber dafür um so häufiger in die Ketonkörperbildung eingeschleust.

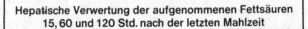

Hepatische Verwertung der aufgenommenen Fettsäuren
15, 60 und 120 Std. nach der letzten Mahlzeit

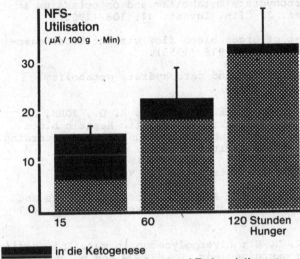

in die Ketogenese
für Triglyceridsynthese und Endoxydation

Abb. 8. Hepatische Verwertung der aufgenommenen Fettsäuren 15, 60 und 120 st nach der letzten Mahlzeit

Zusammenfassend kann man damit feststellen:
Der auslösende Trigger aller Adaptationsvorgänge in der frühen Fasten-phase ist der langsam sinkende Glukosespiegel, der zu einem Abfall der Insulinkonzentration und zu einer Zunahme der Glukagonkonzentration führt. Dadurch kommt es zu einer Steigerung der Aktivität der Glyko-genolyse, der Lipolyse und der Glukoneogenese. Die hepatische Keton-körperproduktion scheint nicht nur entsprechend dem arteriellen Fett-säureangebot, sondern auch durch eine Verminderung der Endoxydation der Fettsäuren zuzunehmen. Diese, die Ketonkörperbildung steigernde intrahepatische Regulation, ist wohl Folge einer Hemmung des Zitrat-zyklus, die auf den vermehrten Anfall von Reduktionsäquivalenten bei der gesteigerten Fettsäureverwertung zurückgeführt werden kann. Die Ketonkörper, die von den peripheren Organen entsprechend dem erhöh-ten arteriellen Angebot aufgenommen werden müssen, verhindern dann über eine Hemmung der Aktivität der Pyruvatdehydrogenase eine weite-re Endoxydation von Glukose und stoppen somit den täglichen C_3-Ver-lust des Körpers. Dieser wird während längerem Fasten vollständig durch die gesteigerte Glyzeringlukoneogenese gedeckt.

Die erhobenen Befunde unterstreichen damit die Bedeutung der Fettde-pots für das Überleben im Hunger. Entsprechend den bisherigen Erfah-rungen aus dem Tierexperiment und den vorliegenden Befunden wird ver-ständlich, wieso es mit der Entspeicherung der Fettdepots rasch zum Einschmelzen der lebenswichtigen Proteine und dann innerhalb kürzester Zeit zum Zusammenbruch des Stoffwechsels, d. h. zum Erlöschen des Le-bens kommen muß.

Literatur

1. ANDRES, R., BALTZAN, M. A., CADER, G. and ZIERLER, K. L.: Effect of insulin on carbohydrate metabolism and on potassium in the forearm of man. J. Clin. Invest. 41, 108 (1962).

2. CONN, H. L.: Measurement of organ blood flow without blood sampling. J. Clin. Invest. 34, 916 (1955).

3. CHAMBERS, W. H.: Undernutrition and carbohydrate metabolism. Physiol. Rev. 18, 248 (1938).

4. DIETZE, G., WICKLMAYR, M., CZEMPIEL, H., HEPP, K. D., JÖRN, E., HENFTLING, H. G. and MEHNERT, H.: Specific hepatic blood flow estimated by [133]xenoninhalation and external recording. Eur. J. Clin. Invest. (submitted).

5. EXTON, J. H.: Gluconeogenesis. Metabolism 21, 945 (1972).

6. McGARRY, J. D. and FOSTER, D. W.: Regulation of ketogenesis and clinical aspects of the ketotic state. Metabolism 21, 421 (1972).

7. HULTMAN, E. and NILSSON, L. H.: Liver glycogen in man. In: Muscle metabolism during exercise (eds. B. PERNOW and B. SALTIN), pp. 143. New York: Plenum Press 1971.

8. KREISBERG, R. A., BENNINGTON, L, F. and BOSKELL, B. R.: Lactate turnover and gluconeogenesis in normal and obese humans. Effect of starvation. Diabetes 19, 1 (1970).

9. OWEN, O. E., MORGAN, A. P., REMP, H. G., SULLIVAN, J. M., HERRERA, M. G. and CAHILL, G. F.: Brain metabolism during fasting. J. Clin. Invest. 46, 10 (1967).

10. OWEN, O. E., FELIG, P., MORGAN, A. P., WAHREN, J. and CAHILL, G. F.: Liver and kidney metabolism during prolonged starvation. J. Clin. Invest. 48, 574 (1969).

11. SACKS, W.: Glucose oxydation of the human brain. Studies with glucose [14]C. J. appl. Physiol. 10, 37 (1957).

12. SCHOLZ, R. and BÜCHER, T.: Hemoglobin-free perfusion of rat liver. In: Control of energy metabolism (eds. B. CHANCE, R. W. ESTABROOK and J. R. WILLIAMSON), pp. 393. New York: Academic Press 1966.

13. SCRUTTON, M. C. and UTTER, M. F.: The regulation of glycolysis and gluconeogenesis in animal tissues. Amer. Rev. Biochem. 37, 249 (1968).

14. VEALL, N. and MALLETT, B. L.: Regional cerebral blood flow determination by [133]xenoninhalation and external recording. Clin. Sci. 30, 353 (1966).

15. WIELAND, O., JAGOW-WESTERMANN, B. and STUKOWSKI, B.: Kinetic and regulatory properties of heart muscle pyruvate dehydrogenase. Hoppe-Seyler's Z. physiol. Chem., Bd. 350 (1969).

16. YOUNG, U. R. and SCRINSHAW, N. S.: The physiology of starvation. Sci. Amer. 225, 14 (1971).

Pathobiochemie des Postaggressionsstoffwechsels

Von K. Schultis und H. Beisbarth

Der Begriff "Pathobiochemie" ist dahingehend zu interpretieren, daß es
sich um die Biochemie bei pathologischen Zuständen handelt und nicht
um primär krankhafte Erscheinungen im Stoffwechsel selbst.
Herr BÄSSLER hat in seinem Vortrag darauf hingewiesen, daß nicht Konstanz, sondern dynamischer Zustand das Wesen des Stoffwechsels ist.
Das gilt auch für die Pathobiochemie. Die Aufrechterhaltung dieses Zustandes wird durch eine Reihe von Regulationssystemen gewährleistet.
Jeder dieser Stoffwechselregulationsmechanismen ist darauf ausgerichtet, das Fließgleichgewicht - also steady state-Bedingungen - im Verhalten der Metaboliten in ihren jeweiligen Toleranzbereichen zu erhalten. Nur dadurch kann der dynamische Zustand aufrechterhalten bleiben.
Da jede Zelle - und damit auch der Organismus - in ihrer Gesamtheit
ein offenes System darstellt, ist diese Art von Regulation erforderlich, um zu verhüten, daß sich der "dynamische Zustand" aufgrund der
Gesetze der Thermodynamik erschöpft.

Betrachten wir die Regulationssysteme, so liegt bei dem uns gestellten
Thema die Schwierigkeit vor allem in der Beantwortung der Fragen: Wo
ist die Grenze zwischen geordneten Regulationen und Dysregulationen
und wann geht das Postaggressionssyndrom in die Postaggressionskrankheit über?

Bevor wir versuchen, den Status unserer Kenntnisse über die "Pathobiochemie des Postaggressionsstoffwechsels" zu erheben, ist es erforderlich, einen Überblick über die Prinzipien der Stoffwechselregulation
zu geben (3).

In der Tabelle 1 sind die Systeme schlagwortartig zusammengestellt.

Tabelle 1. Stoffwechselregulationen

---

1. Zentralnervöse Regulationen
2. Regulationen durch Rückkoppelungen
3. Allosterische Regulationen
4. Hormonelle Regulationen
5. Regulationen durch Metabolitkonzentrationen
6. Regulationen durch Enzymkonkurrenzen
7. Regulationen durch Enzymaktivitätsänderungen infolge chemischer Modifizierung

---

Wie häufig in biologisch orientierten Naturwissenschaften ist die Aufstellung einer Systematik erforderlich, um eine Verständlichkeit zu
erreichen, die die Voraussetzung für die Lehrbarkeit ist. Überschnei-
dungen können dabei nicht ausgeschlossen werden, wie wir an Beispielen
sehen werden.

Zu 1: Zentralnervöse Regulationen
Auf adäquate Reize, die über nervale Strukturen vermittelt werden, kön-

nen Stoffwechselreaktionen, wie z. B. die Adrenalinausschüttung, die
Lipolysesteigerung oder andere, in Gang gebracht werden, ohne daß wir
in jedem Fall Vorstellungen über Transmittersubstanzen hätten.

Zu 2: Regulationen durch Rückkoppelungen
Ein Beispiel für eine Regulation durch Rückkoppelung bietet die Regulation der ACTH-Bildung und -Inkretion. Sie ist abhängig vom Glukokortikoidspiegel im Blut.

Zu 3: Allosterische Regulationen
Die Tabelle 2 gibt Beispiele für allosterische Regulationen. Die allosterischen Inhibitoren oder Aktivatoren sind meistens Produkte einer
Reaktionskette, Hormone oder Metabolite, die ihre spezifischen Effekte
durch Einwirkung auf Enzyme, die am Anfang von Reaktionsketten stehen,
entfalten. Häufig sind das die sogenannten Schrittmacherenzyme.

Tabelle 2. Allosterische Regulationen

Reaktionskette	inhibiertes Enzym	allosteri- scher Inhibitor	aktiviertes Enzym	allosteri- scher Aktivator
Glykogeno- lyse	Phosphory- lase b	Glukose-6- phosphat, ATP	Phosphory- lase a	ADP
Glukolyse	Phospho- frukto- kinase	Zitrat, ATP	Phospho- frukto- kinase	ADP, 3'5'-AMP
Fettsäure- synthese	Acetyl-CoA- Carboxy- lase	Acyl-CoA	Acetyl-CoA- Carboxy- lase	Zitrat

Zu 4: Hormonelle Regulationen
Bei der Aufrechterhaltung der Stoffwechselhomöostase sind hormonelle
Regulationen wesentlich beteiligt. Bildung und Inkretion werden mei-
stens über Rückkoppelungen, zum Teil durch die von ihnen bewirkten
Stoffwechseleffekte, zum Teil jedoch auch durch ihre Derivate gesteuert.
Hier bietet sich ein Beispiel für eine Überschneidung in den Regula-
tionen an: Die für den Postaggressionsstoffwechsel außerordentlich be-
deutsame, das zyklische AMP induzierende Adenylzyklase wird u. a. durch
Adrenalin und Glukagon - also durch Hormone - über einen allosterischen
Mechanismus aktiviert.

Zu 5: Regulationen durch Metabolitkonzentrationen
Ein Beispiel für eine Regulation durch Metabolitkonzentration ist die
Anpassung des Sauerstoffverbrauchs in der Atmungskette an die mitochon-
driale ADP-Konzentration. Hoher ATP-Verbrauch und entsprechender An-
stieg der ADP-Konzentration im Mitochondrium führen zur Steigerung der
Atmungskettenphosphorylierung und damit des Sauerstoffverbrauches.

Eine weitere Möglichkeit für Regulationen durch Metabolitkonzentration
ist die Produkthemmung von Enzymen. Beispielsweise führt ein entsprechend hoher Konzentrationsanstieg von Glukose-6-Phosphat zu einer Hemmung der Hexokinase.

Zu 6: Regulationen durch Enzymkonkurrenzen
In der Tabelle 3 sind Beispiele für Regulationen durch Enzymkonkurrenz
um ein Substrat zusammengestellt. Eine Regulation des Stoffwechsels
ist auch dadurch möglich, daß einem Substrat verschiedene Alternativ-
wege im Stoffwechsel offenstehen. Dies ist dann der Fall, wenn mehrere Enzyme das gleiche Substrat (aber zu verschiedenen Reaktionsproduk-
ten) umsetzen können. Solche Enzymkonkurrenzen, die an Verzweigungs-
stellen des Stoffwechsels auftreten, wirken durch Änderung der Substrat-
verteilung auf die verschiedenen Stoffwechselwege.

Tabelle 3. Regulationen durch Enzymkonkurrenzen

Substrat	Konkurrierende Enzyme
Glukose-6-Phosphat	Phosphoglukomutase, Glukose-6-Phosphat-Dehydrogenase, Glukose-6-Phosphatase, Phosphogluko-Isomerase
Acetyl-CoA	Acetyl-CoA-Carboxylase, Glukosamin-6-Phosphat-Acetylase, Zitrat-Synthetase
Pyruvat	Laktat-Dehydrogenase, Pyruvat-Dehydrogenase, Pyruvat-Carboxylase

Zu 7: Regulationen durch Enzymaktivitätsänderungen infolge chemischer
Modifizierung
Für den letzten in der Aufstellung der Möglichkeiten für Stoffwechsel-
regulationen aufgezählten Punkt zeigt die Tabelle 4 zwei Beispiele:

Tabelle 4. Enzymaktivitätsänderung durch chemische Modifizierung

Enzym	Art der chemischen Veränderung	Art der Aktivitäts-veränderung
Glykogen-Phosphorylasen (a/b)	Phosphorylierung/ Dephosphorylierung	Zunahme/Abnahme
Glykogen-Synthetase	Phosphorylierung/ Dephosphorylierung	Abnahme/Zunahme

Die Änderung der Aktivität eines Enzyms kann auch durch chemische Veränderungen erfolgen; so existieren Glykogen-Phosphorylase und Glykogen-
Synthetase, beide sowohl in einer phosphorylierten als auch in einer
nichtphosphorylierten Form. Sie sind reversibel ineinander überführ-
bar. Hierbei ist die Einführung einer Phosphatgruppe mit Übergang in
die enzymaktive Form verbunden. Die Dephosphorylierung hat einen Ak-
tivitätsverlust zur Folge. Aktivitätsverschiebungen in den besproche-

nen Kategorien der Regulationen sind die meßbaren Differenzen zwischen Postaggressionsstoffwechsel und normalem Stoffwechsel, wobei grundsätzlich Neues nicht entsteht.

Ein Postaggressionsstoffwechsel bildet sich immer aus, wenn eine Aggression eingewirkt hat. Wir bevorzugen diese auf LERICHE zurückgehende Nomenklatur gegenüber dem SELYEschen aus der Metallurgie entliehenen und häufig falsch interpretierten Streßbegriff.
Ferdinand HOFF hatte zu seiner Zeit für die Summe der Reaktionen nach Einwirkung der verschiedensten pathogenen Noxen - also einer Aggression - die Bezeichnung "vegetative Gesamtumschaltung" eingeführt. Nach unserem heutigen Wissensstand sollte unter "Vegetativum" nicht nur das sympathisch-parasympathische Nervensystem, sondern auch das Endokrinium und der Intermediärstoffwechsel in seiner Gesamtheit verstanden werden. Die Abb. 1 veranschaulicht, daß die Initialzündung für das Postaggressionssyndrom das Vegetativum in seiner Gesamtheit trifft. In der Reaktionsfolge sind einzelne Bereiche nicht voneinander trennbar (12).

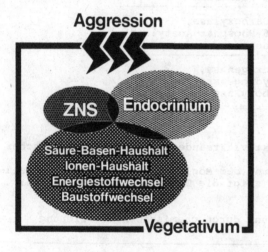

Abb. 1. Initialzündung für das Postaggressionssyndrom

Im Rahmen unseres Themas haben wir das Herz-Kreislauf-Verhalten, das weiße Blutbild oder andere Teilbereiche der Pathophysiologie nicht zu besprechen. Vielmehr ist im folgenden auf die Charakteristika des Postaggressionsstoffwechsels, die Mechanismen ihrer Entstehung und auf die eventuellen Auswirkungen auf den Gesamtstoffwechsel einzugehen.

Die Tabelle 5 gibt eine Übersicht über diese Charakteristika.

Im weiteren kann der Postaggressionsstoffwechsel nur in der Form besprochen werden, wie er sich bei einem vor dessen Entstehung Stoffwechselgesunden ausbildet. Die vielfältigen Variationsmöglichkeiten bei Patienten mit Erkrankungen, die primär oder sekundär zu Stoffwechselstörungen bereits vor der Einwirkung einer Aggression führen, müssen unberücksichtigt bleiben.

Tabelle 5. Merkmale des Postaggressionsstoffwechsels

Wasserhaushalt	- Neigung zur Retention
Ionenhaushalt	- K^+-Verluste, Na^+-Retention, Neigung zur Azidose
Energiestoffwechsel	- diabetische Stoffwechsellage
Baustoffwechsel	- Protein-Katabolie, Synthese-Reduktionen

Aufgrund der Sonderstellung, die der Sauerstoff im Rahmen jedes Stoffwechselgeschehens einnimmt, wurde seine Besprechung für unsere Ausführungen ausgeklammert.

Das Körperwasser ist in allen Verteilungsräumen des Organismus eine Lösung mit konstantem Elektrolytgehalt. Konzentrationsänderungen der Elektrolyte, vor allem des Natriums, führen stets zu Veränderungen des Wassergehaltes und umgekehrt. Es muß daher der Wasserhaushalt und der Ionenhaushalt als eine funktionelle Einheit gesehen werden. Es braucht hier nicht auf Beispiele der Lebensnotwendigkeit des Wassers eingegangen werden.

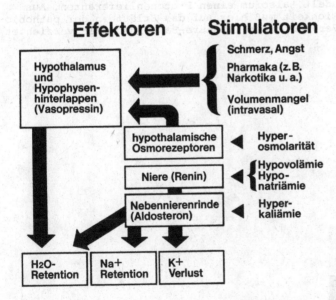

Abb. 2. Regulation im Wasser-, Kalium- und Natrium-Haushalt

Im Rahmen des Initialstadiums eines Postaggressionssyndroms (Abb. 2) ist eine vermehrte Bildung und Inkretion von Vasopressin nachweisbar. Hierdurch wird über den Weg einer verminderten Diurese die Füllung des

Kreislaufs bei evtl. Mangel infolge eines Blutdruckabfalls oder eines Abstroms von Volumen (Beispiele sind Blutungen oder Ausbildung eines "third space") gesichert. Demselben Ziel wie das Neurohormon Vasopressin, das identisch ist mit Adiuretin, dient das über das Renin-Angiotensin-System stimulierte Aldosteron. Ohne das Zusammenwirken von Vasopressin und Aldosteron, d. h. ohne gleichzeitige Retention von Wasser und Natrium, wäre die Erhaltung der Vitalfunktion Kreislauf und damit der Transportmechanismen nicht möglich; der Intermediärstoffwechsel würde nach kürzester Zeit zusammenbrechen, da weder die Substrate den Ort ihrer Umsetzungen erreichen noch die zum Teil inhibierenden Endmetabolite abtransportiert werden könnten. Der Gefahr einer überschießenden Regulation im wasser- und natriumretinierenden System, die einen unerwünscht hohen Kaliumverlust sozusagen als Nebeneffekt hat, kann mit einer ausreichenden Wasser- und Natriumzufuhr - entsprechend der Situation intravenös oder oral - begegnet werden (4).

Wertvolle Parameter zur Beurteilung des Status im Wasser- und Elektrolythaushalt sind die Erfassung der Bilanzen für Wasser, Kalium und Natrium und im besonderen der daraus zu bildende Natrium-Kalium-Quotient im Urin. Neben einer Reihe anderer Stellgrößen ist der Mangel an Kalium - z. B. durch zu hohe nichtkompensierte Kaliumverluste - ein wesentlicher Faktor für das Bestehen einer protrahierten Glukoseverwertungsstörung im Postaggressionsstoffwechsel. Zu diesen anderen Stellgrößen gehören außer den im folgenden noch zu besprechenden hormonalen Regulationen vor allem auch die Veränderungen in den Konzentrationen verschiedener Metabolite, deren Resultante die Neigung zur Azidose ist (14). Quantitativ dürfte die Milchsäurebildung als Sackgasse der anaeroben Glukolyse im Vordergrund stehen, wobei es wesentlich ist, daß es sich um eine Säure handelt, also um einen Protonenlieferanten. Aus Gründen der Übersichtlichkeit muß hier auf das Erläutern der pathobiochemisch bedeutsamen Veränderungen im Säure-Basen-Haushalt verzichtet werden.

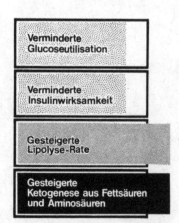

Abb. 3. Energiestoffwechsel im Postaggressionssyndrom

Sozusagen pathognomonisch für einen Postaggressionsstoffwechsel ist die verminderte Glukoseutilisation und Insulinwirksamkeit sowie die gesteigerte Lipolyserate und Ketogenese (11) (Abb. 3). Die folgenden

Abbildungen zeigen Befunde aus unserer eigenen Arbeitsgruppe zu diesen vier Phänomenen.

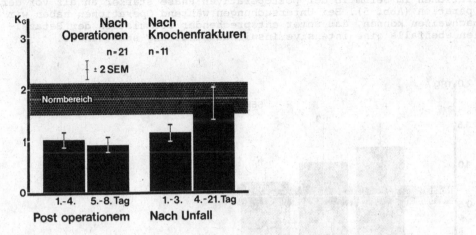

Abb. 4. Glukoseassimilationskoeffizient (K_G-Werte nach CONRAD) bei Patienten nach Operationen oder Knochenfrakturen

Die Abb. 4 zeigt, daß die intravenöse Glukosetoleranz während der ersten acht Tage nach mittelschweren chirurgischen Eingriffen bei einem nach Alter und Geschlecht standardisierten Krankengut nicht zur Norm zurückkehrt, obwohl diese Patienten bereits ab dem vierten postoperativen Tag wieder oral ernährt werden konnten. Das zweite, in gleicher Weise einheitliche Kollektiv setzt sich aus traumatisierten Patienten zusammen, bei denen weder eine Nahrungskarenz noch eine Operation oder auch nur eine Narkose erforderlich gewesen war; dennoch ist es auch bei diesen Kranken zur Störung der Glukoseassimilationsfähigkeit gekommen.

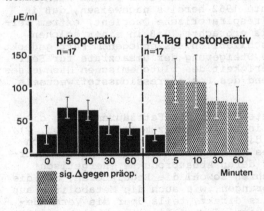

Abb. 5. IRI im Serum in µE/ml nach Glukose i. v. vor und nach Laparotomien

Ein Insulinmangel ist nicht die Ursache für die Minderung der Fähigkeit zur Verwertung der Glukose. Auf den adäquaten Reiz für die Insulininkretion - nämlich Glukoseinjektionen - steigen die Insulinkonzentrationen im Serum in der postoperativen Phase stärker an als vor der Operation (Abb. 5). Bei Untersuchungen während Operationen haben wir nachweisen können, daß unter entsprechender Stimulation der Betazellen ebenfalls eine intensive Insulinausschüttung stattfindet.

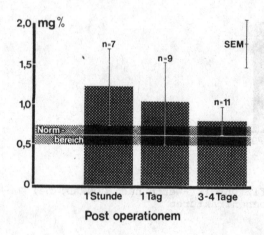

Abb. 6. Nüchternwerte des freien Glyzerin im Serum in mg% 1 st, 1 Tag und 3 - 4 Tage post operationem

Der Anstieg des freien Glyzerins im Serum ist die Folge der Steigerung der Lipolyserate (8) (Abb. 6). Nur in der Initialphase des Postaggressionsstoffwechsels können vorübergehende Konzentrationszunahmen für nichtversetzte freie Fettsäuren (NEFA) im Serum oder Plasma nachgewiesen werden. RODEWALD (10) konnte 1962 bereits nachweisen, daß in der postoperativen Phase der RQ (respiratorische Quotient) extrem vermindert ist, womit er den Nachweis erbrachte, daß in einer solchen Phase der Energiebedarf fast ausschließlich aus endogenem Fett gedeckt wird. Man muß annehmen, daß eine Steigerung der Umsatzrate für Fettsäuren die Ursache für die Schwierigkeit des blutchemischen Nachweises ihrer Konzentrationszunahme während des Postaggressionsstoffwechsels ist.

Am deutlichsten kommt der vermehrte Umsatz von Fettsäuren durch die Zunahme der Ketonkörperkonzentrationen im Blut zum Ausdruck (Abb. 7). Einerseits ist der Rückgriff auf die Fettdepots eine ideale Möglichkeit für die Aufrechterhaltung des Energiestoffwechsels, da die Mehrzahl aller Organe Fettsäuren oder deren Abbauprodukte energetisch verwerten können. Andererseits führen sowohl die Regulatoren, die die Steigerung der Lipolyse in Gang bringen, wie auch die Metaboliten aus dem Fettstoffwechsel (Abb. 8) teils direkt, teils über die Verminderung der Alkalireserven zu einer verminderten Insulinwirksamkeit (9). Diese Verminderung der Wirksamkeit des Insulins ist eine der Ursachen für die Ausbildung von Hyperglukosämie und Glukosurie. Eine weitere Ursache in der Initialphase ist die gesteigerte Glykogenolyse, aus der aber nur für wenige Stunden der Bedarf der in ihrem Energiestoff-

wechsel glukoseabhängigen Organsysteme - wie ZNS, Erythrozyten und
lymphatisches System - gedeckt werden kann. Schon vor der Erschöpfung
dieses Reservoirs kommt die Glukoneogenese aus Aminosäuren, Glyzerin
und Laktat in Leber und Niere in Gang. Wir werden im Zusammenhang mit
dem Aminosäurenstoffwechsel hierauf zurückzukommen haben.

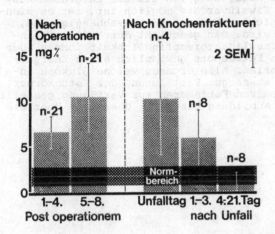

Abb. 7. Nüchternwerte der Ketonkörper (Acetacetat + ß-Hydroxybutyrat)
im Blut in mg% bei Patienten nach Operationen und Knochenfrakturen

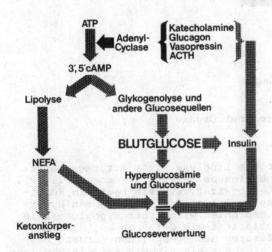

Abb. 8. Die diabetische Stoffwechsellage im Postaggressionsstoffwechsel

Zuvor möchten wir uns aber der klinischen Situation unter dem Aspekt
des Energiestoffwechsels zuwenden. Sie entspricht dem Verhalten eines

verwundeten Tieres in freier Wildbahn, das sich verkriecht, bis seine
Wunden einigermaßen ausgeheilt sind, da es in dieser Zeit verteidigungs-
unfähig oder zumindest -eingeschränkt ist. Es geht selbst der Nahrungs-
suche so wenig wie möglich nach und nimmt eher Hunger in Kauf, als daß
es sich weiteren Angriffen aussetzt. Da - wie bereits gesagt wurde -
die Kohlenhydratvorräte in Form von Glykogen nur kurzfristig den Energiebedarf decken können, und die Neubildung von Glukose in großem Ausmaß nur durch Rückgriff auf die Eiweißvorräte möglich ist, ist es sinnvoll, daß für alle Organe, die nicht unbedingt glukoseabhängig sind,
der Glukoseverbrauch gedrosselt wird. Das geschieht durch die antiinsulinären Aktivitäten, die zur Insulinunterempfindlichkeit führen. Der
menschliche Körper hat in seinen Fettdepots gewöhnlich einen Energie-
vorrat von 80.000 - 150.000 Kalorien. Alle Organe, welche Glukose in-
sulinabhängig verwerten, können ebensogut Fettsäuren oder Ketonkörper,
die aus der Leber durch Oxydation von Fettsäuren zur Verfügung gestellt
werden, ausnutzen (Abb. 9). Die Abbildung gibt eine Übersicht über die
wesentlichsten dieser Organe.

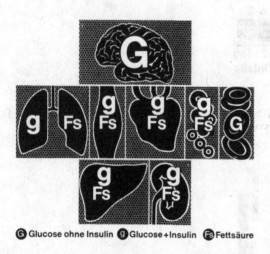

Ⓖ Glucose ohne Insulin ⓖ Glucose+Insulin ⒻⓈ Fettsäure

Abb. 9. Energieversorgung verschiedener Organe

Hieraus ergibt sich, daß die endogene Lipolyse nicht zurückgedrängt
werden darf, wenn es nicht zum Energiesubstratmangel kommen soll (2).
Dies würde z. B. durch Insulingaben bewirkt, wie sie heute in Kombination mit hohen Dosen von Glukose im Rahmen der intravenösen Hyperalimentation von einigen Autoren empfohlen wird. Über Hypoglukosämie
oder Hyperglukosämie mit Hyperosmolarität als Gefahren bei diesem
Vorgehen (6) wird in weiteren Referaten noch gesprochen werden. Deshalb soll in diesem Zusammenhang hier nur ein Hinweis auf die Möglichkeit der Versorgung der Leber als Stoffwechselzentralorgan mit insu-
linunabhängig einschleusbaren Zuckeraustauschstoffen gegeben werden
(1, 7).

Aus dem bisher Dargelegten ergibt sich die überragende Bedeutung der
Glukose im Stoffwechsel. Ihr ordnet sich auch der Eiweißhaushalt und
damit der Aminosäurenstoffwechsel unter. Die Abb. 10, die wir Herrn
BÄSSLER verdanken, erhärtet diese Feststellung.

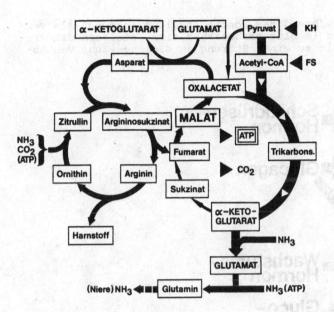

Abb. 10. Malat im Oxydations- und NH_3-Stoffwechsel

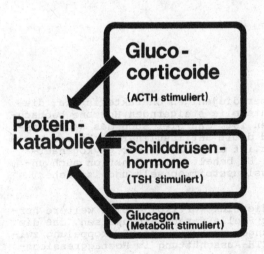

Abb. 11. Gestörter Baustoffwechsel

Unter den Merkmalen des Postaggressionsstoffwechsels hatten wir als letztes die Proteinkatabolie genannt (Abb. 11). Sie wird von allen Erscheinungen des Postaggressionsstoffwechsels vom Kliniker am meisten gefürchtet. Erhöhte Infektgefährdung, Gerinnungsstörungen, Ausbildung von Ödemen und Dekubital-Ulzera, mangelhafte Blutregeneration, verminderte Enzymsyntheseraten - im besonderen in der Darmmukosa - und Wundheilungsstörungen sind ihre Folgen. Glukokortikoide, Glukagon und

Schilddrüsenhormon, die während des Postaggressionsstoffwechsels vermehrt gebildet werden und im Blut nachweisbar sind, steigern den Proteinabbau und führen damit zu einer Störung im Gleichgewicht von Abbau und Synthese.

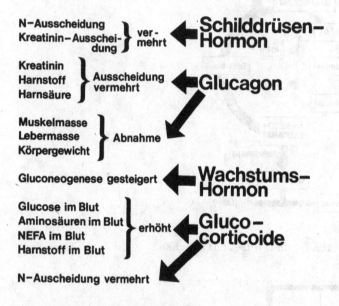

Abb. 12. Proteinkatabolie

Die Abb. 12 gibt eine Übersicht über diejenigen Charakteristika, die
unter Einwirkung der die Proteinkatabolie steigernden Hormone beobachtet worden sind. Auf auffallendsten ist, daß hier auch das Wachstumshormon als kataboliefördendes und damit antiinsulinär wirksames Hormon anzutreffen ist. Dieser Effekt ist aber aus seiner glykogenauf-
bauenden Wirksamkeit zu verstehen. Es behält diese Funktion auch unter den Bedingungen des Postaggressionsstoffwechsels und ist daher
glukoneogenesefördernd.

Im Rahmen unseres Themas spielen die Glukokortikoide eine weitere her-
vorragende Rolle. Es ist an dieser Stelle darauf hinzuweisen, daß die
unter normalen Stoffwechselbedingungen nachweisbare Rückkoppelung zwischen Glukokortikoidspiegel und ACTH-Ausschüttung im Postaggressionsstoffwechsel aufgehoben ist.

Die Stoffwechselwirkung der Glukokortikoide hat BUDDECKE (3) im folgenden Schema (Abb. 13) zusammengestellt:

Es zeigt, daß unter der Einwirkung der Nebennierenrindenhormone in den
Organzellen vermindert Proteine aufgebaut werden. Die Glukoseutilisation wird gehemmt. Der vermehrte Anfall von freien Aminosäuren führt
zu deren Konzentrationssteigerung in der Leberzelle und damit zur An-
kurbelung der Glukoneogenese, die ihrerseits wiederum ein Mehrangebot
von Acetyl-CoA bewirkt, welches eine Hemmung der Endoxydation zur Folge hat.

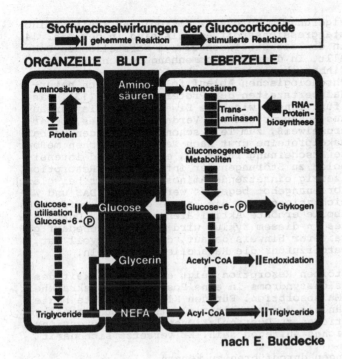

Abb. 13. Stoffwechselwirkungen der Glukokortikoide

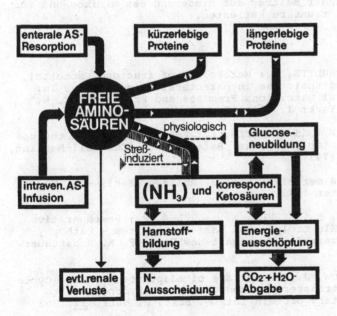

Abb. 14. Freie Aminosäuren im Stoffwechsel

Die Konsequenzen der Steigerung im Durchsatz im Pool der freien Aminosäuren während eines Postaggressionsstoffwechsels sind in der Abb. 14
durch die Zuwachsraten in den die Stoffwechselwege darstellenden Bah-
nen und Pfeilen dargestellt. In diesem Zusammenhang darf nicht uner-
wähnt bleiben, daß die Einbeziehung der verschiedenen Körperproteine
in die Katabolie einem chronologischen Ablauf folgt, der sich natur-
gegebenerweise aus den Halbwertszeiten der Proteine ergibt (13). Das
bedeutet, daß bevorzugt funktionell wichtige Eiweiße, wie die Verdau-
ungsenzyme aus Mukosa, aus Anhangdrüsen des Verdauungstraktes, Leber-
funktionsproteine und Serumeiweiß, zum Teil schon nach Stunden meßbar
abnehmen, während die Muskelproteine erst nach Tagen bis Wochen meßbar
angegriffen werden. Diese Erscheinung führt bei entsprechend intensiver Ausprägung der Katabolie zu Störungen der intestinalen Resorption,
der nur durch eine rechtzeitig einsetzende Aminosäurenzufuhr bei gleichzeitig ausreichendem Kalorienangebot begegnet werden kann. DAS und WA-
TERLOW (5) konnten kürzlich zeigen, daß die Enzyme des Harnstoffzyklus
während einer Eiweißkatabolie erhöhte Aktivitäten aufweisen. Durch die
Steigerung des Durchsatzes in diesem Zyklus wird der Energiebedarf gesteigert. Dies ist ein weiterer Hinweis darauf, daß es sinnvoll ist,
durch entsprechende Nährstoffzufuhr die Katabolie zu drosseln.

Das Beispiel von der gestörten Resorption zeigt eine Möglichkeit des
Übergangs des Postaggressionssyndroms in eine Postaggressionskrankheit,
in diesem Falle in eine Malabsorption. Für den Kliniker sollte heute
das Bemühen um das Verständnis der pathophysiologischen Zusammenhänge
beim Übergang von Regulationen zu Dysregulationen im Postaggressionsstoffwechsel ein wesentliches Anliegen sein. Er versetzt sich damit
in die Lage,
1. Stoffwechselüberwachungen durchführen zu können,
2. den Ansatz zu deren Entgleisungen zu erkennen und damit
3. rechtzeitig entsprechende prophylaktische und therapeutische Maßnahmen ergreifen zu können.

Dies wäre ein entscheidender Beitrag zur Minderung des Risikos und zur
Besserung der Prognose für unsere Patienten.

Literatur

1. BÄSSLER, K. H. und SCHULTIS, K.: Metabolism of fructose, sorbitol,
   and xylitol and their use in parenteral alimentation. In:
   Total Parenteral Nutrition, Premises and Promises (ed. H.
   GHADIMI). New York: J. Wiley Inc. Publisher (im Druck).

2. BEISBARTH, H., FEKL, W. und SCHULTIS, K.: Recent aspects of the use
   of intravenous fat emulsions. Referat 48th AOCS-Fall-Meeting,
   Philadelphia 1974.

3. BUDDECKE, E.: Grundriß der Biochemie, 3. Auflage. Berlin-New York:
   Walter de Gruyter 1973.

4. BÜCHERL, E. S., KRÜCK, F., LEPPLA, W., SCHELER, F.: Postoperative
   Störungen des Elektrolyt- und Wasserhaushaltes - Pathophy-
   siologie und Therapie. Stuttgart-New York: F. K. Schattauer
   Verlag 1968.

5. DAS, T. K. and WATERLOW, J. C.:The rate of adaptation of urea cycle
   enzymes, aminotransterases and glutamic dehydrogenase to
   changes in dietary protein intake. Brit. J. Nutr. 32, 353
   (1974)

6. DUDRICK, St. J., MACFAYDEN, B. V., van BUREN, Ch. T., RUBERG, R. L., MAYNARD, A. T.: Parenteral Hyperalimentation. Ann. Surg. 176, 259 (1972).

7. FÖRSTER, H.: Biochemische Überlegungen zur Verwendung der Kohlenhydrate in der parenteralen Ernährung. Infusionstherapie 1, 256 (1973).

8. GESER, C. A., FELBER, J. P., BRAND, E. und SCHULTIS, K.: Untersuchungen zur Glucagon-induzierten Sekretion von Wachstumshormon und Insulin und deren Einfluß auf Parameter des Kohlenhydrat- und Fettstoffwechsels nach einem Operationsstreß. Klin. Wschr. 49, 1175 (1971).

9. RENOLD, A. E.: Zur Pathogenese des Diabetes mellitus. In: Die Pathogenese des Diabetes mellitus - die endokrine Regulation des Fettstoffwechsels. (ed. E. KLEIN, Berlin-Heidelberg-New York: Springer 1967.

10. RODEWALD, G.: Vergleichende Untersuchungen über Ventilation und Gasaustausch nach Operationen. Arch. klin. Chirurgie 301, 532 (1962).

11. SCHULTIS, K.: Energy metabolism dysregulation and dysfunction as a risk factor after surgery and trauma. Excerpta Medica Int. Congr. Ser. 242, 196 (1970).

12. SCHULTIS, K. and BEISBARTH, H.: Posttraumatic energy metabolism. In: Parenteral Nutrition (ed.: A. W. WILKINSON), pp. 255. Edinburgh: Churchill 1972.

13. WATERLOW, J. C.: The assessment of protein nutrition and metabolism in the whole animal, with special reference to man. In: Mammalian Protein Metabolism (ed. H. N. MUNRO), vol. III. New York and London: Academic Press 1969.

14. ZIMMERMANN, W. E. und STAIB, I.: Schock, Stoffwechselveränderungen und Therapie. Stuttgart-New York: F. K. Schattauer Verlag 1970.

Mikrozirkulationsstörung als Ursache einer Hypoxie (Kurzbericht über das Workshop „Mikrozirkulation")

Von J. Kilian

Wenn in den letzten Jahren die Physiologie der Mikrozirkulation, d. h. der Stoffaustausch zwischen Blut und Geweben, in den Mittelpunkt pathophysiologischer Überlegungen rückte, so geschah das in der Erkenntnis, daß eine Vielzahl von akuten, aber auch chronischen Krankheitsbildern durch Störungen gerade dieses Kreislaufabschnittes verursacht oder doch determiniert ist (SCHMID-SCHÖNBEIN). Eine der vordringlichen Aufgaben war es dabei, die Steuermechanismen im Bereich der Mikrozirkulation zu erfassen, um pathophysiologische Änderungen verhindern oder doch zumindest bewerten zu können.

Die Physiologie der Mikrozirkulation muß nach SCHMID-SCHÖNBEIN unter dem Aspekt diskutiert werden, daß bei deren krankhaften Veränderung weniger ein Defizit an Perfusion als eine Verteilungsstörung der Perfusion auftritt. Als Faktoren, die darauf Einfluß nehmen, müssen die Angioarchitektonik der Endstrombahn, die Fließbedingungen, die Funktion der präkapillaren Arteriolen, die Fließeigenschaften des Blutes und nervale und humorale Steuerungsmechanismen Beachtung finden. Charakteristisches Merkmal für jeden Schockzustand ist also nicht nur eine Verminderung der kapillaren Perfusion, sondern ebenso die Mißverteilung des vorhandenen Perfusionsvolumens über einen verminderten Kapillarquerschnitt. Beide Faktoren zusammen ergeben die zugrundeliegende Störung: eine Einschränkung der transkapillären Austauschvorgänge vom Blut ins Gewebe (Sauerstoffdiffusion) und umgekehrt vom Gewebe ins Blut (Gewebsmetabolite).

Die Mißverteilung der Durchblutung ist zum Teil durch die unterschiedliche Kapillarverzweigung (Angioarchitektonik), zum Teil auch durch die Fließeigenschaften des Blutes selbst (Viskositätsänderung) bedingt. Es finden sich Bezirke der Blutstase direkt neben Gebieten mit vermehrter Durchblutung (verursacht durch funktionelle Shunts, präformiert als sogenannte Durchgangskanäle - thoroughfare channels). Dieses Nebeneinander von Stase und Shuntbezirken erklärt die überproportionale Verminderung der transkapillären Austauschphase, da die zum Stoffaustausch benötigte Kapillaroberfläche perfundierter Kapillaren durch diese Durchblutungsumverteilung zusätzlich verkleinert wird (SUNDER-PLASSMANN).

Die Auswirkungen einer solchen Reduzierung der Kapillaroberfläche im Hinblick auf die Sauerstoffversorgung des Gewebes untersuchten KESSLER und Mitarbeiter. Als Möglichkeiten der mangelnden Sauerstoffversorgung des Gewebes unterschieden sie drei Gruppen:
1. verminderter oder total gestoppter Kapillarflow,
2. arterielle Anoxie bei normalem Kapillarflow,
3. arterielle Anoxie bei herabgesetztem Flow.
Danach bestehen große Unterschiede zwischen den einzelnen Gruppen im Bezug auf die Auswirkungen auf die Zellen. Während nach einer anoxischen Perfusion noch relativ hohe ATP-Werte nachweisbar waren, kam es nach einer ischämischen Phase zu einem raschen und starken ATP-Abfall. Unmittelbar nach Beginn einer Ischämie entwickelte sich jeweils eine zunehmende intrazelluläre Azidose mit pH-Werten zwischen 6,5 und 6,2. Dagegen blieben die intrazellulären pH-Werte in den Fällen anoxischer Perfusion trotz ausgeprägter Veränderungen der extrazellulären pH-Werte praktisch konstant.

Die Ergebnisse zeigen, daß die Zelle einen Sauerstoffmangel bei noch
erhaltener Mikrozirkulation relativ gut tolerieren kann, solange einerseits durch anaerobe Glykolyse Energie bereitgestellt wird und andererseits die dabei entstehenden Protonen durch eine noch ausreichende Spülfunktion aus der Zelle eliminiert werden. Der durch totale Ischämie erzeugte Sauerstoffmangel bewirkt dagegen durch die Laktatazidose
einen raschen ATP-Abbau. Der Verlust an energiereichen Phosphaten ruft
sehr rasch eine schwere Zellschädigung hervor. Sinn des therapeutischen
Handelns muß es deshalb sein, durch frühzeitige diagnostische Maßnahmen neben der Hypoxämie eine drohende Ischämie zu erkennen und sie
möglichst vorbeugend zu behandeln.

Zur Erfassung von Störungen der Mikrozirkulation hat sich experimentell, neuerdings auch klinisch die lokale Messung der Sauerstoffversorgung als eine sehr zuverlässige Methode bewährt. Die Entwicklung
einer Sauerstoffgewebeelektrode schuf die Voraussetzung, die inter-
kapillären Sauerstoffdrucke und damit die räumliche Sauerstoffversorgung der verschiedenen Organe sowohl in physiologischen als auch in
pathophysiologischen Zuständen zu untersuchen. Mit Hilfe dieser Elek-
trode gelang der Nachweis, daß die lokale Sauerstoffversorgung z. B.
bereits in der Frühphase des hämorrhagischen Schocks bei noch normalen arteriellen Druckwerten maximal in pathologische Bereiche verschoben ist. Andere Gewebeelektroden zur Messung des pH, des pK, des pNa
befinden sich zur Zeit noch im Stadium der experimentellen Erprobung.
Bereits heute kann jedoch kein Zweifel an der Bedeutung dieser Elek-
troden in Hinblick auf die Registrierung von Störungen im Mikrozirku-
lationsbereich bestehen.

Eine herabgesetzte Perfusion bedeutet auf längere Sicht für jedes Or-
gansystem eine Störung seiner Homöostase und eine Einschränkung seiner
Funktionen. Weitgehend ungeklärt erscheint jedoch, in welcher Reihenfolge diese Funktionsstörungen bzw. -ausfälle eintreten. Eine Hypoxie
kann lediglich temporär kompensiert werden durch die anaerobe Glykolyse. Die Anhäufung saurer Metaboliten führt zu einem Energieabfall.
Fraglich bleibt, ob damit die Stoffwechselvorgänge in der Zelle ge-
stoppt sind oder ob sie - wie bei der anaeroben Glykolyse - nur "pathologische" Wege laufen. Des weiteren ist die Frage zu stellen, ob die
atypischen Abbauprodukte intrazelluläre Auswirkungen haben oder bei
ihrem Abtransport andere Organsysteme in ihrer Funktion behindern.

Eine mangelnde Perfusion wird weiterhin den Transport und die Verteilung humoraler Wirkstoffe verhindern. Kommt es aufgrund einer Mikro-
zirkulationsstörung zu einer Fehl- oder Minderperfusion, ist mit einer raschen Zunahme der Störungen dann zu rechnen, wenn diese humoralen Faktoren nicht mehr an ihren Wirkungsort gelangen können. Dies bedeutet nach den Regeln der Kybernetik einen weiteren Konzentrationsanstieg mit eventuell deletären Folgen auf noch perfundierte Gebiete.

Neben der humoralen Steuerung spielen nach SCHMID-SCHÖNBEIN noch die
lokale und die nervale Regulation der Mikrozirkulation eine Rolle.
Lokale Regelkreise scheinen darauf ausgerichtet zu sein, unter Ruhe-
bedingungen des Stoffaustausches die Mikrozirkulation eines Organsy-
stems selbst zu stabilisieren. Eine zentrale Steuerung setzt erst dann
ein, wenn eine Adaptation des Gesamtsystems an unterschiedliche Umwelt-,
aber auch Eigenbedürfnisse notwendig wird. Es sind Organe mit reicher
zentralnervöser Innervation bekannt (z. B. die Haut), deren Mikrozirkulation einer ausgeprägten zentralen Steuerung unterliegt, und Organe,
deren Mikrozirkulation überwiegend mit Hilfe der Autoregulation gesteuert wird (z. B. Niere, Leber, Herz). Es ist zur Zeit noch nicht
bekannt, inwieweit diese verschieden ausgeprägte Autonomie der Organsysteme Bedeutung hat im Hinblick auf Mikrozirkulationsstörungen

und deren Auswirkung auf Organe und deren Funktionen. Daß eine über
die lokale Autoregulation hinausgehende zentrale oder humorale Steuerung dem Organ mehr schaden als nutzen kann, zeigt EIGLER am Beispiel
der Niere. Es kommt bei einer arteriellen Hypotension nicht nur zu einer erheblichen Abnahme der Durchblutung insgesamt, sondern vor allem
auch zu einer Änderung der intrarenalen Blutverteilung, weil die Abnahme überwiegend auf Kosten der kortikalen Perfusion erfolgt. Die
Durchblutung sinkt dabei wesentlich stärker ab als der arterielle
Druck. Als Ursache wird ein lokales Renin-Angiotensin-System diskutiert, das den Tonus der Arteriolen überschießend erhöht. Die Vaso-
konstriktion ist in vielen Fällen weder durch ausreichende Volumen-
substitution noch durch Pharmaka aufzuheben, d. h. die Störung - einmal ausgelöst - unterhält sich selbst durch körpereigene Kompensations-
versuche. Als Resultat finden wir das akute Nierenversagen.

Als letzte Aufgabe der Perfusion sei noch die Bereitstellung von Energie angeführt. Ist sie aufgrund einer Hypoxie nicht gewährleistet, muß
neben den bisher angeführten Störungen mit einer Zunahme der Kapillarpermeabilität gerechnet werden. Zwar besteht schon physiologischerwei-
se eine Eiweißdrainage aus dem Kapillarsystem - wir konnten beim Schaf
nachweisen, daß täglich etwa 50 % des intravasalen Eiweißbestandes aus
dem interstitiellen Raum über das Lymphsystem zurücktransportiert
wird -, dennoch wird bei einem Energiemangel der Proteinverlust durch
die Kapillarwand zunehmen. Dazu kommen durch den Energiemangel Änderungen im interstitiellen Gewebe - Einlagerung von Natrium, Wasser
und Eiweiß -, so daß zusätzlich zur Minderperfusion, der erhöhten
Blutviskosität und der gestörten Kapillarpermeabilität noch ein in-
terstitielles Ödem mit einer Vergrößerung der Diffusionsstrecke auftritt. Diese Veränderungen sind besonders ausgeprägt bei allen Schock-
formen in der Lunge nachzuweisen (GLINZ).

Die Aufgaben der Mikrozirkulation bestehen im Antransport von Sauerstoff und Energie, im Abtransport von Metaboliten und in der Verteilung von z. B. humoralen Wirkstoffen. Die Untersuchungen der letzten
Jahre haben auf diesem Gebiet wesentliche neue Erkenntnisse gebracht.
Es steht zu hoffen, daß mit der Klärung der Auswirkungen auf biochemische Abläufe ein besseres Verständnis der Verwertung parenteral zugeführter Nährstoffe erreicht werden kann.

Literatur

1. AHNEFELD, F. W., BURRI, C., DICK, W., HALMAGYI, M.: Mikrozirkulation. Klinische Anästhesiologie und Intensivtherapie, Bd. 5,
   Berlin-Heidelberg-New York: Springer 1974.

2. KILIAN, J.: Das Verhalten der Lymphe im hämorrhagischen Schock und
   nach Infusion von Ringer-Laktat-Lösung, 4%iger und 6%iger
   Dextran 60-Lösung, Habilitationsschrift, Ulm 1973.

Zusammenfassung der Diskussion zum Thema:
„Biochemische, physiologische und pathobiochemische Grundlagen der parenteralen Ernährung"

FRAGE:
Ist eine Umwandlung von Fettsäuren in Kohlenhydrate grundsätzlich unmöglich? Einerseits ist festgestellt worden, daß alle Aminosäuren, die in den Zitronensäurezyklus einmünden, glukoplastisch sind; andererseits münden ja auch Fettsäuren via Acetyl-CoA in den Zitronensäurezyklus ein.

ANTWORT:
Eine Umwandlung von Fettsäuren in Kohlenhydrate ist nicht möglich. Die Synthese von Glukose kann nur aus Pyruvat und Oxalacetat erfolgen. Beide können aus dem Endprodukt der ß-Oxydation - Acetyl-CoA - nicht direkt entstehen. Auch durch die Umwandlungen im Zitronensäurezyklus entsteht kein neues Oxalacetat, da für den Eintritt eines jeden Mols Essigsäure erst 1 mol Oxalacetat verbraucht wird.

FRAGE:
Muß man die Glukoneogenese aus Aminosäuren als gegeben hinnehmen? Wäre es sinnvoll, in einem Zustand gesteigerter Glukoneogenese den Aminosäurenpool durch eine gezielte Kohlenhydratzufuhr zu schonen?

ANTWORT:
Die Glukoneogenese aus Aminosäuren dient der Glukose-Homöostase. Ausgelöst wird die Glukoneogenese durch eine gesteigerte Lipolyserate mit erhöhter Fettsäureoxydation und Ketogenese. Gelingt es, die Glukose-Homöostase durch Kohlenhydratzufuhr aufrechtzuerhalten, so werden keine Aminosäuren dazu verbraucht. Darauf beruht die proteinsparende Wirkung der Kohlenhydrate.

Es ist erstaunlich, warum die Proteolyse intensiviert wird, da doch die Zelle im Streß genügend Energie durch Ketonkörper und Fettsäuren erhält. Natürlich ist bekannt, daß in einer Streßphase Glukokortikoide vermehrt produziert werden, die dann als Induktoren für proteolytische Enzyme dienen. Allerdings ist nicht mit Sicherheit in vivo nachgewiesen, was die Glukokortikoide bei der Proteolyse des Muskels bewirken. Ein Wirkungsmechanismus dürfte darin liegen, daß die Glukokortikoide die Insulinfreisetzung hemmen.

Im reinen Hungerzustand nimmt nach dem 5. Tag die Stickstoffausscheidung stark ab, wobei jedoch die Proteolyse nie vollständig unterbrochen wird. Im Unterschied dazu funktionieren im Postaggressionsstoffwechsel - wahrscheinlich durch die hormonelle Situation bedingt - die Sparmaßnahmen für Protein nicht in diesem Ausmaß. Entsprechend ihrer Halbwertszeiten werden die Funktionsproteine in den Zellen der Darmmukosa, der Leber, der Tubulusepithelien und anderer funktionsintensiver Organe zuerst durch die Katabolie betroffen. Da posttraumatisch die Kreatininausscheidung erheblich zunimmt, ist zu überlegen, ob ein Teil der erhöhten Proteolyse im Bereich der Verletzung liegt. Überhaupt stellt sich die Frage, ob sämtliche Muskeln an der Proteolyse in gleichem Maße beteiligt sind. Sicher ist, daß in der Poststreßphase eine Diabetes mellitus-ähnliche Situation - eine diabetische Stoffwechsellage - mit erhöhtem Blutzuckerspiegel vorliegt. Dieser erhöhte Glukosespiegel provoziert eine vermehrte Insulinproduktion und -inkretion. Trotzdem besteht eine relative Insuffizienz der Insulinproduktion, da die Gesamtinsulinfreisetzung nicht ausreicht, den erhöhten Glukoseanfall zu kompensieren.

Als therapeutisches Ziel bei traumatisierten Patienten gilt es, eine Kompensation der gesteigerten katabolen Vorgänge durch Substratzufuhr für anabole Vorgänge, wenn möglich bis zum Gleichgewicht, zu erreichen.

Die alleinige Zufuhr von Glukose in der Poststreßsituation kann aufgrund der reduzierten Verwertung für Glukose die Glukoneogenese aus Aminosäuren nicht verhindern. Allerdings ist die Verwertungsrate abhängig von der Ausgangslage des Patienten und von dem Ausmaß der Streßsituation, so daß in Abhängigkeit von dem Schweregrad des operativen Eingriffs oder der Traumatisierung grundsätzlich eine Verwertung von Glukose in individuellen Grenzen möglich ist. In der Regel ist Glukose jedoch im Verlauf des Postaggressionssyndroms nicht mehr als Substrat, sondern als Produkt des Leberstoffwechsels anzusehen, und eine Substitution von Insulin wäre nötig, um eine ausreichende Verwertung von Glukose zu erreichen und die gesteigerte Glukoneogenese zu unterdrücken. Die Fragwürdigkeit eines derartigen Vorgehens wird in den nachfolgenden Ausführungen noch behandelt werden. Als Ersatz der Glukose bieten sich die Nicht-Glukose-Kohlenhydrate (NGK) an, deren Zufuhr zu einer Reduzierung der Glukoneogenese aus Proteinen bzw. Aminosäuren beiträgt.

FRAGE:
Mischungen von Nährstoffen - inbesondere von Glukose oder Fruktose mit Aminosäuren - verursachen auch technologische Probleme. Kann man einen Patienten mit Aminosäuren allein ernähren, da ja eine Glukoneogenese aus Aminosäuren möglich ist? Welche Mengen an Aminosäuren würden dann benötigt?

ANTWORT:
Eine Substitution von Aminosäuren zur Bereitstellung von Energie wäre außerordentlich unökonomisch. Da nur 60 % der Aminosäuren der üblichen Nahrungsproteine glukoplastisch sind, würde man allein zur Deckung des Minimalbedarfs von 100 g Glukose mindestens 160 g eines Aminosäurengemisches benötigen. Abgesehen von der ökonomischen Beurteilung stellt die Produktion von Ammoniak und Harnstoff erhebliche metabolische Probleme dar, da diese Substanzen über die Nieren ausgeschieden werden müssen. Untersuchungen bei kanadischen Soldaten, die ausschließlich getrocknetes Büffelfleisch - Pemmikan - als Nahrung erhielten, haben gezeigt, daß eine rasche Ermüdung bei Muskeltätigkeit eintrat, daß orthostatische Hypotonien zu finden waren und daß es zu Natrium- und Wasserverlusten kam. Diese Symptome verschwanden sämtlich, wenn Kohlenhydrate substituiert wurden. Man kann sich derartige Nebenwirkungen relativ leicht dadurch erklären, daß die Glukoneogenese den Glukosebedarf nur außerordentlich knapp deckt, so daß bei akut ansteigendem Bedarf nicht ausreichend Glukose zur Verfügung steht.

FRAGE:
Aus den Vorträgen ist hervorgegangen, daß Fruktose, Sorbit und Xylit bei ihrem Abbau in gleicher Weise ATP liefern wie Glukose. Wie lassen sich Befunde erklären, nach denen das Leber-ATP nach Fruktosegaben abfällt?

ANTWORT:
Fruktose z. B. wird in der Leber rascher phosphoryliert als Glukose. Dabei kommt es bei Dosierungen, die über dem therapeutischen Bereich liegen, zu vorübergehenden Störungen der Homöostase der Adenin-Nukleotide.

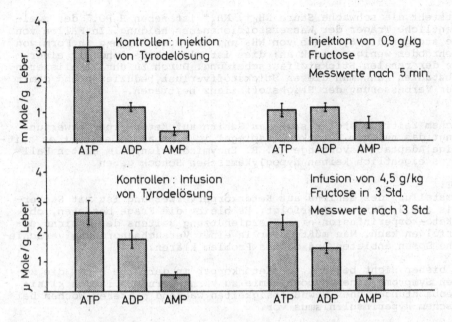

Abb. 1. Adenin-Nukleotide der Leber unter Injektion und Infusion von Fruktose (BÄSSLER)

In therapeutischen Dosierungen von 0,5 g Fruktose/kg KG/st sieht man einen derartigen ATP-Abfall nicht, so daß das in der Frage angesprochene Problem letztlich eine Frage der Dosierung ist. Eine kurzfristige intravenöse Zufuhr ist für die Beurteilung dieser Frage ungeeignet. Vielmehr muß die Grenzdosis, die nicht zu einem ATP-Abfall in der Leber führt, für alle Kohlenhydrate unter steady state-Bedingungen noch ermittelt werden.

FRAGE:
Geht die in Ketonkörpern enthaltene Energie dem Organismus verloren, wenn es bei gesteigerter Fettsäurenoxydation zu erhöhter Ketogenese kommt?

ANTWORT:
Die vermehrte Ketonkörperbildung wird durch zwei Faktoren beeinflußt:
1. eine vermehrte Lipolyse
2. intrahepatische Mechanismen, wobei weit mehr Fettsäuren als normalerweise zur Ketogenese herangezogen werden. Die Ketogeneserate in der Leber kann als limitierender Faktor angesehen werden.

In der Leber produzierte Ketonkörper werden von anderen Geweben (z. B. Muskel, Herz, Niere, Gehirn) energetisch verwertet. Selbst bei erhöhter Ketonämie wird die Ketonurie als gering angesehen. Dennoch findet sie statt, so daß ein gewisser Energieverlust eintritt. Quantitative Messungen der Verlustraten während des Postaggressionssyndroms sind jedoch nicht bekannt.

Aber nicht nur der Energieverlust spielt bei der Ketonurie eine Rolle, darüber hinaus führt sie auch zu Proteinverlusten. In den Tubuluszellen der Nieren wird aus Aminosäuren und aus Glutamin NH_3 gebildet. Aus

NH_3 entsteht die schwache Säure NH_4^+. NH_4^+ ist neben $H_2PO_4^-$ der zweite wesentliche Träger der Wasserstoffionenausscheidung. In Fällen von Azidose steigen die Synthese von NH_3 und die Ausscheidung in Form von NH_4^+ mehr oder weniger stark an; dies ist gleichbedeutend mit einer Zunahme der renalen Stickstoffausscheidung. Durch Zufuhr alkalisierender Substanzen kann man diesen Stickstoffverlust reduzieren und damit zu einer Verbesserung der Stickstoffbilanz beitragen.

FRAGE:
In welchem Zeitraum stellt sich das Gehirn auf Ketonkörperverwertung um? Hängt das nur vom Ketonkörperspiegel im Blut ab, oder gibt es zeitabhängige Adaptationsvorgänge (z. B. Enzyminduktion)? Im ersten Fall dürfte es eigentlich keinen hypoglykämischen Schock geben.

ANTWORT:
Eine Umstellung des Gehirns auf Ketonkörperverwertung ist mit Sicherheit bis zum 3. Hungertag erfolgt. Es bleibt die Frage bestehen, ob durch Ketonkörperinfusion eine Energienutzung seitens des Gehirns sofort erfolgen kann. Man müßte hier in einer Versuchsanordnung verschieden hohe Dosen anbieten und dieses Problem klären.

Es ist bisher nicht bekannt, ob Ketonkörper in der Lage sind, die zerebralen Symptome einer Hypoglykämie zu verhindern. Es liegen klinische Beobachtungen über Bewußtlosigkeiten während mehrerer Wochen bei organischem Hyperinsulinismus vor.

FRAGE:
Wie ist das subjektive Empfinden eines Menschen, dessen Gehirn von Ketonkörpern lebt? Würden die im Vortrag von Herrn DIETZE geschilderten Adaptationsvorgänge bei Hunger den Schluß zulassen, daß Kohlenhydrate in der Ernährung überflüssig sein könnten?

ANTWORT:
Bis zum 3. Tag bestehen Schwierigkeiten, insbesondere hinsichtlich des Konzentrationsvermögens; danach nehmen diese Schwierigkeiten deutlich ab.

In einer Versuchsserie wurde allerdings gezeigt, daß bei sämtlichen Probanden die geistige Arbeitsfähigkeit im Hunger - während einer Untersuchungsdauer von 6 Tagen - von Tag zu Tag abnahm. Auf der anderen Seite wurde die Phantasie angeregt und gesteigert. Dafür sprechen auch Berichte aus dem Mittelalter, nach denen Mönche während der Fastenzeit ihre besten Ideen entwickelten. Grundsätzlich ist aber der Mensch auf die Kohlenhydrate in der Ernährung angewiesen.

FRAGE:
Welche Bedeutung hat die antiketogene Wirkung der Nicht-Glukose-Kohlenhydrate in der parenteralen Ernährung?

ANTWORT:
Die Ursachen der antiketogenen Wirkung sind einmal in der Lipolysehemmung, in der gesteigerten Fettsäureoxydation und Fettsäureveresterung zu suchen. Die Zweckmäßigkeit der Ketogenesehemmung wird durch die Zusammenhänge mit der Glukoneogenese begründet, d. h. eine Drosselung der Ketogenese bedeutet stets auch eine Drosselung der Glukoneogenese. Damit wird Eiweiß gespart.

FRAGE:
Warum besteht postoperativ und posttraumatisch eine ausgeprägte Glukoseverwertungsstörung? Warum trifft diese Störung nicht oder nicht in gleichem Umfang für die Nicht-Glukose-Kohlenhydrate zu?

ANTWORT:
Im Postaggressionsstoffwechsel ist eine verminderte Wirksamkeit von
Insulin für die Glukoseverwertungsstörung verantwortlich. Der Transport der Nicht-Glukose-Kohlenhydrate (NGK) in die Leber sowie die an-
schließenden initialen Abbauschritte erfolgen hingegen insulinunabhän-
gig. Der primäre Abbau der NGK ist deshalb von der Insulininsuffizienz
des Postaggressionsstoffwechsels nicht betroffen.

Weiterhin hat sich gezeigt, daß ein erheblicher Teil der aufgenommenen NGK in Glukose umgewandelt und in die Blutbahn abgegeben wird.
Diese neugebildete Glukose führt aber auch im Postaggressionsstoffwechsel nicht zu einem hohen Blutglukosespiegel, d. h. die Glukosetoleranz wird offensichtlich verbessert. Dies konnte z. B. für Xylit
experimentell gesichert werden.

Die Erklärung für dieses Phänomen ist vielschichtig und wird später
behandelt werden.

FRAGE:
Welche Bedeutung ist dem Harnsäureanstieg nach Xylitgabe zuzumessen?

ANTWORT:
Klinisch ist der Harnsäureanstieg nicht relevant, da er häufig selbst
bei gichtprädisponierten Patienten nur um wenige Prozent über dem Ausgangswert liegt. Allerdings ist die Genese dieses Harnsäureanstiegs
noch nicht ausreichend abgeklärt. Es scheint kein direkter Zusammenhang zwischen Abbau von Adenin-Nukleotiden und Harnsäureanstieg zu bestehen, da bei entsprechenden Dosierungen unter Xylit der höchste
Harnsäureanstieg und der geringste Abfall an Adenin-Nukleotiden zu
verzeichnen ist, während es sich unter Fruktose gerade umgekehrt verhält.

FRAGE:
Wie hoch ist die Größenordnung des Umsatzes von Nicht-Glukose-Kohlenhydraten in Glukose in der Leber beim Menschen?

ANTWORT:
KELLER und FROESCH haben im Tierversuch und am Menschen gezeigt, daß
ein großer Teil der NGK in Glukose umgewandelt und diese Glukose von
der Leber abgegeben wird, so daß dann natürlich eine Insulinabhängig-
keit besteht. Die Größenordnung der Umwandlung der NGK in Glukose unter den von den Autoren angewandten Injektionsbedingungen betrug 60 -
70 % der zugeführten NGK. FÖRSTER zeigte an der isoliert perfundierten Rattenleber, daß Fruktose und Sorbit zu 50 - 60 % und Xylit zu
70 - 80 % in Glukose übergeführt werden. Unter der Voraussetzung, daß
diese Befunde auch bei der Dauerinfusion gültig sind, ergibt sich für
die Bilanz, daß nur ein Teil der NGK in Glukose umgewandelt wird und
somit die Insulinsekretion ausreicht, um einen überhöhten Glukosean-
stieg im Blut zu verhindern.

FRAGE:
Es wurde geschildert, wie sich der Mensch an Hunger anpassen kann.
Die Null-Diät wird von Internisten therapeutisch angewandt. Warum
will man durch eine parenterale Ernährung Hungerzustände bei chirurgischen Patienten vermeiden? Bestehen Unterschiede zwischen der Situation des internistischen und des chirurgischen Patienten?

ANTWORT:
Obwohl natürlich auch bei internistischen Patienten Situationen eines
Postaggressionsstoffwechsels vorliegen können, ist dies viel seltener
der Fall als bei chirurgischen Patienten. Im Fall einer verordneten

Null-Diät befindet sich der "Patient" metabolisch zunächst in einer Normalsituation, er hat Zeit, sich an das Fasten zu gewöhnen.

Postoperativ jedoch herrscht eine Akutsituation vor. Hier muß sofort eine Umstellung erfolgen. Außerdem werden zusätzlich Anforderungen, z. B. an Infektresistenz, Wundheilung und Leberfunktion, gestellt, die sämtlich von der Substratversorgung mit Aminosäuren abhängig sind; dazu addiert sich häufig die verschlechterte Ausgangssituation des Patienten vor der Operation. Insbesondere solche Patienten, die nach einer Vielzahl diagnostischer - im Nüchternzustand durchgeführter - Untersuchungen operiert werden sollen, befinden sich bereits in einer ausgeprägten katabolen Stoffwechsellage.

Da nicht vorhersehbar ist, wie ein Patient die Phase des Postaggressionsstoffwechsels toleriert, sollte man ihm frühzeitig Aminosäuren zuführen; dies allerdings nur bei gleichzeitiger Substitution mit Kohlenhydraten.

FRAGE:
Ab welchem Sauerstoffpartialdruck sind Veränderungen des Stoffwechsels zu erwarten? Welche Parameter sprechen am empfindlichsten an?

ANTWORT:
Als wichtigste Größe ist hier der venöse PO_2 in der Pulmonalarterie und nicht der arterielle Wert zu nennen. Als Grenzwert, der zwar einen Ruheumsatz noch gewährleistet, jedoch keine Kompensation mehr beinhaltet, kann ein pulmonal-arterieller PO_2 zwischen 19 und 22 mm Hg angenommen werden. Bei Werten darunter kommt es zu nicht kompensierten Stoffwechselveränderungen. Den empfindlichsten Parameter stellt hierbei die Laktatkonzentration im Blut dar.

Ein zentralvenöser PO_2 von 34 mm Hg sollte in der Klinik als Grenzwert für die Applikation laktatbildender Nährstoffe angenommen werden, um einen Laktatstau zu vermeiden.

Neben der Bewertung des Sauerstoffpartialdrucks müssen Mikrozirkulationsstörungen beachtet werden. Eine mangelhafte Perfusion führt ebenso wie ein verminderter Sauerstoffpartialdruck zu Stoffwechselstörungen. Ausreichender O_2-Transport und ungestörte Perfusion haben damit als vitale Voraussetzungen für einen normalen Zellstoffwechsel zu gelten.

FRAGE:
In welchem Umfang ist die Glukoneogenese aus Aminosäuren sauerstoffabhängig?

ANTWORT:
Die Glukoneogenese ist energieabhängig und daher durch die Höhe des Sauerstoffangebotes mit beeinflußt. Allerdings kann schwer beurteilt werden, von welchem PO_2 ab die Glukoneogenese aus Aminosäuren reduziert ist. Insgesamt ist die Glukoneogenese bei Vorliegen einer Hypoxie erheblich vermindert.

Die beste Ernährung kann als sinnlos erachtet werden, wenn nicht ausreichend Sauerstoff für die Utilisation der Nährstoffe bereitgestellt wird. Vorrangig muß daher die Hypoxämie und Hypoxie behandelt und beseitigt werden, um die Ernährung sicherzustellen. Obwohl detaillierte Untersuchungen noch nicht vorliegen, ist davon auszugehen, daß die Verwertung zugeführter Nährstoffe bei vorliegender Hypoxie gestört ist. Eine parenterale Ernährung mit den bisher empfohlenen Kalorienzahlen ist daher in diesen Fällen eher schädlich als nützlich.

Bei nachgewiesener Gewebshypoxie erscheint eine Reduktion im Amino-
säuren- und Kohlenhydratangebot angezeigt.

FRAGE:
Welchen Anteil hat die Immobilisierung bei den unterschiedlichen To-
leranzverschiebungen im Postaggressionsstoffwechsel?

ANTWORT:
In Bilanzstudien wurden junge gesunde Versuchspersonen bei normaler
Ernährung und Bettruhe durch von der Taille abwärts reichende Verbän-
de über Wochen immobilisiert. Innerhalb des Beobachtungszeitraumes
konnte - trotz des anzunehmenden niedrigen Kalorienbedarfs - bei kon-
stanter Nahrungszufuhr eine geringe Zunahme der Stickstoffausscheidung festgestellt werden.

Werden Patienten postoperativ frühzeitig mobilisiert, so ist mit einer wesentlichen Steigerung der Stickstoffverluste durch die über nur
wenige Tage anhaltende intensivere Bettruhe nicht zu rechnen. Im Gegensatz dazu ist anzunehmen, daß gerade bei schweren Unfällen besonders große Stickstoffverluste auch durch die zwangsläufig vorhandene
länger dauernde Ruhestellung und die dabei auftretende Muskelatrophie
mitbedingt sind. Untersuchungen, die sich mit den durch eine Inaktivierung hervorgerufenen metabolischen Veränderungen beschäftigt haben, ergaben, daß weniger eine Zunahme des Gewebeabbaues als eine verminderte Proteinsynthese in verschiedenen Geweben vorliegt. Diese Befunde werden bestätigt durch die Feststellung, daß die Inkorporation
von N^{15} in Muskelprotein aktiver Muskeln deutlich höher lag als bei
weniger oder kaum benutzten Muskelgruppen.

Bedarf und Verwertung der Aminosäuren

Von D. Dolif und P. Jürgens

Parenterale Ernährung setzt immer dann ein, wenn eine vollbilanzierte
orale Ernährung nicht möglich ist. Dies wird besonders häufig auch
bei mehr oder weniger akut vital bedrohten Patienten notwendig sein.
Vor dem Versuch einer Beantwortung der Frage nach der optimalen Zusammensetzung einer parenteralen Ernährung mit Aminosäuren muß notwendigerweise die Frage geklärt werden, ob aufgrund der speziellen
metabolischen Bedingungen in der Akutphase bedrohlicher Erkrankungen
eine vollbilanzierte Ernährung mit Aminosäuren in Hinblick auf den
erreichbaren Erfolg überhaupt sinnvoll ist.

Unsere Kenntnisse über die Stoffwechselregulierung im Streß sind noch
lückenhaft. Für den metabolischen Ablauf des posttraumatischen Proteinstoffwechsels kommt den Glukokortikosteroiden offenbar eine entscheidende Bedeutung zu. Nur in ihrer Anwesenheit kommt es zur bekannten posttraumatischen Eiweißkatabolie (gesehen unter dem Blick-
punkt der Gesamtbilanz) mit schweren Stickstoffverlusten des Organismus, die dann offenbar eigenständig weiterläuft (28). Die posttraumatische, wie auch die postinfektiöse Katabolie spielt sich, wie tier-
experimentelle Studien zeigen, vorwiegend am Skelettmuskel ab und ist
durch eine Reduktion anaboler Prozesse bedingt.

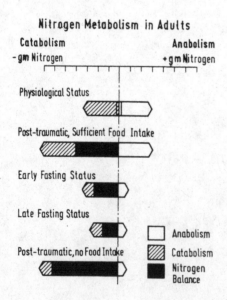

Abb. 1

Trotz des Überwiegens kataboler Prozesse, in der gezeigten Situation offenbar vorwiegend an der Skelettmuskulatur (9), laufen also weiterhin anabole Prozesse ab (nur das Gesamtgleichgewicht im Organismus ist verschoben), deren Erhaltung für den Organismus lebensnotwendig ist, da ein Abbau stoffwechselaktiver Organe in posttraumatischen oder vergleichbaren Situationen deletäre Folgen haben kann.

Eine Proteinzufuhr in dieser Situation ist also nicht nur schadlos möglich, sondern als unabdingbare Voraussetzung für den Fortbestand des gefährdeten Organismus anzusehen.

Offen ist zunächst die Frage der wünschenswerten Höhe einer Proteinzufuhr in dieser Stoffwechselsituation. Es ist theoretisch und nach den bisherigen praktischen Erfahrungen sicher sinnvoll, das Angebot einer optimal bilanzierten physiologischen Ernährung nicht zu unterbieten. Es muß jedoch in Frage gestellt werden, ob die zur Erzwingung einer ausgeglichenen N-Bilanz von verschiedenen Autoren (12) vorgeschlagene überhöhte Proteinzufuhr posttraumatisch Vorteile bringt. Eine hohe osmotische Belastung durch Harnstoff ist die notwendige Folge, außerdem erscheint theoretisch eine Proteinumverteilung aufgrund der besonderen hormonellen Situation möglich. Wir würden vorerst nicht wesentlich über den durchschnittlichen physiologischen Tagesbedarf hinausgehen, abgesehen von Erkrankungen mit hohen pathologischen Verlusten. In bestimmten Stoffwechselsituationen, z. B. der Urämie, ist eine Ernährung im Minimalbereich der physiologischen Proteinzufuhr notwendig.

Der Fastenstoffwechsel konnte in den letzten 50 Jahren durch intensive experimentelle Forschungen weitgehend aufgeklärt werden (Übersicht bei 28). Während in den ersten Fastentagen sehr rasch erhebliche Mengen des körpereigenen Proteinbestandes abgebaut werden, nähert sich die tägliche Stickstoffausscheidung bei fortgesetztem Eiweißfasten danach bald einem recht konstanten Wert, dem endogenen N-Bilanzminimum. Im Gegensatz zur posttraumatischen Katabolie wird in den ersten Fastentagen bevorzugt Protein aus den stoffwechselaktiven Organen (Leber, Pankreas, Darmmukosa, Niere, Blut und Herzmuskulatur) über den "labile protein pool" katabol metabolisiert, erst später über die Skelettmuskulatur.

Diese "labilen Proteine" bilden vorwiegend die zellulären Enzymstrukturen (28) und sind nicht, wie lange vermutet wurde, intrazellulär als inertes Vorratseiweiß gespeichert. Damit werden durch den katabolen Umsatz dieser Proteine funktionelle Reserven gemindert, die nicht nur für die Kompensation der vitalen Störungen, sondern auch für das Ausmaß weiter entstehender Schädigungen von entscheidender Bedeutung sein können (29).

Es ist also zu folgern, daß sowohl für den akut Kranken als auch für den zu chronischem Fasten gezwungenen Patienten die Nahrungskarenz für den Organismus rasch katastrophale Folgen hat, die durch eine adäquat einsetzende bilanzierte Ernährung zu mildern oder zu verhindern sind.

Notwendigerweise ist nun die Frage zu diskutieren, ob der Bedarf des Gesamtorganismus an Aminosäuren bei oraler und parenteraler Ernährung unterschiedlich ist. Physiologische Substrate für den Proteinstoffwechsel sind alleine die freien Aminosäuren, die bei oraler Ernährung durch enzymatische Hydrolyse freigesetzt und durch die Darmmukosa resorbiert, z. T. auch schon metabolisiert werden und über das Pfortadersystem und die Leber nach weiterer Metabolisierung in den Körperkreislauf gelangen, bei parenteraler Ernährung dagegen in Form freier L-Aminosäuren direkt in den peripheren Blutstrom infundiert werden.

Ein oral aufgenommenes Protein wird durch endogen sezernierte, im Ileum nach Spaltung wieder resorbierte Proteine in den Relationen seiner Bausteine zunächst verändert. Darüber hinaus wissen wir, daß die Resorptionsgeschwindigkeit der einzelnen freigesetzten Aminosäuren unterschiedlich ist (was z. B. im Fall der Dicarbonsäuren als Schutzmechanismus verstanden werden kann). Beide Vorgänge können wohl mit Recht als Steuerungsvorgänge interpretiert werden, durch die stoßweise angebotenes Nahrungsprotein in Form freier Aminosäuren möglichst kontinuierlich dem Pool freier Aminosäuren als Ausgangsbasis weiterer Metabolisierung zugeführt werden soll.

Die parenterale Ernährung erfolgt nahezu oder völlig kontinuierlich in eine Vene des großen Körperkreislaufes. Mit nur geringer zeitlicher Verzögerung werden die wesentlichen Organe des Proteinstoffwechsels von den kontinuierlich angebotenen freien Aminosäuren passiert.

Die Aminosäurenzusammensetzung im großen Kreislauf ist bei beiden Wegen der Aminosäurenzufuhr sicher kurzfristig - solange der Aminosäureneinstrom anhält - unterschiedlich. Der "labile Proteinpool" als Basis für die Stoffwechselvorgänge dürfte jedoch in gleicher Weise gewährleistet sein, da alle experimentellen und klinischen Befunde die aus dem eben Gesagten abzuleitende Hypothese bestätigen, daß - bilanzmäßig gesehen - der absolute exogene Proteinbedarf eines Organismus unabhängig von dem gewählten Zufuhrweg sein sollte (24).

Trotz ausgiebiger Grundlagenstudien (5, 6, 8, 12, 15, 16, 17, 18, 20, 21, 22, 27) herrscht in der klinischen Praxis der parenteralen Ernährung teilweise noch große Unsicherheit, welcher Aminosäurenkomposition metabolisch der Vorzug zu geben sei. Zweifellos besteht die Möglichkeit, für klar definierte unterschiedliche Erkrankungen jeweils spezielle Aminosäurenbedarfszahlen zu erarbeiten. Diese theoretisch denkbaren Veränderungen des Aminosäurenbedarfs sind - abgesehen von einzelnen kongenitalen Stoffwechselanomalien - noch weitgehend unerforscht. Für die praktische Durchführung einer parenteralen Ernährung mit Aminosäuren sind wir zunächst auf die Bedarfszahlen angewiesen, die bisher an stoffwechselgesunden Probanden erarbeitet wurden.

Endpunkte einer Entwicklung, die jeweils von verschiedenen theoretischen Ansätzen einzelner profilierter Arbeitsgruppen ausging, sind zur Zeit drei Muster der essentiellen Aminosäuren als Bestandteil von Infusionslösungen, die unter den Namen "bedarfsadaptiert" (8), "utilisationsadaptiert" (20, 21) und "KE-Muster" (6, 22, 27) bekannt sind. Um eine für unsere zunächst theoretische Betrachtung optimale Basis für den Vergleich der essentiellen Aminosäuren in den drei "Patterns" zu erhalten, haben wir die Gesamtmenge der sogenannten "klassischen" acht essentiellen Aminosäuren als einheitlichen Bezugspunkt gewählt. Die oft geübte Praxis, die Menge einer bestimmten Aminosäure, meist Threonin oder Tryptophan, gleich 3,0 oder 1,0 zu setzen und so eine Relation zu erstellen, halten wir für bedenklich, da je nach Wahl der Bezugsaminosäure die einzelnen Aminosäurenmuster und ihre angeblichen Unterschiede manipulierbar sind. Nun zeigt der so durchgeführte Vergleich der drei Aminosäurenmuster, die auch häufig in der Werbung gegeneinander ausgespielt wurden, daß die Abweichungen mit Ausnahme des Methionin in einem Bereich von maximal ± 15 % liegen, in einem Bereich also, der als physiologischer Regelungsbereich der Aminosäuren verstanden wird, da offenbar in dieser Breite die Bereitstellung von Aminosäuren endogen reguliert werden kann. Wir haben es also in allen drei Fällen mit sehr ähnlichen Aminosäurenmustern zu tun, die sich gegenseitig experimentell bestätigt haben. Wir schlagen deshalb vor, dieses Muster als "Normmuster der essentiellen Aminosäuren" zu bezeichnen und damit einen verbindlichen Rahmen für die Proportionierung in Infusionslösungen zu kennzeichnen.

Tabelle 1. The Pattern of the Essential Amino Acids (including cystine and tyrosine) in Different Synthetic L-Amino Acid Solutions. Comparison of the Basis of 125 gm Essential Amino Acids

	Requirement adapted AA-Pattern (gm)	"Utilisation" (plasma-) adapted AA-Pattern (gm)	Egg (36 % N) and potato (64 % N) mixture AA-Pattern (gm)	Mean value and maximum deviation of these AA-Patterns (gm)	(%)
L-Isoleucine	1,57	1,47	1,38	1,47 ± 0,10	± 7
L-Leucine	2,16	2,83	2,09	2,39 ± 0,47	± 18
L-Lysine	1,76	1,98	1,75	1,83 ± 0,15	± 8
L-Methionine	1,96	1,02	0,63		
L-Cystine			0,50		
L-Methionine	1,96	1,02	1,13	1,96 a	
+L-Cystine				1,08 b ± 0,06	± 6
L-Phenylalanine	2,16	1,81	1,41		
L-Tyrosine		0,34	1,22		
L-Phenylalanine	2,16	2,15	2,63	2,31 ± 0,32	± 14
+L-Tyrosine					
L-Threonine	0,98	1,19	1,25	1,14 ± 0,16	± 14
L-Tryptophan	0,49	0,51	0,53	0,51 ± 0,002	± 4
L-Valine	1,47	1,36	1,75	1,53 ± 0,22	± 14
	Σ 12,55	Σ 12,51	Σ 12,51	13,14 a / 12,26 b	Ø ± 11

a. Relative requirement of methionine + cystine under the condition of medium-ranged amino acid intake.
b. Relative requirement of methionine + cystine under the condition of minimum amino acid intake.

Einzig das Methionin fällt aus dem Regelungsbereich des "Normmusters" heraus. KOFRANYI et al. (6, 22, 27) sowie KNAUFF et al. (20, 21) geben einen Methioninbedarf an, der bei etwa der Hälfte der von uns gemessenen Werte liegt. Das mußte für uns Anlaß sein, alle Versuchsbedingungen zu überprüfen und zu vergleichen sowie ergänzende Untersuchungen mit dieser Fragestellung durchzuführen. Durch orale Ernährungsexperimente ist belegt und bereits vor Jahren durch HEGSTEDT (in 28) mathematisch ausgewertet worden, daß bei Steigerung des Gesamt-N-Umsatzes der Bedarf an schwefelhaltigen Aminosäuren im Verhältnis zu den übrigen essentiellen Aminosäuren überproportional ansteigt. Entsprechend arbeiteten die Autoren, die einen niedrigen Methioninbedarf gemessen haben, bei einer Ernährung im Minimalbereich, während von uns bei einer Ernährung mit einer mittleren bis hohen parenteralen Aminosäurenzufuhr höhere Bedarfszahlen ermittelt wurden. Wir haben daraufhin speziell den Bedarf an schwefelhaltigen Aminosäuren bei einer (auch klinisch) praktikablen Tageszufuhr von 50 g Aminosäuren untersucht. Dabei sinkt unter Verwendung des Normmusters mit niedrigem Gehalt an schwefelhaltigen Aminosäuren die Methioninkonzentration im Nüchternserum, wie auch intrazellulär signifikant unter den Normbereich ab. Die Stickstoffbilanz liegt ungünstiger als unter vergleichbarer Zufuhr eines Normmusters mit hohem Gehalt an schwefelhaltigen Aminosäuren, bei dem auch die Methioninkonzentrationen im Normbereich lagen. Daraus ist zu folgern, daß das Normmuster mit niedrigem Gehalt an schwefelhaltigen Aminosäuren nur für eine parenterale Ernährung unter Minimalbedingungen, wie sie z. B. in der Urämie und beim Coma hepaticum notwendig sind, optimale Bedingungen bietet.

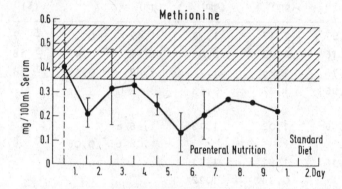

Abb. 2. Serum Concentration of Methionine in Adults During a 9 Day Period of Complete Parenteral Nutrition ($\sim$ 50 gm Utilisation - adapted Amino Acid Mixture/Day; 1,9 gm L-Methionine/0,9 gm L-Tryptophan)

Durch zahlreiche Ernährungsstudien ist belegt, daß durch stärkere Abweichungen des Aminosäurenmusters in der Nahrung Stoffwechselstörungen ausgelöst werden, die als Aminosäurenimbalancen, -antagonismen oder -toxizitäten bekannt sind (25, 28). Es wird eine überschießende Eiweißkatabolie ausgelöst, die als regulativer Vorgang zur Erhaltung oder Wiederherstellung der Aminosäurenhomöostase auf einem niedrigeren Niveau des endogenen Proteinbestandes interpretiert werden kann. Für einen Kranken kann diese Konstellation verhängnisvolle Folgen haben. Abb. 3 belegt, daß unter Zufuhr eines "Normmusters" der essentiellen Aminosäuren deren Serumkonzentrationen im steady state im Normbereich liegen.

Die seit ROSE (33) vollzogene strenge Einteilung der Bausteinaminosäuren in acht essentielle und im übrigen nichtessentielle Aminosäuren bedarf heute aufgrund von zahlreichen Langzeituntersuchungen unter Einsatz differenzierter Methoden (1, 8, 10, 11, 15, 16, 24, 25, 35) grundlegender Korrekturen. Daß Arginin die Toxizität freier Aminosäuren bei parenteraler Zufuhr - wahrscheinlich durch Einschleusen von freiem NH_3 in den KREBS-HENSELEIT-Zyklus - entscheidend verringert, darf ich hier ebenso als bekannt voraussetzen wie den Nachweis von L-Histidin als essentielle Aminosäure für Kinder durch HOLT und SNYDERMAN (13, 34, 35). Sowohl Arginin als auch Histidin konnten inzwischen von verschiedenen Untersuchern als Aminosäuren identifiziert werden, deren längerfristiger Mangel zu bestimmten (biochemischen) "Ausfallserscheinungen" führt (14, 22). Damit sind diese bereits als "semiessentiell" bekannten Aminosäuren noch näher den acht "klassischen" essentiellen Aminosäuren zuzuordnen.

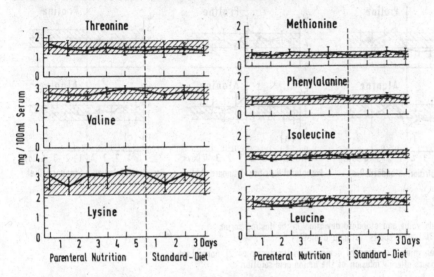

Mean value and standard deviation in the fasting serum of 34 normal adults (standard diet)

Mean value and standard deviation in the serum of 32 normal adults 14 hours after i.v. infusion of a requirement - adapted amino acid solution

Abb. 3. Serum Concentration of the Essential Amino Acids in 32 Adults During Periods of Complete Parenteral Nutrition (50 - 100 gm of a Requirement - Adapted Amino Acid Mixture/Day)

In Aminosäurenstoffwechselstudien an urämischen Erwachsenen (10) wurde zusätzlich L-Tyrosin als essentieller Nahrungsbestandteil für diese spezielle Stoffwechselsituation identifiziert. Wir selbst sahen bei Früh- und Neugeborenen signifikant abgesunkene Tyrosinkonzentrationen im Extrazellulärraum bei Infusion tyrosinfreier Aminosäurenlösungen (18), woraus eine mangelnde Eigensynthese von Tyrosin in diesem Lebensabschnitt abgeleitet werden darf.

Den gleichen Nachweis konnten wir für L-Cystin bei Früh- und Neugeborenen führen.

Darüber hinaus haben wir für die Bedingungen der parenteralen Ernährung stoffwechselgesunder Erwachsener erstmals 1968 gezeigt, daß L-Prolin offenbar ebenfalls essentieller Nahrungsbestandteil ist. Die Zufuhr von prolinfreien Aminosäurenlösungen bedingte eine ungünstige Stickstoffbilanz und signifikant absinkende Prolinkonzentrationen im Nüchternserum. Diese Stoffwechselstörungen konnten erst durch Prolinzufuhr in fester Relation zu den "klassischen" essentiellen Aminosäuren aufgehoben werden (8).

Ergänzt werden alle diese Befunde durch die Untersuchungen von BALE-
STRIERI (1), der für die bisher besprochenen Aminosäuren mit ^{14}C-mar-
kiertem Rohrzucker und ^{15}N-markiertem Harnstoff eine ungenügende Eigensynthese nachgewiesen hat.

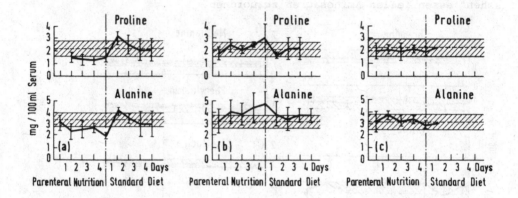

Abb. 4. Serum Concentration of Proline and Alanine in Adults During
Periods of Complete Parenteral Nutrition. (a. no proline and alanine
intake; b. 6,9 gm L-proline and 7,1 gm L-alanine/1 gm L-lysine; c.
4,3 gm L-proline and 2,8 gm L-alanine/1 gm L-lysine)

Nach unseren experimentellen Studien bei parenteraler Ernährung ist
beim Erwachsenen eine Zufuhr von 0,5 - 1,0 g L-Histidin, 1,5 - 2,5 g
L-Arginin sowie 2,0 - 3,0 g L-Prolin, bezogen auf jeweils 1,0 g L-
Lysin, erforderlich. Die technologischen Probleme für die Beigabe von
L-Tyrosin und L-Cystin zu einer Aminosäureninfusionslösung sind, soweit mir bekannt ist, noch nicht völlig gelöst. Es ist wohl auch für
Infusionslösungen zur Anwendung beim Erwachsenen ein Tyrosingehalt
von ca. 0,2 - 0,4 g pro 1,0 g L-Lysin zu fordern. Die Höhe einer wünschenswerten Cystinzufuhr kann zur Zeit nur abgeschätzt werden.

Die nun noch verbleibenden fünf Aminosäuren werden zwar als "nicht-
essentiell" bezeichnet, ihrer gezielten und proportionierten Zufuhr
sollte jedoch die gleiche Aufmerksamkeit geschenkt werden wie bei den
essentiellen Aminosäuren. Die Zufuhr des sog. "nichtessentiellen",
besser "unspezifischen" Stickstoffs ist essentiell, wie bereits 1962
durch SNYDERMAN et al. (13, 35) nachgewiesen wurde. Zahlreiche Autoren haben gezeigt, daß die Wachstumsraten junger Labortiere entscheidend von der Qualität der verwandten nichtessentiellen N-Quellen bestimmt wird. WATTS et al. (36, 37) wiesen die unterschiedliche Be-

deutung einzelner nichtessentieller Aminosäuren als jeweils einzige
Quelle unspezifischen Stickstoffs nach. Die entscheidende Bedeutung
der Qualität des unspezifischen Stickstoffs zeigt eindrucksvoll auch
eine unserer früheren Versuchsreihen (16). Wurde einer Aminosäurenlösung als einzige unspezifische N-Quelle Glycin zugefügt, resultier-
te im Rahmen vergleichender Stickstoffbilanzstudien mit -5,5 g N/die
eine extrem überschießende Katabolie. Gleichzeitig waren die intra-
und extrazellulären Glycinkonzentrationen sowie - trotz fehlender Zufuhr - auch die Serinkonzentrationen signifikant erhöht.

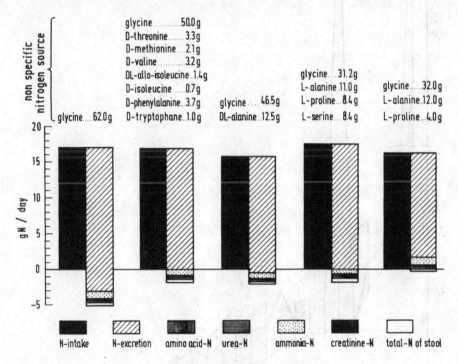

Abb. 5

Wie bei oraler Nahrungsaufnahme sind auch bei der parenteralen Ernährung die signifikant günstigsten Stickstoffbilanzen unter kombinierter Zufuhr mehrerer nichtessentieller Aminosäuren zu erreichen. Die
Limitierung durch die maximale endogene Umsatzrate jeder einzelnen
Aminosäure muß dabei streng beachtet werden. Nach unseren Untersuchungen ist z. B. der Glycinumsatz auf 200 mg/kg KG und Tag limitiert
(8).

Bei fehlender bzw. sehr hoher Alaninzufuhr in Aminosäurenlösungen beobachteten wir jeweils gleichsinnige Störungen der Aminosäurenhomöostase sowie ungünstige Stickstoffbilanzen. Durch eine Alaninzufuhr
von 2,0 - 3,0 g pro 1,0 g Lysin konnten wir im Normbereich liegende
Alaninkonzentrationen sowie günstigere N-Bilanzen registrieren (8).

Die Dicarbonsäuren Glutaminsäure und Asparaginsäure können bei schnel-
ler und hoher parenteraler Zufuhr sicher unangenehme Nebenwirkungen,
die in der Literatur ausreichend belegt sind, erzeugen. Andererseits
besteht unser körpereigenes Protein, wie auch das Nahrungsprotein, zu

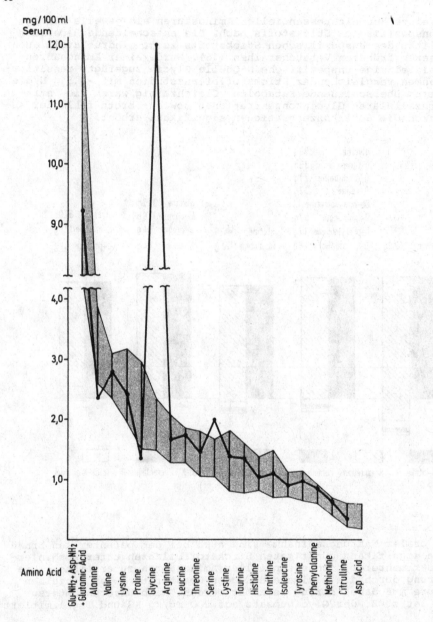

Abb. 6

20 - 30 Gewichtsprozenten aus diesen Dicarbonsäuren. Betrachten wir
in diesem Zusammenhang noch einmal die Ergebnisse von WATTS und Mit-
arb. (36, 37), die bei Verwendung einer einzelnen Aminosäure als einzige unspezifische N-Quelle nur mit L-Glutaminsäure ausgeglichene N-
Bilanzen bei oraler Nahrungsaufnahme erreichen konnten, müssen wir
vermuten, daß eine parenterale Ernährung ohne Dicarbonsäuren nicht

den physiologischen Bedingungen entspricht. Entsprechend konnten wir
durch Zulage von L-Glutaminsäure als unspezifische N-Quelle unter Einhaltung der zuvor diskutierten Bedingungen ausgeglichene Stickstoffbilanzen erreichen.

In unserem Beobachtungsgut konnten bei Infusionsgeschwindigkeiten bis
zu 0,2 - 0,3 mg Glutaminsäure/kg KG/min keine Unverträglichkeitsreak-
tionen nachgewiesen werden. Nach den Untersuchungen anderer Autoren
sowie eigenen pharmakokinetischen Messungen sind Nebenreaktionen erst
zu erwarten, wenn die Zufuhr ca. das Zehnfache dieser Menge pro Zeiteinheit beträgt (19).

Die freien Dicarbonsäuren sind u. E. somit unverzichtbarer Bestandteil einer Aminosäurenlösung zur parenteralen Ernährung Erwachsener.
Bei einer Zufuhr im physiologischen Regelungsbereich sind Nebenwirkungen nicht zu erwarten. Wir empfehlen eine Zugabe von 3 - 5 g freie
Dicarbonsäuren pro 1 g Lysin. Bei Infusion von 100 g Aminosäuren einer derartig zusammengesetzten Aminosäurenlösung werden auch bei un-
tergewichtigen erwachsenen Patienten unter klinisch üblichen Bedingungen Infusionsgeschwindigkeiten von 0,2 mg Glutaminsäure/kg KG/min nicht
überschritten.

Zusammenfassend möchte ich für die praktische Handhabung einer parenteralen Ernährung mit Aminosäuren folgende Hinweise geben: Es besteht
die Notwendigkeit, zwei verschiedene Muster der essentiellen Aminosäuren anzuwenden. Für eine bewußte Ernährung im Minimalbereich (20 -
30 g Aminosäuren/Tag), notwendig eigentlich nur bei der Urämie und dem
Coma hepaticum sowie vergleichbaren Situationen, erscheint nach dem
heutigen Stand des Wissens ein Normmuster mit niedrigem Gehalt an
schwefelhaltigen Aminosäuren neben den übrigen genannten Faktoren als
optimal. Für eine in der Klinik allgemein übliche Ernährung mit einer
Tageszufuhr von 50 - 100 g Aminosäuren ist nach heutiger Erkenntnis
ein Normmuster mit hohem Gehalt an schwefelhaltigen Aminosäuren neben
Erfüllung der übrigen Forderungen notwendig.

Literatur

1. BALESTRIERI, C., CITTADINI, D., GIORDANO, C.: Essential and non-
   essential amino acids in ^{15}N and ^{14}C labeling studies in
   normal and in uremic subjects. Life Sci. 7, 1033 (1968).

2. BEISBARTH, H., HORATZ, K., RITTMEYER, P.: Die Bausteine der parenteralen Ernährung. Stuttgart: Enke 1973.

3. BERG, G.: Fortschritte der parenteralen Ernährung. Stuttgart: Thieme
   1970.

4. CARSTENSEN, E., JEKAT, F., KRAFFT, W.: Die Therapie der Hypoproteinämie chirurgischer Patienten. Aktuelle Chirurgie 7, 135
   (1972).

5. COATS, D. A., WAYNARD, A. T.: Long-term parenteral nutrition. In:
   Parenteral Nutrition. (eds. H. C. MENG, D. H. LAW). Springfield (III): Thomas 1970.

6. DECKNER, K., BRAND, K., KOFRANY, E.: Untersuchungen über die Verträglichkeit und biologische Wertigkeit von parenteral verabreichten Aminosäuremustern. Klin. Wschr. 48, 795 (1970).

7. De WEGER, W. O.: Prä- und postoperative parenterale Ernährung. Med. Welt 50, 2713 (1969).

8. DOLIF, D., JÜRGENS, P.: Untersuchungen über den Stickstoffhaushalt bei parenteraler Ernährung. Z. Ernährungswiss., Suppl. 10, 24 (1971).

9. FLECK, A., MUNRO, H. N.: Protein metabolism after injury. Metabolism 12, 783 (1963).

10. GIORDANO, C., de PASCALO, C., BALESTRIERI, C., CITTADINI, D., CRESCENZI, A.: The incorporation of urea-15-N into serum proteins of uremic patients on low nitrogen diets. J. clin. Invest. 45, 1013 (1966).

11. GREENSTEIN, J. P., WINITZ, M.: Biochemistry of the Amino Acids. New York-London: Wiley & Sons 1961.

12. HELLER, L., BECHER, A., BECK, A., MÜLLER, F.: Zur Frage der Verwertung infundierter Aminosäurelösungen. Klin. Wschr. 45, 317 (1967).

13. HOLT, L. E., GYÖRGY, P., PRATT, E. L., SNYDERMAN, S. E., WALLACE, W. M.: Protein and Amino Acid Requirement in Early Life. New York: University Press 1960.

14. JOSEPHSON, B., BERGSTRÖM, J., BUCHT, H., FÜRST, P., HULTMAN, E., NOREE, L.-O., VINNARS, E.: Intravenous amino acid treatment in uremia. Proc. 4th Congr. Nephrol., Stockholm 1969, vol. 2, pp. 203. Basel-München-New York: Karger 1970.

15. JÜRGENS, P., BANSI, H. W., DOLIF, D., MÜLLER, G.: Experimental results of clinical evaluations of amino acid solutions in parenteral nutrition. In: Parenteral Nutrition. (eds. H. C. MENG, D. H. LAW). Springfield (III): Thomas 1970.

16. JÜRGENS, P., DOLIF, D.: Die Bedeutung nichtessentieller Aminosäuren für den Stickstoffhaushalt des Menschen unter parenteraler Ernährung. Klin. Wschr. 46, 131 (1968).

17. JÜRGENS, P., DOLIF, D.: Experimental results of parenteral nutrition with amino acids. In: Parenteral Nutrition. (ed. A. W. WILKINSON). Edinburgh-London: Churchill Livingstone 1972.

18. JÜRGENS, P., DOLIF, D., HOFERT, C., PANTELIADES, C.: Kontrollierte parenterale Ernährung von Frühgeborenen. Z. Ernährungswiss., Suppl. 15, 69 (1973).

19. KLINGMÜLLER, V.: Biochemie, Physiologie und Klinik der Glutaminsäure. Aulendorf i. Württ.: Cantor 1955.

20. KNAUFF, H. G., MAYER, G., DRÜCKE, F.: Studien zur Verwertung parenteral zugeführter Aminosäurenlösungen. Klin. Wschr. 44, 929 (1966).

21. KNAUFF, H. G., MAYER, G., SCHOLL, W., MILLER, B.: Über die Stickstoffbilanz bei parenteraler Ernährung mit verschiedenen Aminosäurelösungen. Dtsch. med. Wschr. 20, 1057 (1969).

22. KOFRANYI, E., JEKAT, F., BRAND, K., HACKENBERG, K., HESS, B.: Zur Bestimmung der biologischen Wertigkeit von Nahrungsproteinen. XIII. Die Frage der Essentialität von Arginin und Histidin. Z. physiol. Chem. 350, 1401 (1969).

23. LANG, K.: Biochemie der Ernährung. 2. Auflage. Darmstadt: Stein-
    kopff Verlag 1970.

24. LANG, K., FEKL, W.: Biochemische Grundlagen der parenteralen Er-
    nährung mit Aminosäuren. Z. Ernährungswiss., Suppl. 10, 1 (197

25. MAYER, G., KNAUFF, H. G., MÜLLER, B., SCHMIDT, H., STAIB, I.: Be-
    einflußbarkeit der Stickstoffbilanz durch eine verschiedene
    Zusammensetzung parenteral verabreichter Aminosäurelösungen
    bei Frischoperierten. Klin. Wschr. 47, 1275 (1969).

26. MENG, H. C., LAW, D. H.: Parenteral Nutrition. Springfield (III):
    Thomas 1970

27. MÜLLER-WECKER, H., KOFRANYI, E.: Zur Bestimmung der biologischen
    Wertigkeit von Nahrungsproteinen. XVII. Die biologische Wer-
    tigkeit verschiedener Aminosäurelösungen nach oraler und
    parenteraler Verabreichung. Z. physiol. Chem. 354, 527
    (1973).

28. MUNRO, H. N., ALLISON, J. B.: Mammalian Protein Metabolism. New
    York-London: Academic Press 1964.

29. MUNRO, H. N.: General aspects of the regulation of protein meta-
    bolism by diet and by hormones. In: Mammalian Protein Meta-
    bolism. (eds. H. N. MUNRO, J. B. ALLISON). New York-London:
    Academic Press 1964.

30. NAKAGAWA, I., TAKAHASHI, T., SUZUKI, T., KOBAYASHI, K.: Amino
    acid requirements of children: quantitative amino acid re-
    quirements of girls based on nitrogen balance method. J.
    Nutrit. 86, 333 (1965).

31. PETERS, H.: Protides of the Physiological Fluids. Amsterdam: Else-
    vier 1961.

32. PUTMAN, F. W.: The Plasma Proteins. New York: Academic Press 1960.

33. ROSE, W. C.: Amino acid requirements of man. Fed. Proc. 8, 364
    (1949).

34. SNYDERMAN, S. E., HOLT, L. E., DANCIS, J., ROETMAN, E., BOYER, A.,
    BALLIS, M. E.: "Unessential nitrogen": a limiting factor for
    human growth. J. Nutrit. 78, 57 (1962).

35. SNYDERMAN, S. E., PROSE, P. H., HOLT, L. E.: Histidin, an essen-
    tial amino acid for the infant. Amer. J. Dis. Child. 98,
    459 (1959).

36. WATTS, J. H., BRADLEX, L., MANN, A. N.: Total-N, urea and ammo-
    nia excretions of human male subjects fed several nonessen-
    tial amino acids singly as the chief source of non-specific
    nitrogen. Metabolism 14, 504 (1965).

37. WATTS, J. H., TOLBERT, B., RUFF, W. L.: Nitrogen balances for
    young adult males fed two sources of nonessential nitrogen
    at two levels of total nitrogen intake. Metabolism 13, 172
    (1964).

38. WILKINSON, A. W.: Parenteral Nutrition. Edinburgh-London: Chur-
    chill Livingstone 1972.

Weitere Literatur bei Verff.

Bedarf und Verwertung von Kohlenhydraten und Alkohol

Von H. Bickel und M. Halmágyi

Für eine ökonomische Proteinsynthese ist die Zufuhr von Kohlenhydraten
als Energiedonatoren unerläßlich. Im Rahmen der parenteralen Ernährung
haben sich Glukose, Fruktose, Sorbit, Xylit und Äthanol als geeignete
energieliefernde Substrate erwiesen. Für Bedarf, Umsatz, Bilanz und
energetische Nutzung dieser Substrate unter parenteraler Verabfolgung
gibt es keine allgemein gültigen Zahlen. Die Geschwindigkeit der Zufuhr, die Kombination mit anderen Substraten und insbesondere die jeweilige Stoffwechselsituation, in der die Anwendung erfolgt, haben einen wesentlichen Einfluß auf diese Daten. Welche erhebliche Bedeutung
z. B. die Stoffwechselsituation auf den Substratumsatz hat, zeigt fol-
gender Vergleich über die Verstoffwechselung von Glukose und Xylit bei
gesunden Versuchspersonen und bei Patienten in der postoperativen Phase (Abb. 1).

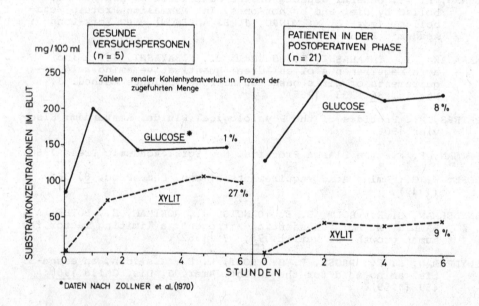

Abb. 1. Unterschiede im Umsatz und in der Bilanz bei intravenöser Infusion von Glukose und Xylit bei gesunden Versuchspersonen und bei Patienten am 1. - 3. postoperativen Tag (Zufuhrrate: 0,5 g/kg/st)

Wir erhalten sehr unterschiedliche Daten bezüglich Glukosämie und Glukosurie bei diesen beiden Personengruppen, denn Glukose wird in der
postoperativen Phase wesentlich schlechter verwertet als bei normaler
Stoffwechselsituation. Xylit zeigt demgegenüber ein umgekehrtes Verhalten. Xylit wird - sichtbar an den niedrigeren Xylitblutspiegeln
und den geringeren renalen Verlusten - von Patienten in der postope-

rativen Phase besser verstoffwechselt als von gesunden Versuchspersonen (8).

Aber auch wenn man in einer bestimmten Stoffwechselsituation, z. B. in
der unmittelbaren postoperativen Phase, bei einem weitgehend einheit-
lich zusammengesetzten Patientenkollektiv den Umsatz von Kohlenhydraten mißt, zeigt sich, daß noch zusätzlich erhebliche individuelle Unterschiede bestehen. Dies gilt insbesondere für Glukose. Bei einem
einheitlichen Patientenkollektiv mit gastrointestinalen Operationen
erhielten wir bei Zufuhr von 0,5 g Glukose pro kg KG und Stunde am 1.
postoperativen Tag während einer Testperiode von sechs Stunden sehr
unterschiedliche Umsatzdaten für die zugeführte Glukose (11) (Abb. 2).

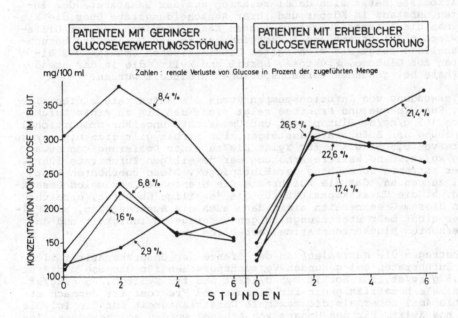

Abb. 2. Unterschiedlicher Umsatz von Glukose in der unmittelbaren postoperativen Phase bei acht Patienten (Zufuhrrate: 0,5 g/kg/st)

Vier der acht geprüften Patienten konnten die verabreichte Glukosemenge relativ gut retinieren und umsetzen. Die übrigen vier Patienten
zeigten bei etwa gleichen Blutglukosekonzentrationen zu Beginn der Infusion einen wesentlich steileren Anstieg der Glukosekonzentrationen,
wobei diese bei Weiterführung der Infusion auf dem hohen Niveau fort-
bestanden.

Dementsprechend hoch waren bei diesen Patienten auch die renalen Verluste. Eine Voraussage, welche Patienten Glukose gut umsetzen und welche eine Glukoseverwertungsstörung haben, kann somit anhand der Aus-
gangswerte der Blutglukosekonzentrationen nicht gemacht werden.

Diese Beispiele sollen lediglich zeigen, welche Problematik bei der
Angabe biokinetischer Daten für Kohlenhydrate besteht, und daß es deshalb notwendig ist, die verschiedenen Substrate vergleichend unter je-

weils definierten Stoffwechselsituationen bei weitgehender Einheit-
lichkeit der Testpersonen zu untersuchen.

Für gesunde Versuchspersonen liegen schon eine Reihe kinetischer Stoff-
wechseldaten vor. Die beste Information geben uns die Daten, die bei
mehrstündigen intravenösen Infusionen in der steady state-Phase ermittelt wurden. Der Begriff "steady state-Phase" besagt, daß in dieser
Phase die Zufuhrgeschwindigkeit einer Substanz genauso groß ist wie
ihre Abstromgeschwindigkeit. Wenn man bei einer konstanten Zufuhrgeschwindigkeit über mehrere Stunden einen konstanten Blutspiegel der
zugeführten Substanz mißt, so zeigt dies, daß keine Verteilungsvorgän-
ge mehr stattfinden und daß sich ein Fließgleichgewicht oder steady
state zwischen Zufuhrrate und Abstromrate im Körper eingestellt hat.
Die Abstromrate setzt sich dabei zusammen aus der Umsatzrate der zugeführten Substanz im Körper und ihrer Ausscheidungsrate über die Niere. Da man die Ausscheidungsrate messen kann, kann man aus der Differenz zwischen Zufuhrrate und Ausscheidungsrate die Umsatzrate berechnen. Tabelle 1 zeigt die wichtigsten biokinetischen Umsatz- und Bilanzdaten für Glukose, Fruktose, Sorbit und Xylit, die in der steady
state-Phase bei gesunden Versuchspersonen ermittelt wurden.

Unter Verwendung von Infusionspumpen wurde die Zufuhrrate stufenweise
erhöht. Für Glukose und Fruktose zeigt sich, daß bis zu einer Zufuhrrate von 1,5 g/kg/st Blutspiegel und Umsatzrate ungefähr proportional
zur Erhöhung der Zufuhrrate ansteigen. Für Sorbit gilt dies bis zur Zufuhrrate von 0,5 g/kg/st, für Xylit bis zu einer Dosierung von etwa
0,375 g/kg/st. Eine weitere Erhöhung der jeweiligen Zufuhrrate führt
zu einer extremen Überhöhung der Blutspiegel. Diese überhöhten Blutspiegel zeigen an, daß die Zufuhrrate die Grenze der maximalen Umsatzrate, d. h. die Umsatzkapazität für das jeweilige Substrat, erreicht
hat. In diesem Grenzbereich nimmt dann auch die Ausscheidung, als Folge einer nicht mehr steigerungsfähigen Umsatzgeschwindigkeit und dadurch erhöhten Blutkonzentration, erheblich zu.

Somit betragen die maximalen, an der Grenze der Umsatzkapazität liegenden Zufuhrraten bei gesunden Versuchspersonen für Glukose und Fruktose 1,5 g/kg/st, für Sorbit 0,5 g/kg/st und für Xylit 0,375 g/kg/st.
Die maximale Umsatzfähigkeit für Glukose und Fruktose ist demnach etwa 3- bis 4mal höher als die maximale Umsatzfähigkeit für die Polyole
Sorbit und Xylit. Für den Umsatz von Äthanol wurden solche, unter Infusionsbedingungen in der steady state-Phase gemessenen Daten noch
nicht aufgestellt. Die maximale Zufuhrrate, bei der sich ein steady
state der Blutalkoholkonzentration einstellt, ist jedoch wesentlich
niedriger und dürfte um oder unter 0,1 g/kg/st liegen (19).

Die Ermittlung der Umsatzkapazität gibt uns jedoch keinen Aufschluß
über die energetische Nutzung dieser Substrate, was ja ihr Hauptzweck
ist. Da sich die meisten, unter Infusionsbedingungen gewonnenen Daten
nur auf den extrazellulären Raum beschränken, können wir keine quantitativen Angaben über die Energielieferung pro Zeiteinheit für die
einzelnen Substrate machen. Wir können lediglich anhand von extrazellulär in Erscheinung tretenden Metaboliten feststellen, ob und an welcher Stelle ein Engpaß im Stoffwechselfluß auftritt.

Ein extrazellulär gut erfaßbarer Parameter des Substratumsatzes ist
die Laktatkonzentration. Da dieser Metabolit in höherer Konzentration
zusätzlich noch pathophysiologische Bedeutung hat, ist eine wesentliche Umsatzbehinderung im Stoffwechsel auf dieser Stufe höchst unerwünscht. Durch stufenweise Herabsetzung der vorab gezeigten maximalen
Zufuhrraten kann man ermitteln, bei welcher Zufuhrrate nur noch ein
minimaler Anstau von Laktat auftritt. Tabelle 2 zeigt anhand der Lak-

Tabelle 1. Umsatz- und Bilanzdaten für Glukose, Fruktose, Sorbit und Xylit während intravenöser Infusion bei gesunden Versuchspersonen (t = 5 - 6 st)

Substrat	Zufuhrrate (g/kg/st)	Blutspiegel (mg/100 ml)	Umsatzrate (g/kg/st)	Ausscheidungsrate (g/kg/st)	Ausscheidung in Prozent der zugeführten Menge	Ausscheidung in Prozent der zugeführten Menge während der gesamten Infusionsperiode
			Meßwerte in der steady state-Phase			
Glukose (Lit.: ZÖLLNER)	0,50	+ 148	0,499	0,001	0,2	0,9
	1,00	189	0,985	0,015	1,5	2,8
	1,50	243	1,420	0,080	5,3	7,5
	2,00	? 500	-	-	-	? 20
Fruktose (Lit.: ZÖLLNER)	0,50	+ 42	0,489	0,011	2,2	2,0
	1,00	87	0,947	0,053	5,3	5,0
	1,50	140	1,410	0,090	6,0	5,7 ?
Sorbit (Lit.: BICKEL)	0,25	++ 25	0,221	0,029	11,6	11,4
	0,375	35	0,334	0,041	10,9	10,4
	0,50	47	0,436	0,064	12,8	11,9
	0,75	? 200	-	-	-	31
Xylit (Lit.: BERG)	0,125	++ 12	-	-	-	14,3
	0,25	28	0,210	0,040	16,0	15,6
	0,375	56	0,303	0,072	19,2	15,5
	0,50	? 100	-	-	-	? 27

+ = Konzentrationen im Plasma
++ = Konzentrationen im Vollblut

taterhöhung die bei den verschiedenen Substratdosierungen auftretende Umsatzbehinderung im Stoffwechsel auf der Stufe Laktat/Pyruvat bei gesunden Versuchspersonen (<u>4</u>, <u>10</u>).

Tabelle 2. Laktaterhöhung über den Ausgangswert nach sechsstündiger Infusion von Glukose, Fruktose, Sorbit und Xylit bei gesunden Versuchspersonen (n = 4 pro Dosierung)

Substrat	Zufuhrrate (g/kg/st)	Δ Laktat (mval/l)
Glukose	0,75	0,6
	0,25	0,2
Fruktose	0,75	1,8
	0,50	1,3
	0,25	0,6
Sorbit	0,50	0,5
	0,25	0,0
Xylit	0,375	0,5
	0,25	0,3

Glukose bewirkt nach sechsstündiger Zufuhr mit der Dosierung 0,75 g/kg/st eine Laktaterhöhung um 0,6 mval/l. Für Fruktose beträgt die Laktaterhöhung erst nach Herabsetzung der Zufuhrrate auf 0,25 g/kg/st gleichfalls 0,6 mval/l. Die maximalen, an der Grenze der Umsatzkapazität liegenden Zufuhrraten für Sorbit und Xylit bewirken einen vergleichbar niedrigen Laktatanstieg von 0,5 mval/l.

Fruktose erweist sich somit als stärkster Laktatbildner. Die hohe Umsatzkapazität für Fruktose sollte bei der Applikation daher nicht voll ausgenützt werden, da zumindest auf der Stufe Laktat/Pyruvat eine Durchsatzbehinderung im Stoffwechsel auftritt. Bei ausreichenden Sauerstoffverhältnissen wird sich zwar ein steady state für den Laktatumsatz auf einem höheren Laktatniveau einpendeln, doch zeigen einige in der Literatur beschriebene Fälle, daß dieses Niveau so hoch sein kann, daß es zu Störungen im Säure-Basen-Gleichgewicht führt (<u>6</u>). Bei Vorliegen einer durch Hypoxie bereits erhöhten Laktatkonzentration wird durch höhere Fruktosezufuhr ein weiterer Anstieg der Laktatkonzentration auftreten, der zur Ausbildung einer Laktatazidose führen kann. Dies gilt auch für eine hohe Glukosezufuhr. Auch hier kann die weitere Laktatnachlieferung aus dem peripheren Glukoseumsatz eine durch Hypoxie bereits erhöhte Laktatkonzentration verstärken. Wählt man somit die Laktaterhöhung als begrenzenden Parameter für die Substratzufuhr, so sind, weniger aus Gründen der Ökonomie, sondern vornehmlich aus Gründen der Sicherheit, die maximalen Zufuhrraten für Fruktose und Glukose niedriger als ihrer Umsatzkapazität entsprechend anzusetzen.
Aber auch für Sorbit und Xylit ist eine Herabsetzung der jeweiligen maximalen Zufuhrraten, trotz der minimalen Laktatbildung, aus einem anderen Grunde notwendig. Bei längerfristiger Infusion von Sorbit hat sich nämlich gezeigt, daß bei der vorab gezeigten maximalen Zufuhrrate von 0,5 g/kg/st die Sorbitkonzentration im Blut innerhalb sechs Stunden zwar konstant bleibt, bei Weiterführung der Infusion jedoch ein Anstieg der Blutsorbitkonzentration auftritt. Die Dosierung von

0,5 g Sorbit pro kg KG und st scheint demnach an der obersten Grenze
der Umsatzkapazität zu liegen und kann bei längerfristiger Anwendung
diese überschreiten. Das gleiche dürfte für Xylit bei der Dosierung
0,375 g/kg/st zutreffen. Dauerinfusionen von Xylit über 48 st sowie
mit Sorbit über 12 st zeigten jedoch, daß die Umsatzkapazität für diese beiden Substrate bei der Dosierung von 0,25 g/kg/st nicht überschritten wird. Auch die Laktat- und die Pyruvatkonzentrationen waren
bei dieser Langzeitapplikation nicht erhöht (5, 14). Soweit wir es aus
den Daten bei gesunden Versuchspersonen ableiten können, sind somit
aus Gründen der Ökonomie und der Sicherheit folgende Zufuhrraten als
tolerabel zu betrachten: für Glukose 0,75 g/kg/st, für Fruktose, Sorbit und Xylit jeweils 0,25 g/kg/st.

Wie wir später noch sehen werden, ist aber auch die Zufuhrrate für
Glukose in dieser an gesunden Versuchspersonen ermittelten Aufstellung
zu hoch angesetzt. Für alle Substrate ist es unabdingbar, daß ihre bei
normaler Stoffwechselsituation ermittelten tolerablen Zufuhrraten weiterhin unter pathophysiologischen Bedingungen geprüft werden, da die
Anwendung der Substrate ja nur in solchen Situationen erfolgt. Unter
der Vielzahl der pathophysiologischen Bedingungen haben wir eine spezifische Stoffwechselsituation ausgewählt, nämlich die unmittelbare
postoperative Phase, in der wir den Metabolismus von Glukose, Fruktose und Xylit vergleichend untersucht haben (8, 11).
Mit einer Zufuhrrate von 0,5 g Kohlenhydrat pro kg KG und st und einer Infusionsdauer von 12 st ist es möglich, den Grundumsatz des Körpers mit Kohlenhydratkalorien zu decken. Bei stärkeren renalen Verlusten und/oder höherem kalorischen Bedarf ist diese Kohlenhydratzufuhr jedoch nicht ausreichend. Hier muß entweder die Infusionszeit
verlängert oder die Zufuhrrate erhöht werden. Eine Zufuhrrate von
0,5 g Kohlenhydrat pro kg KG und st dürfte jedoch in den meisten Fällen ausreichend sein und wurde deshalb bei den nachfolgend gezeigten
vergleichenden Untersuchungen von Glukose, Fruktose und Xylit eingesetzt. Da zu vermuten war, daß die drei Substrate bei dieser Dosierung bezüglich Umsatzkapazität und Laktaterhöhung keine optimalen Werte zeigen würden, wurde entsprechend den Vorschlägen von BÄSSLER (1)
zusätzlich ein Gemisch aus Fruktose, Glukose und Xylit in diese vergleichende Studie mit einbezogen. Der Vorteil dieser Kohlenhydratkombination liegt darin, daß die drei Substrate auf zunächst unabhängi-
gen Stoffwechselwegen metabolisiert werden, wobei - wie experimentell
gezeigt werden konnte - keine gegenseitigen Umsatzhemmungen auftreten
(3). Die Dosierungen der einzelnen Verbindungen können dabei sehr niedrig gehalten werden, so daß Umsatzkapazität und substratspezifische
Laktaterhöhung keine Rolle mehr spielen (2, 4). Mit dem von uns verwendeten Kohlenhydratgemisch wurde Fruktose mit einer Zufuhrrate von
0,25 g/kg/st, Glukose und Xylit mit der jeweiligen Zufuhrrate von
0,125 g/kg/st gemeinsam infundiert, so daß gleichfalls eine Kohlenhy-
drat-Gesamtapplikation von 0,5 g/kg/st erfolgte. Aufgrund von Vorver-
suchen und Überlegungen schien uns diese spezifische Mischung von
Fruktose, Glukose und Xylit im Verhältnis 2:1:1 Vorteile gegenüber einer "Drittelparität" zu haben (5). Um unsere Untersuchungen unter exakten einheitlichen Versuchsbedingungen durchzuführen, konnten wir die
Infusionsperiode nur auf 6 st ausdehnen. Bluttransfusionen, Elektro-
lytsubstitutionen und andere Medikationen, die die Meßwerte beeinflussen, wären bei einer längeren Prüfperiode bei Patienten nicht auszu-
schließen gewesen. Die Testinfusionen wurden an einem einheitlichen
Patientenkollektiv mit gastrointestinalen Operationen 18 - 22 st nach
Operationsende durchgeführt. In jeder Prüfgruppe befanden sich acht
Patienten.

Abb. 3 zeigt die jeweiligen renalen Substratverluste während der sechsstündigen Infusionsperiode.

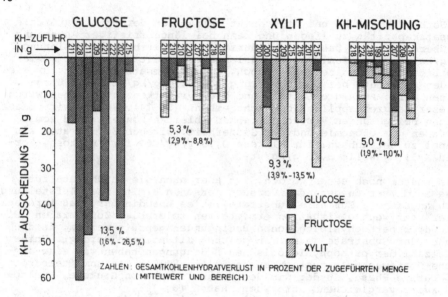

Abb. 3. Renale Kohlenhydratausscheidung während sechsstündiger Infusion verschiedener Kohlenhydrate mit der Zufuhrrate 0,5 g/kg/st (Einzelwerte) (n = 8 pro Gruppe)

Ganz offensichtlich hat die Infusion von Glukose die größten renalen
Verluste zur Folge. Sie liegen im Bereich von 2 - 27 % der zugeführten Glukosemenge. Da Fruktose und Xylit vornehmlich in der Leber in
Glukose umgewandelt werden, müssen wir bei der Bilanz dieser Substrate die ausgeschiedenen Mengen an Glukose zu der jeweilig ausgeschiedenen Fruktose- bzw. Xylitmenge addieren. Unter dieser Berücksichtigung liegen die renalen Kohlenhydratverluste unter Xylitinfusion im
Mittel bei 9 % der zugeführten Xylitmenge. Bei Infusion von Fruktose
wurde im Mittel nur 5 % der zugeführten Fruktosemenge wieder ausgeschieden. Eine gleich gute Bilanz mit nur 5 % Kohlenhydratverlust ergab sich bei Zufuhr der Kohlenhydratmischung, obwohl diese zu 50 %
aus den weniger gut retinierten Substraten Xylit und Glukose besteht.

Das Verhalten der Substratspiegel im Blut zeigt Abb. 4.

Die Infusion von Glukose bewirkt einen steilen Anstieg der Blutglukose. Bei Infusion von Fruktose, Xylit und der Kohlenhydratmischung zeigt
sich eine wesentlich geringere Erhöhung der Blutglukose. Die Fruktose-
bzw. Xylitkonzentrationen stellen sich dabei auf ein konstantes, von
der Dosierung abhängiges Niveau ein. Das mäßige Ansteigen der Blutglukose bei Zufuhr von Zuckeraustauschstoffen ist ein noch ungeklärtes
Phänomen. Untersuchungen von FÖRSTER (13) sowie KELLER und FROESCH (17)
haben nämlich gezeigt, daß weit über die Hälfte parenteral zugeführter Zuckeraustauschstoffe vornehmlich in der Leber in Glukose umgewandelt werden. Offensichtlich tritt aber diese hepatisch gebildete Glukose extrazellulär auch bei einer bestehenden Glukoseverwertungsstörung, die in dieser unmittelbaren postoperativen Situation ganz sicher
vorlag, wenig in Erscheinung. Vermutlich werden die Zuckeraustauschstoffe, da sie überwiegend in der Leber umgesetzt werden, primär der
Energieversorgung dieses Organs dienen, zumal der Leberstoffwechsel

mit 30 % am Grundumsatz beteiligt ist und somit einen beträchtlichen
Energiebedarf hat. Hierfür spricht auch, daß bei gesunden Versuchspersonen nach einer 12- bis 14stündigen Fastenperiode die Glykogensynthe-
se in der Leber nach 4stündiger Infusion von Fruktose 3- bis 4mal höher ist als bei gleichdosierter Glukoseinfusion (20). Es werden noch
weitere Ursachen für das geringe periphere Auftreten von Glukose bei
Zufuhr von Zuckeraustauschstoffen diskutiert. So z. B. eine Verminderung der hepatischen Glykogenolyse oder direkte und indirekte Insulin-
wirkungen (12, 7). Auch ein erhöhter peripherer Glukoseumsatz, ausgelöst durch eine nicht insulinbedingte Senkung der freien Fettsäuren,
gemäß dem von RANDLE beschriebenen Glukose-Fettsäure-Zyklus, könnte
eine Rolle spielen (12, 18).

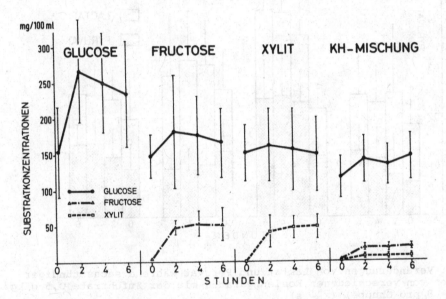

Abb. 4. Kohlenhydratspiegel im Blut während sechsstündiger Infusion
verschiedener Kohlenhydrate mit der Zufuhrrate 0,5 g/kg/st (n = 8 pro
Gruppe) (x̄ ± s)

Da bei einer Glukosezufuhrrate von 0,5 g/kg/st in der postoperativen
Phase die Blutglukose stets in den hyperglykämischen Bereich ansteigt
und teilweise zu hohen renalen Verlusten führt, können wir diese, von
gesunden Versuchspersonen noch gut tolerierte Zufuhrrate für Patienten in einer Streßphase nicht mehr als ökonomisch und sicher bezeichnen. Auch für Glukose liegt daher in solchen Stoffwechselsituationen
die tolerable Zufuhrrate unter 0,5 g/kg/st und damit im selben Bereich
wie die vorab genannte tolerable Zufuhrrate von 0,25 g/kg/st für Fruktose, Sorbit und Xylit. Gegensätzlich zu diesem Befund für Glukose
verhält sich die Umsatzfähigkeit für Xylit (14). Die bei gesunden Versuchspersonen deutlich über der Umsatzkapazität liegende Zufuhrrate
von 0,5 g Xylit pro kg KG und st wurde von den hier geprüften chirurgischen Patienten noch gut toleriert. Aus früheren Untersuchungen wissen wir jedoch, daß dies nicht immer der Fall ist, sondern daß verein-
zelt auch bei chirurgischen Patienten die Xylitzufuhrrate von 0,5 g/

kg/st über der Umsatzkapazität liegen kann, so daß hohe Xylitkonzentrationen im Blut auftreten können. Bei diesen Einzelfällen war jedoch auch die Glukosetoleranz stark herabgesetzt (8).

Die weiteren Untersuchungen in unserer Studie betrafen die Anhäufung von Laktat und Pyruvat. Abb. 5 zeigt den Konzentrationsverlauf dieser Metaboliten während der sechsstündigen Infusion.

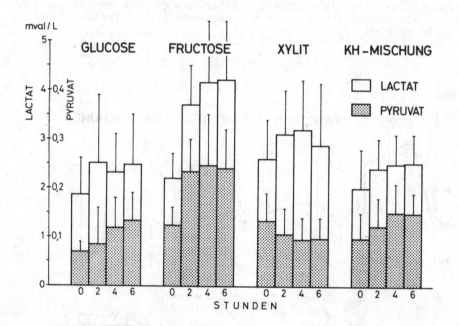

Abb. 5. Veränderungen von Laktat und Pyruvat während sechsstündiger Infusion von verschiedenen Kohlenhydraten mit der Zufuhrrate 0,5 g/kg/st (n = 8 pro Gruppe) ($\bar{x} \pm$ s)

Wie zu erwarten war, bewirkte die Zufuhr von 0,5 g Fruktose pro kg KG und st den vergleichsweise stärksten Laktatanstieg. Die Zunahme betrug im Mittel 2 mval/l und lag damit geringfügig höher als die bei der gleichen Zufuhrrate bei gesunden Versuchspersonen ermittelte Laktaterhöhung, die 1,3 mval/l betrug. Die individuelle Laktat- und Pyruvaterhöhung in jeder Gruppe, aufgezeigt als Differenzwert vom Ausgangswert nach sechsstündiger Infusion (Abb. 6), zeigt, daß bei Zufuhr von Xylit und der Kohlenhydratmischung die geringsten Anstiege auftreten.

Da Fruktose im Rahmen der Mischung mit 0,25 g/kg/st infundiert wurde, bestätigt sich der vorab bei gesunden Versuchspersonen erhobene Befund auch für Patienten in der postoperativen Phase, d. h. daß bei einer Fruktosezufuhr von 0,25 g/kg/st nur ein minimaler Laktatanstau von ca. 0,5 mval/l auftritt. Trotz Komplettierung dieser Fruktosezufuhrrate mit 0,125 g Glukose und 0,125 g Xylit pro kg KG und st ist die Laktatanhäufung nicht verstärkt.

Als Ergebnis dieser Untersuchungen möchten wir zusammenfassen: Weder
Glukose noch Fruktose, noch Xylit können den energetischen Bedarf in
der postoperativen Phase, soweit eine Zufuhrrate von O,5 g Kohlenhy-
drat/kg/st erforderlich ist, ökonomisch und sicher decken. Eine Mischung von Fruktose, Glukose und Xylit im Verhältnis 2:1:1 zeigte dagegen, daß bei der Zufuhrrate von O,5 g/kg/st während einer Testperiode von 6 st keine nachteiligen Effekte auftreten. Die renalen Verluste,
die Substratanreicherung im EZR und der Laktatanstieg blieben in ver-
tretbaren Grenzen.

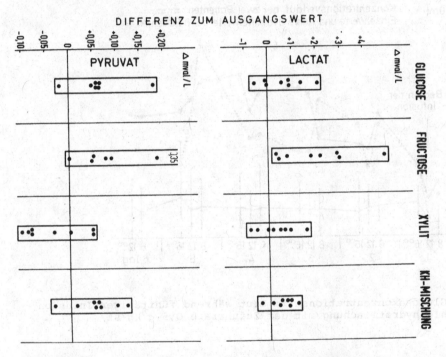

Abb. 6. Abweichungen von Laktat und Pyruvat vom Ausgangswert nach
sechsstündiger Infusion verschiedener Kohlenhydrate mit der Zufuhrrate O,5 g/kg/st (Einzelwerte) (n = 8 pro Gruppe)

In Weiterführung dieser Erkenntnis haben wir untersucht, ob sich diese Kohlenhydratmischung auch bei schwerkranken Patienten und bei längerfristiger Verabreichung bewährt.

Bei 10 polytraumatisierten Patienten wurde die genannte Kohlenhydratmischung ununterbrochen über fünf Tage mit einer Zufuhrrate von O,5 g/
kg/st mittels Infusionspumpen infundiert. Es war uns natürlich bewußt,
daß wir hiermit ein völlig unphysiologisches und inkomplettes Ernäh-
rungsregime durchführten. Der Sinn dieser Testreihe war jedoch, das
Auftreten von Veränderungen bei längerfristiger Zufuhr dieser Mischung
zu erfassen, um hierdurch sowohl Gefährdung wie Sicherheit für diese
Form der Kohlenhydratapplikation zu erkennen. Zu diesem Zweck wurden
die jeweiligen Substratspiegel und die Veränderungen von Laktat und
Pyruvat laufend kontrolliert. Wie bereits erwähnt, führt eine Anhäufung von Laktat zu einer Verschiebung des Säure-Basen-Gleichgewichtes

82

in Richtung Azidose. Aus diesem Grunde wurde zusätzlich der Säure-Basen-Status anhand von pH, Basenabweichung und PCO_2 gleichfalls während
der gesamten Testperiode überprüft. Die Patienten lagen auf der Inten-
sivstation und wurden durchweg künstlich beatmet.

Abb. 7 zeigt die Blutglukosekonzentrationen im Zeitverlauf.

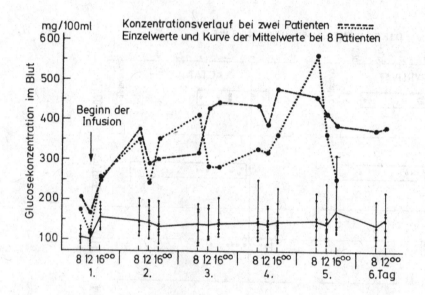

Abb. 7. Glukosekonzentrationen im Blut während fünftägiger Infusion
einer Kohlenhydratmischung mit der Zufuhrrate 0,5 g/kg/st

Zwei der zehn Patienten konnten nicht in das Kollektiv eingeordnet
werden, da ihre Glukosekonzentrationen erheblich von den Werten der
übrigen Patienten abwichen und während der fünf Tage kontinuierlich
anstiegen. Den Blutglukoseverlauf dieser zwei Patienten zeigen die
beiden ansteigenden Kurven in der Abb. 7. Die übrigen acht Patienten
zeigten ein annähernd einheitliches Verhalten, so daß für diese Patienten eine Mittelwertbildung möglich war. Dieses unterschiedliche
Verhalten, bei Ausschluß eines bekannten Diabetes, zeigt wieder, daß
Glukosetoleranzstörungen bei Patienten nicht vorausgesehen werden können. Immerhin war bei acht dieser zehn schwerstkranken Patienten eine
Kohlenhydratzufuhr in Form der Mischung mit einer Dosierung von 0,5 g/
kg/st über fünf Tage ohne Ausbildung einer wesentlichen persistierenden Hyperglykämie möglich. Die Glukosekonzentrationen hielten sich
relativ konstant auf einem mittleren Niveau von 160 mg% und lagen damit um ca. 45 mg% über dem Ausgangswert vor der Infusion.

Die Konzentrationen von Fruktose und Xylit blieben während der fünf-
tägigen Infusionsperiode auf einem konstanten Niveau. Dies lag für
Fruktose zwischen 10 und 70 mg%, für Xylit unter 10 mg%. Auch bei den
zwei Patienten mit stark herabgesetzter Glukosetoleranz war die Umsatzfähigkeit für Fruktose und Xylit nicht eingeschränkt. Eine Gefähr-

dung infolge kontinuierlich ansteigender Fruktose- bzw. Xylitkonzentrationen können wir somit ausschließen. Andererseits ist aber anzunehmen, daß Fruktose und Xylit infolge Umwandlung zu Glukose zu den hohen Blutglukosespiegeln der vorab gezeigten zwei Patienten beigetragen haben. Trotz dieses Befundes sind wir der Meinung, daß eine Kohlenhydratzufuhr in Form einer Mischung mehr Chancen hinsichtlich der Glukosetoleranz bietet als eine alleinige Glukosezufuhr. Wie wir aus unseren bisherigen Erfahrungen wissen, wäre eine kontinuierliche Glukosedosierung von 0,5 g/kg/st sicher von keinem dieser schwerkranken Patienten über einen so langen Zeitraum toleriert worden (16).

Mit Ausnahme dieses Blutglukoseanstieges bei zwei der zehn geprüften Patienten konnten wir keine weitere Gefährdung bei dieser Langzeitapplikation feststellen.

Abb. 8 zeigt das Verhalten der Laktat- und Pyruvatkonzentrationen während der fünf Tage.

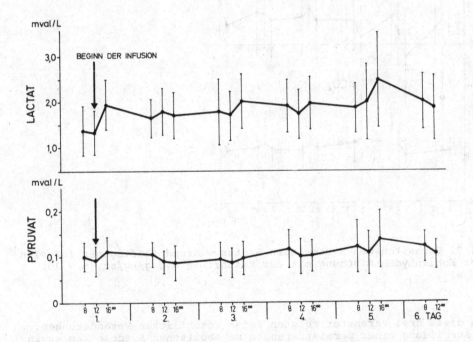

Abb. 8. Verhalten von Laktat und Pyruvat während fünftägiger Infusion einer Kohlenhydratmischung mit der Zufuhrrate 0,5 g/kg/st (n = 10) ($\bar{x} \pm s$)

Wesentliche Veränderungen dieser Parameter zeigten sich nicht. Der höchste vorübergehend aufgetretene Einzelwert für Laktat betrug 4,5 mval/l am fünften Infusionstag.

Das Verhalten des Säure-Basen-Gleichgewichtes anhand von pH, Basenabweichung (base excess) und PCO_2 zeigt Abb. 9.

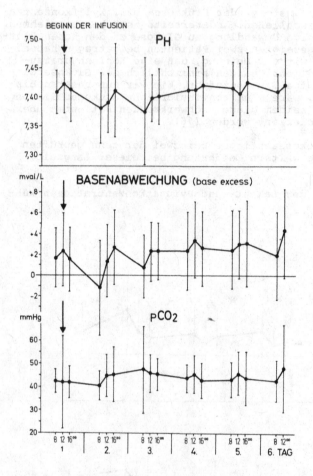

Abb. 9. Verhalten des Säure-Basen-Status während fünftägiger Infusion
einer Kohlenhydratmischung mit der Zufuhrrate 0,5 g/kg/st (n = 10)
($\bar{x} \pm s$)

Auch diese drei Parameter zeigten keine wesentlichen Veränderungen.
Zur Ausbildung einer persistierenden metabolischen Azidose kam es in
keinem Fall. Am zweiten Infusionstag wurde bei zwei Patienten ein ma-
ximales Basendefizit von -8 bzw. -9 mval/l gemessen. Nach entsprechender Bikarbonatgabe waren beide Werte jedoch trotz fortlaufender Infusion nach 4 st wieder normalisiert.

Für die Energieversorgung von Patienten im Rahmen der parenteralen Ernährung halten wir somit Kohlenhydratgemische zweifelsohne für vor-
teilhafter als die jeweiligen Einzelsubstrate Glukose, Fruktose und
Xylit. Die von uns geprüfte Kohlenhydratmischung erwies sich unter extremen Bedingungen als eine sichere Darreichungsform. Eine Kontrolle
der Blutglukosekonzentrationen darf aber auch hier nicht unterbleiben.

Weitere Untersuchungen müssen zeigen, ob und welchen Stellenwert Äthylalkohol innerhalb solcher Mischungen hat, da eine Erhöhung des kalori-

schen Angebots in verschiedenen Situationen von Vorteil wäre. Wie von BÄSSLER immer wieder betont, dürfen Mischungen von Substraten zur Energieversorgung jedoch weder qualitativ noch quantitativ frei nach Phantasie zusammengesetzt werden, sondern bedürfen einer detaillierten Untersuchung, vor allem unter pathophysiologischen Stoffwechselsituationen. Bedarf und Verwertung von Kohlenhydraten sind einer solchen Vielzahl von Variablen unterworfen, daß wir nur durch sorgfältiges stufenweises Erarbeiten zu einer Optimierung der Kohlenhydratzufuhr gelangen können.

Literatur

1. BÄSSLER, K. H. und REIMOLD, W. V.: Lactatbildung aus Zuckern und Zuckeralkoholen in Erythrozyten. Klin. Wschr. 43, 169 (1965).

2. BÄSSLER, K. H.: Die Rolle der Kohlenhydrate in der parenteralen Ernährung. Z. Ernährungsw., Suppl. 10, 57 (1971).

3. BÄSSLER, K. H. and BICKEL, H.: The use of carbohydrates alone and in combination in parenteral nutrition. In: Parenteral Nutrition (ed. A. W. WILKINSON), pp. 99. Edinburgh-London: Churchill-Livingstone 1972

4. BERG, G., BICKEL, H. und MATZKIES, F.: Bilanz- und Stoffwechselverhalten von Fructose, Xylit und Glucose sowie deren Mischungen bei Gesunden während sechsstündiger parenteraler Ernährung. Dtsch. med. Wschr. 98, 602 (1973).

5. BERG, G., MATZKIES, F. und BICKEL, H.: Dosierungsgrenzen bei der Infusion von Glucose, Sorbit, Fructose, Xylit und deren Mischungen. Dtsch. med. Wschr. 99, 633 (1974).

6. BERGSTRÖM, J., HULTMAN, E., ROCH-NORLUND, A. E.: Lactic acid accumulation in connection with fructose infusion. Acta med. scand. 184, 359 (1968).

7. BERGER, W., GÖSCHKE, H., MOPPERT, J. and KÜNZLI, H.: Insulin concentrations in portal venous and peripheral venous blood in man following administration of glucose, galactose, xylitol and tolbutamide. VII. Congress of the Int. Diabetes Federation 1970, Buenos Aires. Reports on oral diabetes therapy expecially with HB 419. Excerpta Medica.

8. BICKEL, H., BÜNTE, H., COATS, D. A., MISCH, P., v.RAUFFER, L., SCRANOWITZ, P. und WOPFNER, F.: Die Verwertung parenteral verabreichter Kohlenhydrate in der postoperativen Phase. Dtsch. med. Wschr. 98, 809 (1973).

9. BICKEL, H.: In: "Grundlagen und Praxis der parenteralen Ernährung", pp. 152. Stuttgart: Thieme Verlag 1972

10. BICKEL, H., MATZKIES, F., FEKL, W. und BERG, G.: Verwertung und Stoffwechselverhalten von Sorbit während parenteraler Langzeitinfusion. Dtsch. med. Wschr. 98, 2079 (1973).

11. BICKEL, H., SCHWEMMLE, K., SCRANOWITZ, P. und WOPFNER, F.: Vergleichende Untersuchung über Bilanz und Stoffwechselverhalten von Glucose, Fructose und Xylit sowie deren Mischung während sechsstündiger parenteraler Zufuhr in der postoperativen Phase. Dtsch. med. Wschr. (im Druck).

12. DIETZE, G., WICKLMAYR, M., HEPP, K. D., GRUNST, J., STIEGLER, G.
    und MEHNERT, H.: Der Stoffwechsel des Splanchnikusgebiets
    unter dem Einfluß von Fructose. Infusionstherapie 1, 552
    (1974).

13. FÖRSTER, H.: Grundlagen für die Verwertung der drei Zuckeraustausch-
    stoffe Fructose, Sorbit und Xylit. Med. u. Ernähr. 13, 7
    (1972).

14. FÖRSTER, H., HELLER, L. und HELLMUND, U.: Stoffwechseluntersuchun-
    gen bei kontinuierlicher Dauerinfusion von Glucose, Fructose
    und Xylit über 48 Stunden. Dtsch. med. Wschr. 99, 1723
    (1974).

15. HALMAGYI, M.: Untersuchungen zum Xylitumsatz. Z. Ernährungsw.,
    Suppl. 11, 17 (1971).

16. HALMAGYI, M.: Bilanzierte Substitutionstherapie durch Infusion
    (Elektrolyte, Aminosäuren und Energieträger) bei schwerkran-
    ken, traumatisierten Patienten. Infusionstherapie 1, 473
    (1974).

17. KELLER, U. und FROESCH, E. R.: Vergleichende Untersuchungen über
    den Stoffwechsel von Xylit, Sorbit und Fructose beim Men-
    schen. Schweiz. med. Wschr. 102, 1017 (1972).

18. RANDLE, P. J., GARLAND, P. B., HALES, C. N., NEWSHOLMER, E. A.:
    The glucose fatty acid cycle, its role in insulin sensiti-
    vity and the metabolic disturbances of diabetes mellitus.
    Lancet I, 785 (1963).

19. SCHAUB, P., BETZLER, H., BOERNER, D. und STORK, H.: Stoffwechsel-
    verhalten eines Gemisches aus Äthanol, Lävulose und Xylit
    während mehrstündiger parenteraler Zufuhr bei Gesunden.
    Therapiewoche 24, 3594 (1974).

20. NILSSON, L. H. and HULTMAN, E.: Liver and muscle glycogen in man
    after glucose and fructose infusion. Scand. J. clin. Lab.
    Invest. 33, 5 (1974).

21. ZÖLLNER, N. und HEUCKENKAMP, P.-U.: Vergleichende Untersuchungen
    über Plasmaspiegel, Ausscheidung und Verwertung von Glucose
    während mehrstündiger intravenöser Zufuhr bei Stoffwechsel-
    gesunden und Patienten mit asymptomatischem Diabetes. Z. ges.
    exp. Med. 153, 112 (1970).

22. ZÖLLNER, N., HEUCKENKAMP, P.-U. und NECHWATAL, W.: Über die Ver-
    wertung und renale Ausscheidung von Fructose während ihrer
    langdauernden intravenösen Zufuhr. Klin. Wschr. 46, 1300
    (1968).

Bedarf und Verwertung von Fetten

Von J. Eckart

Aus dreierlei Gründen benötigt der Mensch Kohlenhydrate in seiner Nahrung:
1. als Energielieferanten,
2. zur Deckung des obligaten Glukosebedarfes des Gehirns,
3. zur Erfüllung bestimmter stofflicher Funktionen, so u. a. als Bausteine oder Vorstufen von Mukopolysacchariden, Glykolipiden, Glykoproteinen, Glukuronsäure und Nukleinsäuren.

Die speziell hierfür benötigte Kohlenhydratmenge ist allerdings klein und die Umsatzrate der genannten Verbindungen überdies gering, so daß die auf diese Weise utilisierten Kohlenhydrate im Rahmen unserer heutigen Betrachtungen, d. h. bei der Bedarfsermittlung einzelner Nahrungsstoffe, weitgehend unberücksichtigt bleiben können.

Da als Energieträger Kohlenhydrate durch Fett ersetzt werden können, müssen mit der täglichen Nahrungsaufnahme nur so viel Kohlenhydrate zugeführt werden, daß der vorhandene Glukosebedarf des Gehirns gedeckt und die Glukoneogenese als Folge einer unzureichenden Kohlenhydratzufuhr unterbunden wird, wozu rund 200 g Glukose pro Tag benötigt werden.

Der Fettanteil in unserer Nahrung dient dem Organismus in erster Linie als konzentrierter Kalorienlieferant. Daneben erfüllen die Fette aber durch ihren Gehalt an essentiellen Fettsäuren und bei Resorption fettlöslicher Vitamine wesentliche spezifische Funktionen. Fett besitzt von unseren Nährstoffen mit rund 9,1 kcal/g den höchsten Brennwert. Durch den Fettanteil in unserer Ernährung wird es möglich, die zur Deckung eines hohen Energiebedarfes notwendige Nahrungsmenge zu vermindern, d. h. die erforderliche Kalorienmenge in einem der Kapazität unseres Magen-Darm-Kanals angepaßten relativ kleinen Volumen aufzunehmen. Fett hat eine unspezifische, weitgehend kalorienabhängige, eiweißsparende Wirkung, die aber der proteinsparenden Wirkung der Kohlenhydrate deutlich unterlegen ist. Das ist darauf zurückzuführen, daß bei unzureichender oder fehlender Kohlenhydratzufuhr Glukose aus Proteinen, allerdings auf sehr unökonomische Weise, gebildet wird, während nur 1/5 bis 1/10 des Kohlenhydratbedarfes aus dem aus der Lipolyse frei werdenden Glyzerinanteil entstehen kann. Wird ein vorwiegend aus Kohlenhydraten und Eiweiß bestehendes Nahrungsgemisch durch Fettzulagen ergänzt, dann läßt sich - und zwar unabhängig von einem kalorisch bedingten Fetteffekt - eine Abnahme des Energiebedarfes nachweisen, da die Umsatzsteigerung nach Nahrungsaufnahme, die sogenannte spezifisch dynamische Wirkung für Eiweiß am größten, für Kohlenhydrat gering und für Fett praktisch gleich Null ist (30).

Parenteral zugeführtes Fett besitzt neben den genannten positiven ernährungsphysiologischen Eigenschaften anderen Kalorienträgern gegenüber aber noch weitere Vorteile:
1. Fett ist im Gegensatz zu Kohlenhydraten osmotisch nicht wirksam.
2. Da Fettemulsionen blutisoton sind, treten auch bei ihrer Verabfolgung über periphere Venen Thrombophlebitiden nur selten auf.
3. Die parenterale Verabfolgung von Fettemulsionen führt nicht zu einem Verlust von Energieträgern über Nieren oder Magen-Darm-Kanal.

Die Tatsache, daß die heute im Handel befindlichen modernen Fettemulsionen auf der Basis von Sojabohnenöl auch bei höheren Dosierungen
oder länger dauernder Verabfolgung von Kindern und Erwachsenen mit
unterschiedlichen Krankheitsbildern gut vertragen werden (11), ohne
daß es zum Auftreten wesentlicher Nebenwirkungen kommt, darf und kann
aber nicht die alleinige oder sogar die entscheidende Vorbedingung
für die Verwendung von Fettemulsionen sein, da parenteral verabreichte Nährstoffe ihren Zweck als Kalorienträger oder Baustoffe nur dann
erfüllen, wenn sie vom Organismus ausreichend schnell metabolisiert
werden können.

Fett dient in unserer normalen Ernährung als unspezifischer Energieträger, zum anderen ist die orale Fettaufnahme Voraussetzung für die
Zufuhr von essentiellen Fettsäuren und fettlöslichen Vitaminen. Wir
werden deshalb zu prüfen haben, ob, auf welche Weise und bis zu welchem Prozentsatz parenteral verabfolgtes Fett vom Organismus verwertet wird, und in welcher Dosierung eine Sojabohnenölemulsion mit einem Linolsäuregehalt von über 50 % verabfolgt werden muß, um einen
Mangel an essentiellen Fettsäuren zu beheben bzw. das Auftreten eines solchen Zustandes zu vermeiden.

Vorab sollte zunächst aber geklärt werden, wie hoch der Fettbedarf
eines erwachsenen Menschen ist. Im Gegensatz zur Glukose, von der die
genannte Mindestzufuhr von ca. 200 g pro Tag notwendig ist, um die
Glukoneogenese aus Aminosäuren zu unterbinden und die energetische
Versorgung des Gehirns sicherzustellen, läßt sich eine solche präzise Angabe für Fett nicht machen.

Einerseits ist speziell bei Schwerarbeitern mit ihrem hohen Energiebedarf eine fettarme Ernährung nicht durchführbar, andererseits wissen wir aus zahlreichen Untersuchungen, daß der in den Ländern mit einem hohen Lebensstandard in den letzten Jahren bis auf 40 % der Gesamtkalorienzufuhr ständig zunehmende Fettkonsum nachweisbar zu einem gehäuften Auftreten von Arteriosklerose und Herzinfarkten geführt
hat (42).

Inzwischen haben Beobachtungen bei einer über Wochen, Monate oder sogar Jahre gehenden parenteralen Ernährung gezeigt, daß Menschen durchaus ohne Fett ernährt werden können, sieht man von den geringen Mengen ab, die im Intervall oder kontinuierlich zur Substitution essentieller Fettsäuren verabfolgt wurden (2, 4, 7, 9, 10, 27). Das andere Extrem einer einseitigen Ernährung finden wir bei den Eskimos, deren Nahrung sich durch ihren sehr hohen Fettgehalt auszeichnet. Da
eine alleinige oder weitgehende Kalorienzufuhr in Form von Kohlenhydraten oder Fetten bei oraler oder parenteraler Ernährung dem Prinzip widerspricht, daß jede Einseitigkeit in der Nahrungsaufnahme zu
vermeiden ist, sollten bei enteraler und zumindest in der parenteralen Langzeiternährung, bei intravenöser Ernährung von Patienten in
schlechtem Ernährungszustand und bei der Notwendigkeit der Zufuhr besonders großer Kalorienmengen auf parenteralem Wege ca. 30 % der Gesamtkalorien als Fett verabfolgt werden.

HANSEN und WIESE (23) haben erstmals über das Auftreten von Hautveränderungen, eine Abnahme der Linol- und Arachidonsäurekonzentration
und ein Auftreten der Eikosatriensäure im Serum bei Kindern unter einer extrem niedrigen oralen Linolsäurezufuhr berichtet. Inzwischen
haben verschiedene Arbeitsgruppen nachgewiesen, daß auch eine länger
dauernde, fettfreie parenterale Ernährung bei Kindern und Erwachsenen
zu klinisch nachweisbaren Mangelerscheinungen führen kann (6, 7, 27,
36, 37). Andere Autoren wiederum haben festgestellt, daß auch schwere Traumen von einem schnellen Abfall der Linol- und Arachidonsäure-

konzentration und einem Auftreten der Eikosatriensäure im Serum sowie von Änderungen in der Fettsäurenzusammensetzung der Erythrozytenphospholipide begleitet sein können (49, 53). Dabei hat sich gezeigt,
daß die häufig zuerst beobachteten Hautveränderungen schon als Spät-
symptom eines Linolsäuremangels anzusehen sind, da ihnen ein Abfall
der ungesättigten Fettsäuren im Blut, insbesondere der Linolsäurekonzentration, ein Absinken des Linolsäuregehaltes, z. B. in den lipid-
haltigen Membranen der Erythrozyten, und eine Zunahme der normalerweise im Blut nicht nachweisbaren Eikosatriensäure zeitlich vorangeht.
Schuppige Hautveränderungen im Gesicht, am Rumpf und an den Oberschen-
keln sowie Störungen der Erythropoese konnten erstmals COLLINS und
Mitarbeiter (7) bei einem Erwachsenen nach einer fettfreien parenteralen Ernährung von ungefähr 100 Tagen beobachten und gleichzeitig
zeigen, daß neben der erwähnten Abnahme der Linol- und Arachidonsäurekonzentration ein starker Anstieg der Eikosatriensäure vorlag.

PENSLER und Mitarbeiter (36) sowie CALDWELL und Mitarbeiter (6) konnten u. a. schuppige Hautveränderungen, spärlichen Haarwuchs, eine
Thrombozytopenie und eine verzögerte Wundheilung bei Kindern beobachten, die längere Zeit parenteral ohne Fettzufuhr ernährt worden waren. Die Linolsäure wird normalerweise mit der Nahrung aufgenommen,
zum Teil als Energiespender verbrannt, z. T. im Fettgewebe abgelagert.
Da die Linolsäure die Plazentaschranke aber nicht zu passieren vermag, liegt bei Neugeborenen immer ein physiologischer Mangel an essentiellen Fettsäuren vor, der bei der fettfreien parenteralen Ernährung von Säuglingen das Auftreten eines Linolsäuremangels verstärken
und beschleunigen muß.

WILMORE und Mitarbeiter (53) untersuchten bei 13 Verbrennungspatienten und zwei Kranken mit chronischen Fisteln des Magen-Darm-Kanals
die Serum- und Erythrozytenlipidfraktionen. Bei fünf Verletzten fanden sie eine deutliche Abnahme im Phospholipidgehalt der roten Blutzellen, die mit einer ausgeprägten Verminderung der ungesättigten
Fettsäuren, insbesondere der Linol-, Arachidon- und Dokosahexaensäure
einherging. Obwohl die Untersuchung der Plasmaphospholipide, -trigly-
zeride und -cholesterinester bei den gleichen Patienten keine gerich-
teten Veränderungen im Fettsäuremuster erkennen ließ, war bei drei
von vier Patienten, bei denen ein Phospholipidmangel in den Erythro-
zytenmembranen vorlag, die normalerweise nicht vorhandene Eikosatriensäure nachweisbar. Die beiden Patienten, die wegen chronischer Fisteln
des Magen-Darm-Kanals parenteral und zwar fettfrei ernährt worden
waren, zeigten nach vier Wochen keine eindeutige Änderung in der Fettsäurenzusammensetzung der Erythrozytenphospholipide. Nach einer über
sechs Monate gehenden fettfreien intravenösen Ernährung konnte bei
einem von ihnen eine isolierte Abnahme des Linolsäurespiegels, aber
keine Änderung der Arachidonsäure- und Dekosahexaensäurekonzentratio-
nen festgestellt werden.

WOLFRAM und Mitarbeiter (56) haben bei neun Patienten vor und in den
ersten Tagen nach einer Magenresektion das Verhalten von Cholesterin
und Triglyzeriden im Serum untersucht und gleichzeitig die Fettsäuren der Cholesterinester bestimmt. Im Beobachtungszeitraum konnte eine geringe Verminderung der Linolsäure- und Arachidonsäurekonzentratio-
nen in den Cholesterinestern des Serums nachgewiesen werden, die allerdings dadurch verstärkt wurde, daß gleichzeitig auch Gesamt- und
Estercholesterin abgefallen waren. Da die festgestellten Konzentrationsänderungen, die Verteilung der Fettsäuren in den Cholesterinestern und ein unwesentlicher Anstieg der Eikosatriensäure aber gegen einen wirklichen Mangel an essentiellen Fettsäuren sprach, halten die Autoren eine parenterale Zufuhr von Fettsäuren bei normal ernährten Patienten nach einer geplanten Operation nicht für notwendig.

Im Gegensatz dazu konnten TROLL und RITTMEYER (49) bei Patienten mit einer schweren posttraumatischen Katabolie einen Abfall der Linolsäure- und Arachidonsäurekonzentration im Serum innerhalb von wenigen Tagen bis auf maximal 20 % des Ausgangswertes feststellen.

Da bei den Patienten des untersuchten Kollektivs ein Gewichtsverlust zu beobachten war, wurden die geschilderten Veränderungen von dieser Arbeitsgruppe vorrangig mit einem gesteigerten Linolsäureumsatz, aller Wahrscheinlichkeit nach zur Deckung eines erhöhten Energiebedarfes bei Katabolie, erklärt.

Stark divergierend sind die Angaben in der Literatur über die zur Beseitigung oder Verminderung eines Linolsäuremangels benötigte tägliche Linolsäurezufuhr.

Nach ZÖLLNER und WOLFRAM (62) ist durch die Zufuhr von 6,6 g Linolsäure zu einer kohlenhydratreichen und fettarmen Diät ein Abfall der Cholesterinlinolsäureester im Plasma bei gesunden Versuchspersonen zu verhindern. Da COLLINS und Mitarbeiter (7) bei ihrem über Monate ausschließlich parenteral ernährten Patienten unter einer Verminderung des Linolsäureanteils in der Nahrung von 6,4 auf 2,2 cal% einen Anstieg der Eikosatriensäure beobachten konnten, folgerten sie, daß der tägliche Linolsäurebedarf größer als 2,2 cal% oder 7,5 g pro Tag sei. TROLL und RITTMEYER (49) benötigten sogar 500 ml Lipofundin S[R] 10%ig oder 20 g eines Linolsäurekonzentrates pro Tag, um bei Polytraumatisierten einen Abfall der Linolsäurekonzentration im Serum zu verhindern.

WILMORE und Mitarbeiter (53) behandelten ihre fünf Verbrennungspatienten, bei denen sie einen Mangel an ungesättigten Fettsäuren nachgewiesen hatten, unterschiedlich. Zwei Patienten erhielten 25 bzw. 33 l Intralipid[R], ein dritter eine mit ungesättigten Fettsäuren angereicherte Diät. Bei den beiden übrigen Patienten wurde die fettfreie parenterale Ernährung unverändert fortgesetzt. Die Zufuhr der Sojabohnenölemulsion führte in einem Fall innerhalb von zwei Wochen, im zweiten aber erst ca. zwei Monate nach Beginn der intravenösen Fettzufuhr zu einer Normalisierung des Fettsäuremusters. Beim dritten Patienten konnten die Veränderungen im Fettsäurengehalt der Erythrozyten unter der oralen Fettsäurenzufuhr schnell korrigiert werden. Von den beiden fettfrei ernährten Patienten verstarb einer.

Bei dem zweiten ließ sich trotz einer über Monate beibehaltenen hochkalorischen fettfreien parenteralen Ernährung keine weitere Zunahme im Fettsäuredefizit nachweisen. Erstaunlicherweise erholte sich dieser Patient sogar, nahm an Gewicht zu und zeigte eine verbesserte Wundheilung. Die beiden folgenden Abbildungen (1 und 2) sind der Arbeit von WILMORE und Mitarbeiter (53) entnommen. Die erste Abbildung gibt die Verteilung der verschiedenen Fettsäuren in den Erythrozytenphospholipiden einer 26jährigen Frau mit multiplen Darmfisteln wieder und zeigt, daß sich trotz der über sechs Monate gehenden fettfreien Ernährung der Arachidonsäure- (20:4) und Dekosahexaensäureanteil (22:6) im Beobachtungszeitraum nur geringfügig geändert hatte, während die Linolsäure (18:2) eindeutig abgefallen war. Die zweite Abbildung läßt erkennen, daß bei einem Schwerverbrannten die Zufuhr von Intralipid[R] in den Erythrozytenphospholipiden zu einem Anstieg der mehrfach ungesättigten Fettsäuren führte, bei gleichzeitiger Verminderung der einfach ungesättigten Fettsäuren. Die Beobachtung, daß nur bei einem Teil der Verbrennungspatienten ein Mangel an essentiellen Fettsäuren auftrat, und daß bei zwei Patienten mit Fisteln des Magen-Darm-Kanals selbst unter einer langfristigen fettfreien parenteralen Ernährung nur minimale Änderungen im Fettsäuremuster von Plasma und

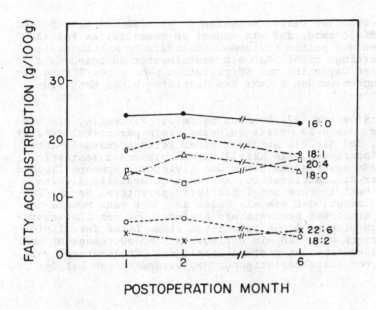

Abb. 1. Fettsäurenverteilung in den Erythrozytenphospholipiden einer
26jährigen Patientin mit multiplen Darmfisteln. Minimale Änderungen
der mehrfach ungesättigten Fettsäuren nach einer sechsmonatigen fettfreien parenteralen Ernährung (53)

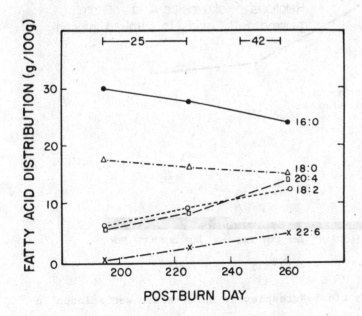

Abb. 2. Beseitigung eines Mangels an mehrfach ungesättigten Fettsäuren und gleichzeitiger Abfall der einfach ungesättigten Fettsäuren
(16:0, 18:0) zur Norm bei einem 19jährigen Mann mit einer 75%igen
Verbrennung durch intravenöse Zufuhr einer Sojabohnenölemulsion (53)

Erythrozyten zu beobachten waren, veranlaßten WILMORE und Mitarbeiter (53) zu der Schlußfolgerung, daß ein Mangel an essentiellen Fettsäuren bei Erwachsenen nur selten vorkomme. Ausschließen konnte diese Arbeitsgruppe allerdings nicht, daß ein gesteigerter Energiebedarf mit einer vermehrten Oxydation von Körperfetten nach einem Trauma zusammen mit einer ungenügenden Zufuhr das Auftreten eines Mangelzustandes fördern könne.

JEEJEEBHOY und Mitarbeiter (27) konnten bei einer Patientin, die bisher über 32 Monate, davon 23 Monate zu Hause, rein parenteral ernährt wurde, beobachten, daß die als Ausdruck eines Fettsäuremangels auftretenden Hautveränderungen, ein Abfall der Linolsäurekonzentration in den Gesamtlipiden des Plasmas sowie den Erythrozytenphospholipiden und ein Anstieg der Eikosatriensäure, nur dann zu beseitigen waren, wenn täglich 50 g Fett in Form von Intralipid[R] parenteral verabfolgt wurden. Die Abb. 3 zeigt, daß die als Folge der über neun Monate gehenden fettfreien Ernährung nachweisbare Erniedrigung des Linolsäurespiegels zwar durch eine tägliche Zufuhr von einem Liter Intralipid[R] deutlich zu verbessern war, daß ein geringeres Linolsäureangebot aber sehr schnell zu einem erneuten starken Abfall des Linolsäurespiegels und zum Auftreten von charakteristischen Hautveränderungen bei der Patientin führte.

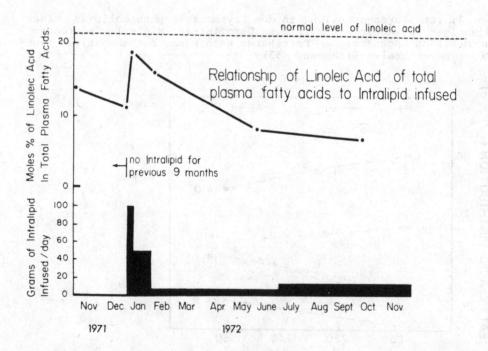

Abb. 3. Verhalten des Linolsäurespiegels unter einer wechselnden Intralipidzufuhr (27)

Wie schwer es im Einzelfall ist, eine verbindliche Dosierungsrichtlinie für die Linolsäurezufuhr im Rahmen einer lang dauernden paren-

teralen Ernährung zu geben, zeigen die Untersuchungsergebnisse von
PRESS und Mitarbeiter (37). Sie konnten bei drei Patienten nach einer ausgedehnten Dünndarmresektion trotz Verabfolgung einer linolsäu-
reangereicherten Diät die Ausbildung eines Mangelsyndroms beobachten.
Da sich die typischen klinischen und biochemischen Veränderungen aber
allein unter der perkutanen Applikation von geringen Mengen des linol-
säurereichen Sonnenblumensamenöls zurückbildeten, halten sie im Gegensatz beispielsweise zu COLLINS und Mitarbeiter (7), die eine Zufuhr
von mindestens 100 mg/kg KG/Tag Linolsäure für notwendig halten, eine Verabfolgung von 2 - 3 mg/kg KG/Tag Linolsäure für voll ausreichend
zur Vermeidung und zur Beseitigung eines Linolsäuremangels. Die Tatsache, daß zumindest nach einer ausgedehnten Darmresektion bei Patienten auf die Haut aufgebrachte Linolsäure wirksamer ist als oral oder
parenteral verabreichte, wird zum Teil mit einer fehlenden Linolsäure-
resorption im Darm, z. T. mit einer sehr schnellen Verbrennung der
aufgenommenen Linolsäure, wahrscheinlich in der Leber, zu erklären
versucht.

Seitdem es möglich ist, Fett parenteral zu verabfolgen, haben zahlreiche Arbeitsgruppen auf unterschiedliche Weise versucht, die Utilisation des zugeführten Fettes zu beweisen. So konnte mehrfach eine
Abnahme des respiratorischen Quotienten bzw. eine Zunahme des Sauerstoffverbrauches unter einer intravenösen Fettzufuhr als Zeichen einer gesteigerten Verbrennung beobachtet werden (33, 39, 48, 59). Ein
Anstieg der Blutketonkörperkonzentration während und nach parenteraler Verabreichung von Fettemulsionen wurde ebenfalls beim Menschen
nachgewiesen und als Beweis für eine akute Verwertung der verabreichten Fette angesehen (12, 24, 28, 33, 55, 59). Für die Verwertung intravenös zugeführter Fettemulsionen spricht nach WRETLIND (57, 58)
außerdem aber auch eine Verbesserung der Stickstoffbilanz und eine
Zunahme des Körpergewichtes, wobei letzteres zweifellos aber nicht
richtig ist, da das infundierte Fett, unverbrannt abgelagert, auch
zu einem Gewichtsanstieg führen würde. Andere Autoren wiederum haben
aufgrund ihrer Befunde in Frage gestellt, daß parenteral verabreich-
tes Fett in ausreichendem Maße akut verbrannt wird, da die Zufuhr
einer Fettemulsion bei chirurgischen Patienten und einem internistischen Krankengut zu keiner Verbesserung, mehr sogar zu einer ungün-
stigen Beeinflußung der Stickstoffbilanz geführt hat (3, 18, 22, 46).
Diese Ergebnisse stehen allerdings im Widerspruch zu den Erfahrungen
anderer Untersucher, die eine negative Stickstoffbilanz durch parenteral verabfolgtes Fett positiv beeinflussen konnten, oder von denen
soviel Fett intravenös zugeführt wurde, daß der Nachweis einer ausgeglichenen oder positiven Stickstoffbilanz nur zu verstehen ist, wenn
das verabreichte Fett auch energetisch verwertet wird (1, 8, 21, 39,
41, 45, 51).

So konnte PEASTON (35) bei parenteral ernährten Patienten ausgeglichene Stickstoffbilanzen dann erzielen, wenn er im Rahmen einer Ge-
samtzufuhr von 3.470 kcal/Tag 200 g Fett in Form von Intralipid^R verabfolgte. ZOHRAB und Mitarbeiter (61) konnten zeigen, daß durch eine
Zufuhr von mindestens 32 kcal/kg KG/Tag - davon 40 bis 50 % verabfolgt
als Fett - eine Gewichtskonstanz, durch jedes zusätzliche Kalorienangebot sogar eine Gewichtszunahme zu erzielen war. Außerdem beobachteten sie, daß die intravenöse Verabfolgung von 1 g Kaseinhydrolysat
und mindestens 40 kcal/kg KG/Tag zu einer positiven Stickstoffbilanz
führte. REID (39) konnte bei Patienten, deren Stickstoffbilanz während einer Kontrollperiode negativ war, durch Verabfolgung von 500
bis 750 ml Intralipid^R 20%ig eine Verbesserung der Bilanz erzielen.
War die Stickstoffbilanz allerdings schon vor der Fettzufuhr ausgeglichen oder positiv, führte eine zusätzliche Verabfolgung von Fetten
zu keiner Änderung der Bilanz.

WILMORE und Mitarbeiter (53) verabfolgten bei zehn Verbrennungspatienten, von denen vier rein parenteral, die übrigen kombiniert enteral und parenteral ernährt wurden, durchschnittlich 38 % der Gesamtkalorien in Form einer 10%igen Fettemulsion und konnten damit bei
der Mehrzahl der Patienten zumindest eine ausgeglichene Stickstoffbilanz erzielen. ZUMTOBEL (63) untersuchte bei unterschiedlich ernährten, gleich großen Patientenkollektiven die Stickstoffbilanz nach einer Magenteilresektion. Dabei zeigte sich, daß die Stickstoffbilanz
bei den mit Fett höher kalorisch ernährten Patienten deutlich günsti-
ger lag als bei den Operierten, denen nur 1.200 kcal in Form von Kohlenhydraten und Aminosäuren zugeführt wurden. Gewichtsverlust und negative Stickstoffbilanz waren in der Patientengruppe aber am geringsten ausgeprägt, die postoperativ zusätzlich zu den 2.000 Kohlenhy-
drat- und Fettkalorien 50 g Aminosäuren erhielten.

Die Kinetik der Elimination parenteral verabreichter Fettemulsionen
aus der Blutbahn wurde von HALLBERG (19, 20) untersucht. Er konnte
nachweisen, daß oberhalb einer kritischen Triglyzeridkonzentration
eine maximale Eliminationskapazität vorhanden ist, während die Elimination unterhalb dieser kritischen Konzentration exponential, d. h.
von der Substratkonzentration abhängig, verläuft (Abb. 4). Er stell-
te außerdem fest, daß die maximale Eliminationskapazität vom Ernährungszustand des Patienten beeinflußt wird, im Hungerzustand zunimmt,
und daß nach chirurgischen Eingriffen die maximale Eliminationskapazität und die exponentielle Elimination erhöht sind. Rückschlüsse
über die weitere Metabolisierung intravenös verabfolgter Fette im
Stoffwechsel des Menschen sind aus diesen Untersuchungen allerdings
nicht zu ziehen.

Die Verwertung parenteral verabreichter, markierter Fettemulsionen
bei Menschen wurde von SHAFIROFF und Mitarbeitern zuerst 1951, später dann auch von KINSELL und Mitarbeitern (29) untersucht. SHAFIROFF
und Mitarbeiter führten bei drei Patienten einen Liter einer deute-
riummarkierten Fettemulsion über 5 - 7 st zu. Schon während der Infusion konnte Deuterium in der Ausatemluft nachgewiesen werden, außerdem war bei den Versuchspersonen sehr schnell ein Anstieg der Deute-
riumkonzentration im Urin nachweisbar, was dafür sprach, daß eine
schnelle Utilisation der verabfolgten Fettemulsion im menschlichen
Organismus erfolgte.

KINSELL und Mitarbeiter (29) untersuchten bei fünf Patienten die Ex-
halation von $^{14}CO_2$ nach intravenöser Zufuhr von ^{14}C-markiertem Tripalmitin in einer Baumwollsamenölemulsion. Wie die Abb. 5, die der
Arbeit von KINSELL entnommen ist, zeigt, stieg die ^{14}C-Aktivität in
der Ausatemluft schnell an, erreichte ihr Maximum schon in der zweiten Stunde nach Beginn der parenteralen Fettzufuhr und nahm anschlies-
send schnell ab. In dem hier dargestellten Fall wurde die Untersuchung mit markiertem Tripalmitin 2mal unter unterschiedlichen Ernährungsbedingungen durchgeführt. Dabei konnte, wie die Kurve erkennen
läßt, unter einer oralen Zufuhr von 1.600 kcal mit 90 g/Tag Fett (A)
9,8 % der verabfolgten Aktivität innerhalb von 8 st in der Exspirationsluft nachgewiesen werden. Erstaunlich war allerdings, daß bei
demselben Patienten unter einer fettfreien Diät mit ca. 300 kcal/Tag
(B) die Oxydationsrate auf nur 11,5 % im gleichen Zeitraum anstieg.

Um festzustellen, in welchem Zeitraum und bis zu welchem Prozentsatz
moderne Fettemulsionen vollständig verbrannt werden, haben wir bei
zwei Patienten intraoperativ und bei 19 Patienten einer operativen
Intensivpflegeabteilung postoperativ und posttraumatisch Glyzerin-
trioleat-1-^{14}C bzw. Glyzerintripalmitat-1-^{14}C in Lipofundin S^R 10%ig
intravenös verabfolgt. Erste, unter unterschiedlichen Versuchsbedin-

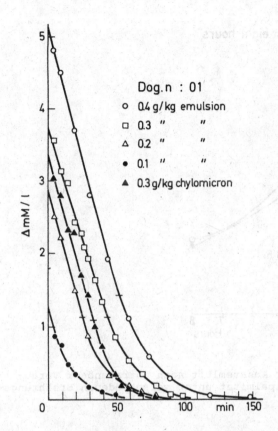

Abb. 4. Elimination verschiedener Mengen injizierter Fettemulsionen
und Chylomikronen aus der Blutbahn bei Hunden.
Die Ordinate gibt die Erhöhung der Triglyzeridkonzentration im Blut
über das basale Niveau an. Die Kreuzung der Kurven stellt die kritische Konzentration dar, wo sich die Elimination von einer linearen
Rate in eine exponentiale Rate ändert (20)

gungen - zum Teil intraoperativ, zum Teil postoperativ oder posttraumatisch, entweder bei nüchternen Patienten oder unter gleichzeitiger
Zufuhr einer Sondenkost - durchgeführte Messungen bei 20 Patienten
nach einmaliger Gabe der markierten Triglyzeride ergaben zunächst,
daß $^{14}CO_2$ innerhalb weniger Minuten in der Ausatemluft erscheint. Ein
typisches Beispiel ist in der Abb. 6 dargestellt. Sie zeigt das Verhalten der $^{14}CO_2$ Aktivität in der Ausatemluft bei einer 27jährigen
Frau, die wegen eines apallischen Syndroms nach einem schweren Schä-
del-Hirn-Trauma auf unserer Station lag. Bei dieser Patientin wurde
nach Verabfolgung von 77/uC rund 23 % der verabfolgten Aktivität
innerhalb von 6 st in der Exspirationsluft nachgewiesen. Der Kurven-
verlauf läßt erkennen, daß die ^{14}C-Aktivität in der Ausatemluft sehr
schnell ansteigt, dann aber nach einem Gipfel in den ersten Stunden
nach der Applikation bis auf eine Größenordnung von 1 - 2 % der verabfolgten Dosis pro Stunde abfällt. Da die Einmalinjektion nicht der
in der parenteralen Ernährung üblichen Verabreichungsform entsprach,

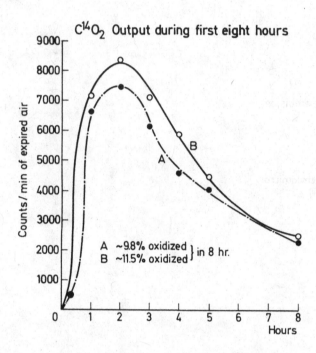

Abb. 5. $^{14}CO_2$-Aktivität in der Ausatemluft nach intravenöser Verabfolgung von ^{14}C-markiertem Tripalmitat unter verschiedenen Ernährungsbedingungen (<u>29</u>)

wurde in einer zweiten Versuchsserie 1 g/kg KG Fett in Form von Lipofundin S^R 10%ig mit Hilfe einer Infusionspumpe verabfolgt. Die Zufuhrgeschwindigkeit lag bei ungefähr 10 g/st Fett. Die in Form von Gly-
zerintrioleat bzw. -tripalmitat applizierte Aktivität wurde der genannten Fettemulsion zugesetzt und mit dieser zusammen verabfolgt. Als
Basisernährung erhielten die Patienten durchschnittlich 1.600 kcal/Tag
in Form einer weitgehend fettfreien Sondennahrung oder intravenös als
hochprozentige Kohlenhydrat- oder Aminosäurenlösung. Die in Abb. 7
dargestellte Kurve wurde unter den Bedingungen der Dauerinfusion gewonnen und zeigt die $^{14}CO_2$-Aktivität in der Exspirationsluft während
und nach einer Fettinfusion. Sie läßt bis kurz nach Beendigung der
Fettzufuhr einen Anstieg der $^{14}CO_2$-Aktivität erkennen, fällt dann ab
und nähert sich über einen längeren Zeitraum der Nullinie asymptotisch.
Die unter den geschilderten Versuchsbedingungen gewonnenen Ergebnisse
sind in Tabelle 1 zusammengefaßt. Sieht man von dem Patienten P. S.
ab, bei dem am Infusionstag aus nicht geklärter Ursache Temperaturen
bis 39,2 °C auftraten, dann hat keiner der übrigen Patienten in den
ersten 12 st nach Beginn der Fettinfusion mehr als 19 % bzw. in den
ersten 24 st mehr als 28 % der verabreichten Aktivität in Form von
$^{14}CO_2$ ausgeatmet.

Es erscheint nicht gerechtfertigt, diese zunächst gering erscheinende
Oxydationsrate allein mit einer postoperativen oder posttraumatisch
verminderten Fettverbrennung zu erklären, da verschiedene Arbeitsgruppen nach Operationen sogar eine Zunahme des Fettumsatzes feststel-
len konnten (<u>5</u>, <u>47</u>, <u>50</u>, <u>54</u>); außerdem konnten LEVEY und MATTHEWS (<u>32</u>)

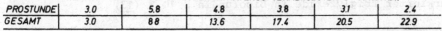

C^{14}-AKTIVITÄT IN DER AUSATEMLUFT IN % DER INTRAVENÖS VERABFOLGTEN C^{14}-AKTIVITÄT						
PROSTUNDE	3.0	5.8	4.8	3.8	3.1	2.4
GESAMT	3.0	8.8	13.6	17.4	20.5	22.9

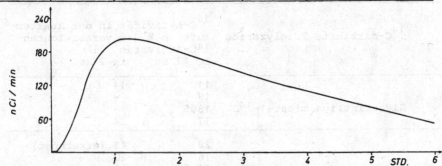

PATIENT : M.V. GESCHLECHT: W ALTER: 27   GEWICHT: 53 kg
DIAGNOSE : EPIDURALES HÄMATOM, APALLISCHES SYNDROM
OPERATION : TREPANATION
APPLIZIERTE FETTDOSIS : 3.2g ≙ 32 ml LIPOFUNDIN S 10%
APPLIZIERTE C^{14}-AKTIVITÄT : 77 μCi

Abb. 6. $^{14}CO_2$ in der Ausatemluft nach einmaliger intravenöser Injektion von Glyzerintripalmitat-1-^{14}C in Lipofundin S 10 % (13)

C^{14}-AKTIVITÄT IN DER AUSATEMLUFT IN % DER VERABFOLGTEN C^{14}-AKTIVITÄT NACH

12 h	24 h
11	14

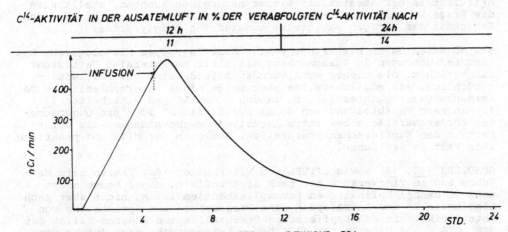

PATIENT   W.M.   GESCHLECHT: M.   ALTER: 32   GEWICHT: 60 kg
DIAGNOSE   ANEURYSMA DER ART. CEREBRI ANTERIOR
OPERATION: „CLIPPING"
APPLIZIERTE FETTDOSIS   50 g ≙ 500 ml LIPOFUNDIN S 10%
INFUSIONSDAUER   4.5 h ≙ 110 ml/h
APPLIZIERTE C^{14}-AKTIVITÄT   160 μCi

Abb. 7. $^{14}CO_2$ in der Ausatemluft nach kontinuierlicher intravenöser Infusion von Glyzerintripalmitat-1-^{14}C in Lipofundin S 10 % (13)

Tabelle 1. $^{14}CO_2$ in der Ausatemluft nach intravenöser Verabfolgung ^{14}C-markierter Triglyzeride in Lipofundin S 10 % (13)

Name	^{14}C-markierte Triglyzeride	^{14}C-Aktivität in der Ausatemluft in % der verabreichten ^{14}C-Aktivität	
		in 12 st	in 24 st
W. W.		11	14
R. S.	Glyzerintripalmitat-1-^{14}C	19	-
W. L.		13,5	-
M. V.		17	24
P. S.		28	41 (errechnet)
E. J.		16	20
M. E.		13,5	19
E. M.	Glyzerintrioleat-1-^{14}C	9,9	15,2
R. V.		13	21
M. R.		18	28 (32 in 36 st)
W. B.		14	20 (errechnet)
G. A.		18	26

im Tierversuch mit ^{14}C-markiertem Trilaurin feststellen, daß parenteral verabfolgte Triglyzeride postoperativ ebenso schnell wie präoperativ metabolisiert werden. Da KINSELL und Mitarbeiter (29) und wir aber nur einen Teil der in Form markierter Triglyzeride verabfolgten Aktivität in der Ausatemluft wieder nachweisen konnten, stellt sich die Frage nach dem Verbleib der restlichen Aktivität, d. h. nach dem Schicksal der übrigen parenteral zugeführten Triglyzeride.

Bei Menschen haben bisher nur wenige Arbeitsgruppen histologische Reihenuntersuchungen im Zusammenhang mit einer parenteralen Fettzufuhr durchgeführt. Die bisher vorliegenden Befunde sind zum Teil widersprüchlich, was möglicherweise aber Folge eines unterschiedlichen Untersuchungszeitpunktes ist. So fanden LEMPERLE und Mitarbeiter (31) 10 min nach Verabfolgung von 30 ml Lipofundin S^R 20 % pro Quadratmeter Körperoberfläche bei intraoperativen Gewebeentnahmen das meiste Fett in den Kupfferschen Sternzellen, wenig in der Milz und praktisch kein Fett in der Lunge.

SCHOLLER (43, 44) sowie ZITTEL und Mitarbeiter (60) fanden beim Menschen und im Tierversuch nur nach Lipofundin B, einer heute nicht mehr im Handel befindlichen Baumwollsamenölemulsion, nicht aber nach Lipofundin S^R und Intralipid^R eine Phagozytose und Speicherung von Fettpartikeln in den Kupfferschen Sternzellen und anderen Zellen des RES. GIGON und Mitarbeiter (17) haben Lungengewebe nach Zufuhr von Intralipid^R histologisch untersucht und konnten dabei zeigen, daß die menschliche Lunge wesentlich an der Elimination parenteral verabfolgter Fettemulsionen aus der Blutbahn beteiligt ist. Wenige Minuten nach Infusionsbeginn war Fett zum größten Teil im Gefäßlumen, zu einem geringeren Teil aber auch schon in den Gefäßendothelien nachweisbar. Etwa 30 min später waren die Fettpartikel vorwiegend in den Gefäßendothelien, außerdem aber bereits in Alveolarepithelien und Granulozyten zu finden. Da bei der wenige Stunden nach der Fettzufuhr durchgeführten Kontrolle das histologische Bild der Lunge völlig dem Befund vor der Fettinfusion glich, konnte eine Fettspeicherung in diesem Organ ausgeschlossen werden.

Über das Ergebnis wiederholter Leberbiopsien während einer über 7 1/2 Monate gehenden vollständigen parenteralen Ernährung unter Einschluß von 1,8 g/kg KG/Tag Fett haben JACOBSON und Mitarbeiter (25, 26) berichtet. Unter der lang dauernden Fettzufuhr ließ sich bei einer 43 jährigen Patientin weder licht- noch elektronenmikroskopisch ein signifikanter Befund an den Leberparenchymzellen feststellen. In den Kupfferschen Sternzellen war 2 1/2 Monate nach Beginn der parenteralen Ernährung erstmals eine Fettablagerung nachzuweisen, die in den folgenden Monaten zunahm und von einer deutlichen Proliferation der Zellen begleitet war. Während das histologische Bild sechs Wochen nach Beendigung der intravenösen Ernährung noch weitgehend unverändert war, konnte bei einer abschließenden Untersuchung 18 Monate später, allerdings nur bei einem Teil der Kupfferschen Sternzellen, eine deutliche Rückbildungstendenz der morphologischen Veränderungen nachgewiesen werden. Die Untersuchung der Fettsäurenzusammensetzung des subkutanen Fettgewebes bei der gleichen Patientin vor und nach der über Monate gehenden parenteralen Fettzufuhr ergab Veränderungen in Übereinstimmung mit dem Fettsäuremuster der verabfolgten Emulsion. ELSTER (14, 15, 16) fand bei der Obduktion verstorbener Patienten und in Stanzzylindern aus der menschlichen Leber nach Infusion größerer Fettmengen, allerdings ohne die verabfolgten Präparate näher zu bezeichnen, neben einer tropfigen und granulären Fettspeicherung im RES eine Sternzellenproliferation.

BROVIAC und SCRIBNER (4) ist es gelungen, 16 Patienten so anzuleiten, daß sie in der Lage sind, sich zu Hause, bisher schon zwischen drei und vier Monaten mit gutem Erfolg, im wesentlichen mit Glukose und Aminosäuren parenteral zu ernähren. Die genannten Autoren weisen aber darauf hin, daß eine zu schnelle Steigerung des intravenös verabfolgten Kalorienangebotes bei stark unterernährten Patienten zu einer akuten Verfettung und Vergrößerung der Leber führen kann. Diese geht mit Schmerzen im rechten Oberbauch und einem abrupten Anstieg der Enzymaktivitäten im Serum einher und kann bei unveränderter Fortsetzung der Infusionstherapie wahrscheinlich zu einem akuten Leberversagen führen.

Einen gegensätzlichen Befund konnten JEEJEEBHOY und Mitarbeiter (27) erheben. Sie fanden nach einer monatelangen intravenösen Fettzufuhr im Rahmen einer vollständigen parenteralen Ernährung keine Zeichen einer Leberverfettung. Wurde die Fettzufuhr allerdings aus dem Nährstoffangebot gestrichen und durch eine kalorisch gleichwertige Glukosemenge ersetzt, dann kam es schnell zu einer massiven Verfettung der Leberläppchen, die sich erst dann wieder zurückbildete, als bei unveränderter Glukosezufuhr erneut Fett parenteral verabfolgt wurde. Dieser Befund spricht nach Meinung der genannten Autoren dafür, daß im Rahmen einer parenteralen Ernährung auch eine Fettzufuhr notwendig ist, um die Entwicklung einer Lebervergrößerung und -verfettung zu vermeiden.

Die wiedergegebenen Befunde weisen darauf hin, daß eine über Wochen und Monate gehende, im Verhältnis zum Körpergewicht hochdosierte parenterale Zufuhr einer Sojabohnenölemulsion im Gegensatz zu der normalen oralen Fettzufuhr zu morphologischen Veränderungen, insbesondere im RES, führen kann. Ihre Bedeutung kann heute noch nicht abschließend beurteilt werden. Bisher fehlen aber Hinweise dafür, daß sich die heute verwendeten Fettemulsionen nach der Elimination aus der Blutbahn anders verhalten als die natürlichen Chylomikronen. So werden die in der Leber gebildeten Triglyzeride, Cholesterin und die Phospholipide nicht in der Leber gespeichert, sondern zu anderen Geweben transportiert. KINSELL und Mitarbeiter (29) haben bei ihren Untersuchungen mit markierten, intravenös verabfolgten Triglyzeriden beim Menschen diese Rezirkulation der markierten Fettsäuren an einem Wiederanstieg der Aktivität im Blut nach einem primären Abfall nachweisen können (Abb. 8), ein Befund, der auch bei unseren Patienten wiederholt erhoben werden konnte (Abb. 9).

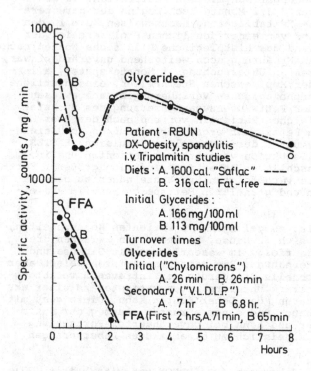

Abb. 8. Abnahme der Radioaktivität in den Triglyzeriden und freien Fettsäuren des Serums nach intravenöser Applikation von ^{14}C-Tripalmitin unter unterschiedlichen Ernährungsbedingungen. Wiederanstieg der Aktivität in den Triglyzeriden als Zeichen einer Rezirkulation der markierten Fettsäuren (29)

Darüber hinaus fanden diese Autoren nach parenteraler Verabfolgung markierter Triglyzeride - durch die Umgehung der Resorption aus dem Darm allerdings früher als andere Arbeitsgruppen nach oraler Fettsäurezufuhr (34) - die radioaktiven Markierungen zunächst in den Phosphatiden, danach auch im Cholesterinester wieder. Der zuletzt erwähnte Befund weist auf ein gleiches Verhalten von Chylomikronen und parenteral zugeführten Triglyzeriden hin. Damit ist anzunehmen, daß die Untersuchungsergebnisse von OETTE und Mitarbeiter (38) auch für die parenterale Fettzufuhr Gültigkeit besitzen und erklären, warum von der in Form von ^{14}C-markierten Triglyzeriden verabfolgten Aktivität nur ein Teil als $^{14}CO_2$ im Beobachtungszeitraum in der Ausatemluft nachweisbar ist. Die genannten Autoren konnten bei Stoffwechselstudien nachweisen, daß auch oral zugeführte Fettsäuren sowohl vom energieverbrauchenden Gewebe als auch von Depots aufgenommen werden, aus denen dann eine protrahierte Mobilisierung erfolgt.

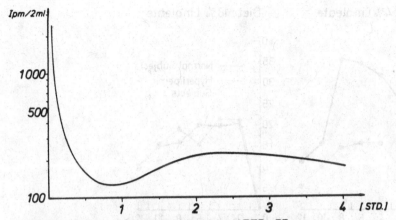

Abb. 9. Abfall und Wiederanstieg (Rezirkulation) der ¹⁴C-Aktivität im Blut nach einmaliger intravenöser Injektion von Glyzerintripalmitat-1-¹⁴C in Lipofundin S 10 % (11)

In diesem Zusammenhang müssen auch die Untersuchungen von NICHAMAN und Mitarbeitern (34) erwähnt werden. Diese Arbeitsgruppe hat nach oraler Zufuhr von ¹⁴C-markierter Linolsäure an normo- und hyperlipämischen Versuchspersonen geprüft, in welcher zeitlichen Reihenfolge die verabfolgte Markierung in den einzelnen Plasmalipidfraktionen erscheint und wieviel von der verabreichten Aktivität unter einem niedrigen und einem hohen Linolsäureangebot als $^{14}CO_2$ in der Ausatemluft nachweisbar wird. Die Abb. 10 zeigt die ¹⁴C-Aktivität in der Exspirationsluft bei normolipämischen Versuchspersonen und bei Patienten mit einer Hyperlipämie, deren Diät 4 bzw. 18 % der Gesamtkalorien als Linolsäure enthielt. Verzögert durch die Resorption steigt die ¹⁴C-Aktivität bei diesen Versuchen natürlich langsamer an als nach der parenteralen Verabfolgung ¹⁴C-markierter Triglyzeride, fällt dann aber auch sehr schnell wieder auf den Ausgangswert ab. In der Tabelle 2, die der Veröffentlichung der gleichen Arbeitsgruppe entnommen ist, sind die Ergebnisse dieser Untersuchungsreihe zusammengestellt. Sie lassen erkennen, daß auch nach oraler Zufuhr von markierten Linolsäuren nur ein Teil der verabfolgten Aktivität in Form von $^{14}CO_2$ in der Ausatemluft nachzuweisen ist.

Die von uns beobachtete akute Verbrennung nur eines Teiles der parenteral angebotenen Triglyzeride läßt sich mit der Ablagerung auch eines Teiles der intravenös verabfolgten Fette in den vorhandenen Depots erklären und unterscheidet sich bei zeitlich und mengenmäßig begrenzter Zufuhr somit wahrscheinlich nicht von der Verwertung oral zugeführter Fette, während nach einer über Wochen oder sogar Monate gehenden parenteralen Fettzufuhr nur langsam und möglicherweise auch nicht voll reversible histologische Veränderungen nachweisbar werden.

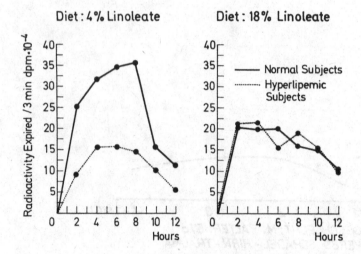

Abb. 10. ^{14}C-Aktivität in der Ausatemluft nach oraler Zufuhr von ^{14}C-markierter Linolsäure an normale (N) und hyperlipämische (H) Versuchspersonen. Die Diät dieser Patienten enthielt 4 % bzw. 18 % der Gesamtkalorien als Linolsäure (34)

Tabelle 2. ^{14}CO$_2$-Produktion bei normo- und hyperlipämischen Versuchspersonen nach oraler Zufuhr von ^{14}C-markierter Linolsäure (34)

Subject and Diet	Percent dpm Ingested Linoleate-1-^{14}C Excreted as ^{14}CO$_2$ per 12 hr
EJ-N-4	25,5
EJ-N-18	15,2
DM-N-4	32,1
DM-N-18	18,7
EB-H-4	10,6
EB-H-18	20,7
CB-H-4	12,4
CB-H-18	15,2

Zusammenfassung:

1. Im Rahmen einer vollständigen parenteralen Ernährung kann die Zufuhr von Fettemulsionen durch eine Steigerung des Kalorienangebotes zur Gewichtszunahme und auch zur Verbesserung der Stickstoffbilanz führen.

2. Den sicheren Beweis für die Möglichkeit des menschlichen Organismus, parenteral zugeführte Triglyzeride akut zu verbrennen, liefert das Erscheinen der ^{14}C-Aktivität in der Ausatemluft schon wenige Mi-

nuten nach Beginn der intravenösen Applikation markierter Triglyzeride.

3. Obwohl über das Stoffwechselverhalten der nicht akut utilisierten Triglyzeride aufgrund der eigenen Befunde und der vorliegenden Untersuchungsergebnisse aus der Literatur keine endgültige Aussage gemacht werden kann, schmälert der Nachweis einer nur teilweise akut erfolgenden Verbrennung die Bedeutung der Fettemulsionen als Kalorienträger nicht, da festzustehen scheint, daß auch bei der normalen Ernährung nur ein Teil des zugeführten Fettes sofort energetisch verbrannt wird, während der Rest an einem dynamischen Austauschprozeß zwischen Depots und energieverbrauchenden Gewebe teilnimmt.

4. Da im Fettsäuremuster des Sojabohnenöls zu über 50 % Linolsäure enthalten ist, erfolgt mit der Verabfolgung der heute gebräuchlichen Fettemulsionen auch eine Zufuhr von essentiellen Fettsäuren. Eine allgemein gültige Angabe über den Linolsäurebedarf des Menschen scheint aber aufgrund der sehr unterschiedlichen Untersuchungsergebnisse bislang noch nicht möglich zu sein.

Literatur

1. ABBOTT, W. E., KRIEGER, H., HOLDEN, W. D., BRADSHAW, J., LEVEY, S.: Effect of intravenously administered fat on body weight and nitrogen balance in surgical patients. Metabolism 6, 691 (1957).

2. BERGMANN, H., MECEK, St., COATS, D. A., LANG, K.: Komplette parenterale Ernährung nach excessiver Darmchirurgie. Wien. klin. Wschr. 84, 708 (1972).

3. BROST, F., HALMAGYI, M.: Zur Frage der Notwendigkeit parenteraler Fettzufuhr bei Traumatisierten. In: Grundlagen und Praxis der parenteralen Ernährung. (eds. K. L. HELLER, K. SCHULTIS, B. WEINHEIMER). Stuttgart: Thieme 1974.

4. BROVIAC, J. W., SCRIBNER, B. H.: Prolonged parenteral nutrition in the home. Surg. Gynec. Obstet. 139, 24 (1974).

5. BÜNTE, H.: Der Energiehaushalt des chirurgischen Patienten. Bruns Beitrag klin. Chir. 216, 577 (1968).

6. CALDWELL, M. D., JONSSON, H. T.: Essential fatty acid deficiency in an infant receiving prolonged parenteral alimentation. J. Pediat. 81, 894 (1972).

7. COLLINS, F. D., SINCLAIR, A. J., ROYLE, J. P., COATS, D. A., MAYNARD, A. T., LEONHARD, R. F.: Plasma lipids in human linoleic acid deficiency. Nutr. Metabol. 13, 150 (1971).

8. DOHRMANN, R.: Fettemulsionen unter besonderer Berücksichtigung der chirurgischen Klinik. Akad. ärztl. Fortbildung Berlin, Med. Informat. - Abtlg. dtsch. Kabi GmbH. München (1966).

9. DUDRICK, S. J., WILMORE, D. W., VARS, H. M., RHOADS, J. E.: Longterm parenteral nutrition with growth, development and positive nitrogen balance. Surgery 64, 134 (1968).

10. DUDRICK, S. J., WILMORE, D. W., STEIGER, E., VARS, H. M., RHOADS, J. E.: The use of carbohydrates and proteolysates for long-

term parenteral feeding. In: Body Fluid Replacement in the Surgical Patient. (eds. C. L. FOX, G. G. NAHAS). New York - London: Grune and Stratton 1970

11. ECKART, J.: Zur Verwertung von Fettemulsionen in der parenteralen Ernährung des Menschen. Infusionstherapie 1, 521 (1974).

12. ECKART, J., KEDENBURG, C. P., TEMPEL, G.: Untersuchungen zur Utilisation parenteral verabreichter Fette in der frühen postoperativen Phase. Med. und Ernährung 7, 154 (1971).

13. ECKART, J., TEMPEL, G., KAUL, A., SCHÜRNBRAND, P.: Untersuchungen zur Utilisation parenteral verabfolgter Triglyceride nach Operationen und Traumen. Infusionstherapie 1, 138 (1973).

14. ELSTER, K.: Auswirkungen von Fettinfusionen auf parenchymatöse Organe. In: Parenterale Ernährung mit Fettemulsionen. Fette in der Medizin. 6. Folge. (eds. N. HENNING, G. BERG). Locham: Pallas 1965.

15. ELSTER, K.: Morphologische Veränderungen bei parenteraler Ernährung. Mels. Med. Mitt. 39, 19 (1965).

16. ELSTER, K.: Discussion: Morphological changes after intravenous nutrition with fat emulsions. In: Parenteral Nutrition. (eds. H. C. MENG, D. H. LAW).Springfield (III.): Thomas 1970.

17. GIGON, J. P., ENDERLIN, F., SCHEIDEGGER, S.: Über das Schicksal infundierter Fettemulsionen in der menschlichen Lunge. Schweiz. med. Wschr. 96, 71 (1966).

18. GLUNZ, K., ZÖLLNER, N.: Über den Einfluß intravenöser Fettzufuhr auf die Stickstoffbilanz bei chronischen internen Leiden. Verh. dtsch. Ges. inn. Med. 69, 404 (1963).

19. HALLBERG, D.: Studies on the elimination of exogenous lipids from the blood stream. The kinetics of the elimination of a fat emulsion studied by single injection technique in man. Acta physiol. scand. 64, 306 (1965).

20. HALLBERG, D.: Elimination of exogenous lipids from the blood stream. An experimental, methological and clinical study. Acta physiol. scand. 65, Suppl. 254 (1965).

21. HALLBERG, D., SCHUBERTH, O., WRETLIND, A.: Experimental and clinical studies on fat emulsions for intravenous nutrition. In: Parenteral Nutrition. (eds. H. C. MENG, D. H. LAW). Springfield (III.): Thomas 1970.

22. HALMAGYI, M., KILBINGER, G.: Clinical and experimental study on the relationship between energy supply and nitrogen balance. In: Parenteral Nutrition. (ed. A. W. WILKINSON). Edinburgh-London: Churchill Livingstone 1972.

23. HANSEN, A. E., WIESE, H. F.: Effects of essential fatty acid deficiency in human beings. In: The Vitamins. (eds. W. H. SEBRELL, R. S. HARRIS). New York: Academic Press 1954.

24. HELLER, L.: Erfahrungen mit der intravenösen Fettzufuhr in der Geburtshilfe und Frauenheilkunde. Mels. Med. Mitt. 23, 53 (1962).

25. JACOBSON, S.: Complete parenteral nutrition in man for seven months. In: Fortschritte der parenteralen Ernährung. (ed. G. BERG). Stuttgart: Thieme 1970.

26. JACOBSON, S., ERICSSON, L. E., OBEL, A.-L.: Histopathological and ultrastructural changes in the human liver during complete intravenous nutrition for seven months. Acta chir. scand. 137, 335 (1971).

27. JEEJEEBHOY, K. N., ZOHRAB, W. J., LANGER, B., PHILLIPS, M. J., KUKSIS, A., ANDERSON, G. H.: Total parenteral nutrition at home for 23 months, without complications, and with good rehabilitation. Gastroenterology 65, 811 (1973).

28. KAYE, R., WILLIAMS, M. L., KUMAGI, M.: Tolerance of infants and children to fat administered intravenously. Metabolism 6, 727 (1957).

29. KINSELL, L. W., MICHAELS, G. D., IMAICHI, K.: Studies with fat emulsions. Metabolism of intravenously administered C^{14} Tripalmitin. Amer. J. clin. Nutr. 16, 97 (1965).

30. LANG, K.: Biochemie der Ernährung. Darmstadt: Steinkopff 1974.

31. LEMPERLE, G., REICHELST, H., DENK, S.: The evaluation of phago- cytic activity in men by means of a lipid-clearance-test. Abstr. 6th Int. Meeting Reticuloendothelial Soc., Freiburg 1970.

32. LEVEY, S., MATTHEWS, L. W.: Unveröffentl. Ergebnisse. Zit. in: ABBOTT, W. E., KRIEGER, H., HOLDEN, W. D., BRADSHAW, J., LEVEY, S.: Effect of intravenously administered fat on body weight and nitrogen balance in surgical patients. Metabolism 6, 691 (1957).

33. NEPTUNE, E. M., GEYER, R. P., SASLAW, I. M., STARE, F. J.: Par- enteral nutrition. XII. The successful intravenous admini- stration of large quantities of fat emulsion to men. Surg. Gynec. Obstet. 92, 365 (1951).

34. NICHAMAN, M. Z., OLSON, R. E., SWEELEY, C. C.: Metabolism of li- noleic acid-1-C^{14} in normolipemic and hyperlipemic humans fed linoleate diets. Amer. J. clin. Nutr. 20, 1070 (1967).

35. PEASTON, M. J. T.: Design of an intravenous diet of amino-acids and fat suitable for intensive patient-care. Brit. med. J. 2, 388 (1966).

36. PENSLER, L., WHITTEN, C., PAULSRUD, J., HOLMAN, R.: Serum fatty acid changes during fat-free intravenous therapy. J. Pediat. 78, 1067 (1971).

37. PRESS, M., HARTOP, P. J., PROTTEY, C.: Correction of essential fatty acid deficiency in man by the cutaneous application of sunflower-seed oil. Lancet I, 597 (1974).

38. OETTE, K., FRESE, W., PHILIPPEN, R.: Untersuchungen zum Chylomi- kronenfettsäuren-Einstrom in die Leber des Menschen und zur Verweildauer von Nahrungsfettsäuren im endogenen Fettsäure- kreislauf. Z. ges. exp. Med. 154, 208 (1971).

106

39. REID, D. J.: Intravenous fat therapy - I. Nitrogen balance studies. Brit. J. Surg. 54, 198 (1967).

40. REID, D. J.: Intravenous fat therapy - II. Changes in oxygen consumption and respiratory quotient. Brit. J. Surg. 54, 204 (1967).

41. SCHÄRLI, A.: Vollständige parenterale Ernährung beim chirurgisch Kranken. Int. Z. Vitaminforsch. 35, 52 (1965).

42. SCHETTLER, G.: Fettstoffwechselstörungen. Stuttgart: Thieme 1971.

43. SCHOLLER, K. L.: Transport und Speicherung von Fettemulsionen. Z. prakt. Anästh. 3, 193 (1968).

44. SCHOLLER, K. L.: Zur Speicherung verschiedener Fettemulsionen in den Retikuloendothelzellen der Leber. Med. Welt 24, 1179 (1973).

45. SCHÖN, H., ZELLER, W.: Fettemulsionen in der parenteralen Ernährungstherapie. Basel-New York: Karger 1962.

46. SCHULTIS, K.: Erfahrungen bei der parenteralen Ernährung chirurgischer Patienten. In: Parenterale Ernährung. (eds. K. LANG, R. FREY, M. HALMAGYI). Anaesthesiologie und Wiederbelebung, Bd. 6. Berlin-Heidelberg-New York: Springer 1966.

47. SCHULTIS, K., GESER, C. A.: Klinische Untersuchungen über die Anwendung von Kohlenhydraten bei Streßzuständen. In: Kohlenhydrate in der dringlichen Infusionstherapie. (eds. K. LANG, R. FREY, M. HALMAGYI). Anaesthesiologie und Wiederbelebung, Bd. 31. Berlin-Heidelberg-New York: Springer 1968.

48. SHAFIROFF, B. G. P., MULHOLLAND, J. H., ROTH, E., BARON, H. C.: Oxygen consumption studies with intravenous infusions of a combined fat emulsion. Proc. Soc. exp. Biol. N. Y. 71, 102 (1949).

49. TROLL, U., RITTMEYER, P.: Veränderungen im Fettsäuremuster der Serumgesamtlipoide bei Katabolie. Infusionstherapie 3, 230 (1974).

50. TWEEDLE, D., JOHNSTON, I. D. A.: Factors affecting the metabolic expenditure of surgical patients. Brit. J. Surg. 58, 771 (1971).

51. UPJOHN, H. L., CREDITOR, M. C., LEVENSON, St. M.: Metabolic studies of intravenous fat emulsion in normal and malnourished patients. Metabolism 6, 607 (1957).

52. WIESE, H. F., HANSEN, A. E., ADAM, D. J.: Essential fatty acids in infant nutrition. J. Nutr. 66, 345 (1958).

53. WILMORE, D. W., MOYLAN, J. A., HELMKAMP, G. M., PRUITT, B. A.: Clinical evaluation of a 10 % intravenous fat emulsion for parenteral nutrition in thermal injured patients. Ann. Surg. 178, 503 (1973).

54. WITTE, C., KÖTTER, D., SCHWARTZKOPFF, W., KASPER, F.: Energiestoffwechsel, Wasser- und Elektrolythaushalt beim normalen postoperativen Verlauf. In: Der postoperative Verlauf. (ed. E. S. BÜCHERL). Stuttgart: Thieme 1969.

55. WOLF, H., LÖHR, H., LEY, H. G., OTTEN, A.: Fettinfusionen bei Früh-
    geborenen in den ersten Lebenstagen. Med. und Ernähr. 9, 25
    (1968).

56. WOLFRAM, G., DOENICKE, A., ZÖLLNER, N.: Die essentiellen Fettsäu-
    ren in den Cholesterinestern des Serums vor und in den Ta-
    gen nach einer Magenoperation. Infusionstherapie 1, 537
    (1974).

57. WRETLIND, A.: Diskussionsbeitrag zum Thema: Fettemulsionen. In:
    Recommendations for Parenteral Nutrition. (ed. G. BERG)
    Darmstadt: Steinkopff 1970.

58. WRETLIND, A.: Vollständige parenterale Ernährung. Infusionsthera-
    pie 1, 88 (1973).

59. ZELLER, W., BERG, G., FRANK, H.: Die Ausnutzung des intravenös
    zugeführten Fettes bei kompletter parenteraler Ernährung.
    In: Parenterale Ernährung mit Fettemulsionen. Fette in der
    Medizin. 6. Folge (eds. N. HENNING, G. BERG). Lochham:
    Pallas 1965.

60. ZITTEL, R. X., SCHOLLER, K. L., OEHLERT, W.: Nil nocere! Rückwir-
    kungen auf den Organismus bei der parenteralen Ernährung
    mit Fettemulsionen. Münch. med. Wschr. 109, 349 (1967).

61. ZOHRAB, W. J., McHATTIE, J. D., JEEJEEBHOY, K. N.: Total parente-
    ral alimentation with lipid. Gastroenterology 64, 583 (1973).

62. ZÖLLNER, N., WOLFRAM, G.: Cholesterinester im Plasma als Parame-
    ter der Linolsäureversorgung des Menschen. Z. ges. exp. Med.
    146, 89 (1968).

63. ZUMTOBEL, V., ZEHLE, A.: Indikation für eine parenterale Fettgabe
    in der Chirurgie. Infusionstherapie 1, 531 (1974).

Wasser- und Elektrolytbedarf bei der parenteralen Ernährung

Von W. Dick und W. Seeling

Für die parenterale Ernährung läßt sich ein standardisierter Wasser-
und Elektrolytbedarf, der allen Anforderungen gerecht werden könnte,
kaum fixieren. Bedingt durch vielfältige und differente Reaktionen
auf Streß und Trauma - z. B. in Form einer Stimulation der Nebennie-
renrindenaktivität, des Hypophysenvorderlappens, des Angiotensin-Re-
nin-Aldosteron-Systems usw. - ist der renale Flüssigkeits- und Elektrolytbedarf im Einzelfall nur mittels exakter Bilanzierung kalkulier-
bar (11, 14). Eine normierte Substitution kann daher immer nur einen
Richtwert für definierte Bedingungen darstellen (Abb. 1).

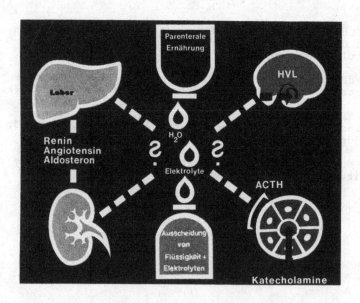

Abb. 1. Die Bedeutung der Bilanz für die parenterale Ernährung

Trotzdem ist eine Übersichtskalkulation des Wasser-Elektrolyt-Bedarfs
unerläßlich; nur erfordert diese Übersichtskalkulation den Bezug auf
den Patienten im Gleichgewichtszustand während der parenteralen Ernährung. Daher sei im folgenden auch nicht der Bedarf angesprochen, der
aus zusätzlichen pathologischen Verlusten, aus Komplikationen der parenteralen Ernährung usw. resultieren würde. Diese Abgrenzung erscheint
notwendig, um den Wasser- und Elektrolytbedarf auch in Beziehung zu
den applizierten Nährstoffen und energiespendenden Substanzen bringen
zu können.

1. Flüssigkeitsbedarf

Bekanntlich verteilt sich die Gesamtkörperflüssigkeit des Erwachsenen
in Höhe von 60 % seines Körpergewichts auf Intravasalraum, Intersti-
tium und Intrazellulärraum im Verhältnis 5:15:40 %, wobei die einzelnen Räume in ihren osmotischen Bedingungen übereinstimmen (Abb. 2).

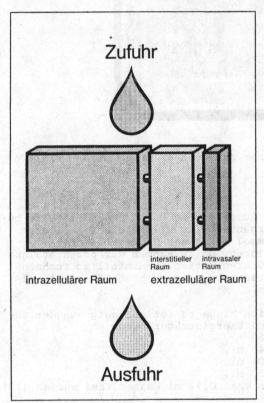

Abb. 2. Die Flüssigkeitsräume des
Organismus

Jede Änderung des osmotischen Milieus eines Raumes wird zwangsläufig
osmotische Veränderungen der anderen Räume nach sich ziehen. Natrium
als Kation und Chlorid als Anion sind im wesentlichen für die osmotischen Bedingungen der Extrazellulärflüssigkeit verantwortlich (6); dem
Natriumion kommt darüber hinaus ein wesentlicher Einfluß auf den Ami-
nosäuren-, Kohlenhydrat- und Eisentransport in die Zelle zu (Abb. 3).

Für die parenterale Ernährung lassen sich Natrium- und Wasserbedarf
aus deren Umsatz und Ausscheidung annähernd errechnen.

Für die Kalkulation des Flüssigkeitsbedarfs sind verschiedene Faktoren zu berücksichtigen: Einmal wird bekanntlich der Organismus generell durch jeglichen Flüssigkeitsmangel in seiner Existenz bedroht.
So ist ein Flüssigkeitsverlust von 20 - 25 % des Körpergewichts oder
40 % des Gesamtkörperwassers mit dem Leben nicht mehr vereinbar. Zum
anderen bestimmt sich der obligatorische Wasserverlust aus der Differenz zwischen Minimalverlust zur Metabolitenausscheidung und endogen
produziertem Wasser.

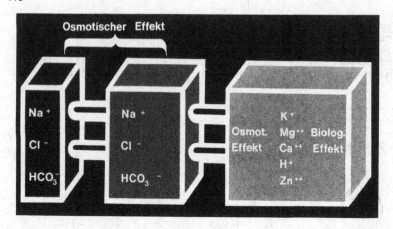

Abb. 3. Die Bedeutung verschiedener Kat- und Anionen für den Flüssig-
keits- und Elektrolythaushalt

Die Mindestflüssigkeitsmenge zur Ausscheidung von 1 mmol Metabolit beträgt ca. 2,5 ml; so gehen dem Organismus z. B. mit einer täglichen
Metabolitenausscheidung von 300 mmol bei einer Urinosmolalität von
1.200 mmol ca. 250 ml Wasser verloren. Da im Rahmen der parenteralen
Ernährung mit einem wesentlich höheren Metabolitenanfall zu rechnen
ist, wird der primäre Flüssigkeitsansatz entsprechend höher sein als
unter physiologischen Bedingungen.

Die endogene Flüssigkeitsproduktion hingegen ist abhängig von der Zufuhr entsprechender Nährstoffe und Energieträger, wenn
pro Gramm Kohlenhydrat   0,60 ml,
pro Gramm Eiweiß   0,40 ml,
pro Gramm Fett   1,00 ml,
pro Gramm Aminosäurengemisch 0,50 ml,
oder generell pro metabolisierter kcal 0,12 ml Wasser frei werden (17).

Die mit Hilfe dieser Kriterien errechenbare endogene Wasserproduktion
von im Mittel 300 ml/Tag kann unter den Bedingungen extremer Katabolie
bis auf 800 ml/Tag ansteigen (17).

Unter Berücksichtigung all dieser Zusammenhänge wird man für die parenterale Ernährung eine durchschnittliche Flüssigkeitsmenge von 40 ml/
kg/Tag oder 1.500 ml/qm Körperoberfläche/Tag zugrunde legen müssen
(4, 5, 7, 8). Entsprechende Bilanzuntersuchungen haben diesen Ansatz
erbracht bzw. bestätigt.

Die Richtzahl 40 ml/kg/Tag wird unter allem Vorbehalt für einen Standardpatienten gelten; sie läßt sich nur dann aufrechterhalten, wenn
die jeweilige Bilanz ihre Vertretbarkeit erweist. Andernfalls ist sie
schnellstmöglich anhand der Resultate der bilanzierten Ein- und Aus-
fuhrmessung unter Berücksichtigung auch pathologischer Verluste zu
korrigieren (Abb. 4).

2. Natriumbedarf
In untrennbarem Zusammenhang mit der Flüssigkeitszufuhr steht die Natriumzufuhr. Auch hierfür lassen sich bestimmte Richtwerte aufstellen,
die jedoch den gleichen Bilanzvorbehalten unterliegen. Für die Flüs-

sigkeits- und Elektrolytzufuhr gerade im Rahmen der parenteralen Ernährung sind als Bezugsgrößen vielfach die applizierten Kalorienmengen gewählt worden, wobei eine tatsächliche Verwertung dieser Kalorien
im Organismus vorausgesetzt wird.

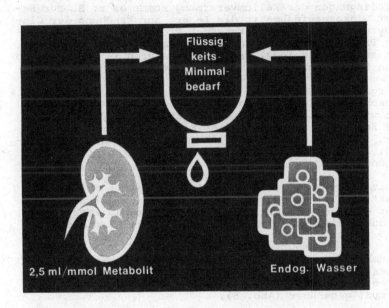

Abb. 4. Grenzbedingungen für den Flüssigkeitsbedarf

Entsprechende Empfehlungen gehen von einer Relation 40 - 50 mval Na-
trium/1.000 zugeführte Kalorien aus. Das würde bei einem 70 kg schweren Patienten unter Zugrundelegung eines Bedarfs von 30 Kalorien/kg zugeführten Aminosäuren einer Natriumzufuhr von 80 - 100 mval/Tag entsprechen. Diese Werte müssen jedoch als untere Grenze angesehen werden, da schon der tägliche Natriumumsatz zwischen 100 und 250 mval
ausmacht. Bilanzuntersuchungen in der postoperativen Phase haben
schließlich unter definierten Bedingungen eine Natriumausscheidung von
bis zu 300 mval/Tag erbracht. Der normierbare Natriumbedarf für den
parenteral ernährten Standardpatienten wird am ehesten den Bilanzuntersuchungen zu folgen haben und sich im Bereich zwischen 200 und 300
mval/Tag orientieren müssen (5, 7, 8). Wesentlich zu niedrig dürften
dagegen Empfehlungen sein, denen zufolge 1 l einer Lösung zur parenteralen Ernährung nur 40 mval Natrium beizufügen sind (4), entsprechend
70 mval Natrium/Tag (25, 27, 28) oder 1,0 - 1,5 mval/kg KG und Tag.

Eine Lösung zur parenteralen Ernährung würde vielmehr kalkulatorisch
pro Liter zwischen 60 und 80 mval Natrium enthalten, ein 70 kg schwe-
rer Patient mit 2.800 ml dieser Lösung versorgt werden können (5, 7,
8). Dabei ist selbstverständlich der effektive Natriumbedarf ebenso
wie der Wasserbedarf von einer exakt durchgeführten Bilanz abhängig.

3. Kaliumbedarf

Mit der Erörterung der Rolle des Kalium im Rahmen der parenteralen Ernährung kommen wir zu einem wesentlich komplexeren Bereich. Kalium hat
bekanntlich für die osmotischen Bedingungen im Extrazellulärraum nur
eine untergeordnete Bedeutung; hingegen ist Kalium für die Osmolarität des Intrazellulärraums verantwortlich und übt darüber hinaus eine
spezifisch biologische Aktivität aus. Es konnte ein insulininduzierter
Kaliumeinstrom in die Zelle zusammen mit Glukose nachgewiesen werden
(12). Unter den Bedingungen der Kaliumverarmung kommt es z. B. zur Beeinträchtigung der Glukoseaufnahme in die Leber, zur Erhöhung der Glukosebildung aus Pyruvat, zur Verminderung der Proteinsynthese, zur Be-
hinderung aktiver Transportvorgänge an der Zellmembran usw.. Kaliummangel beeinflußt zudem den Spiegel freier Aminosäuren in der Zelle
und vermindert den Einbau von Aminosäuren in Proteine.

Kalium liegt im Organismus zu 90 % in austauschbarer Form vor, nur 10 %
sind nicht austauschbar an Zellstrukturen fixiert. Aus Untersuchungen
zum Kaliumverlust während einer Hungerperiode und der Wiederaufnahme
von Kalium in die Zelle bei Korrektur eines Eiweißdefizits sowie aus
direkten Messungen im Muskelgewebe hat sich ergeben, daß im Protoplas-
ma der Zelle z. B. 2,4 mval Kalium/g Stickstoff fixiert sind; Glykogen bindet zwischen 0,4 und 1,0 mval Kalium/g.

Der tägliche Umsatz liegt in einer Größenordnung von 50 - 100 mval,
wobei z. B. zum aktiven Transport von 1 mval Kalium von extrazellulär
nach intrazellulär entgegen dem Konzentrationsgefälle die Energie benötigt wird, die durch die Oxydation von 1 mmol Glukose freigesetzt
wird.

Da der Gesamtkaliumbestand mit 40 - 50 mval/kg KG angenommen wird,
steht ein fixiertes Zellstrukturkalium von 350 mval bei einem insgesamt austauschbaren Kalium von 3.150 mval einem extrazellulären Bestand von ca. 70 mval gegenüber (Abb. 5).

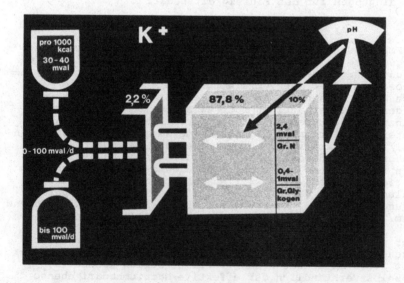

Abb. 5. Kaliumbestand und Kaliumumsatz im Organismus

Aus einer Kaliumumsatzrate von 50 - 100 mval/Tag wird sich unter Zugrundelegung einer Flüssigkeitszufuhr von 40 ml/kg KG/Tag eine Lösung
ergeben, die im Liter etwa 16 - 35 mval Kalium enthält.

Für den Bereich der parenteralen Ernährung unter steady state-Bedingungen ist jedoch die Relevanz dieser Berechnung zu überprüfen. Nimmt
man eine ausgeglichene Stickstoffbilanz an, so stehen theoretisch folgende Möglichkeiten zur Verfügung:
a) Wenn für 1.000 zugeführte Kalorien 30 - 40 mval Kalium benötigt werden (4), so entspricht dies einer Lösung, die pro Liter ca. 21 mval
Kalium enthält. Geht man davon aus, daß sich die Kaliummengen, die zum
Zellaufbau benötigt und diejenigen, die durch Zellabbau frei werden,
die Waage halten, daß darüber hinaus durch ein ausreichendes Energie-
angebot die Suffizienz der Natriumpumpe gewährleistet und schließlich
kein zusätzliches Kalium zur Wiederherstellung der Homöostase benötigt
wird, so kommt der so errechnete Betrag in etwa den Erfordernissen nahe.

b) Andere Bedarfskalkulationen gehen von der Art der zugeführten Nährstoffe und energiespendenden Substanzen aus. Danach werden für 70 g
Aminosäuren rund 27 mval Kalium, für 250 g Kohlenhydrate ca. 40 mval
Kalium benötigt, also zusammen rund 80 mval Kalium/Tag; pro Liter Lösung ergibt dies wiederum rund 25 mval Kalium.

Wie grob die hier skizzierten Berechnungsansätze sind, zeigt die Tatsache, daß für Kohlenhydrate generell ein Kaliumbedarf von ca. 10 mval/
60 g veranschlagt wird. Dabei wird aber kaum berücksichtigt, daß z. B.
die Infusion von Xylit einerseits einen deutlich stickstoff- und damit
kaliumsparenden Effekt zur Folge hat, andererseits gegebenenfalls eine
osmotische Diurese mit erhöhter Kaliumausscheidung verursachen kann.

Schließlich muß auch bedacht werden, daß selbst bei kaliumfreier Ernährung eine permanente Kaliumausscheidung von 50 - 60 mval/Tag ver-
bleibt.

Bilanzuntersuchungen während der parenteralen Ernährung erbrachten
Ausscheidungsraten bis zu 100 mmol/Tag (11).

All diesen Relationen trägt letztlich bedingt eine Lösung Rechnung,
die zwischen 25 und 30 mval Kalium im Liter enthält (5, 7, 8) (Abb. 6).
Auch diese Zahl muß als Mindestrichtgröße bei ausreichender Nierenfunktion angesehen werden, die es - auf der Basis von Bilanzen - den
tatsächlichen Erfordernissen anzupassen gilt.

Zu bedenken bleibt schließlich sowohl für die Natrium- als auch die
Kaliumzufuhr, daß beide Kationen im Rahmen einer Azidose auf Ketokör-
perbasis als Salze der Ketokörper renal eliminiert werden können und
so möglicherweise in bestimmten Situationen in wesentlich höheren Konzentrationen als vermutet den Organismus verlassen.

4. Sonstige Elektrolyte
Generell entfalten zweiwertige Kationen, wie z. B. Magnesium, Kalzium,
Zink, Kupfer usw., ihren Wirkungsschwerpunkt im Intrazellulärraum. Sie
werden extrazellulär aber von Liganden der Bindegewebsstrukturen komplex abgebunden; ein Teil ist außerdem membranfixiert. Aus diesen und
anderen Gründen läßt sich in bezug auf den Gesamtkörperbestand der intrazelluläre Gehalt dieser Kationen jeweils nur abschätzen.

a) Kalziumbedarf
Ebenso wie Kalium gehört Kalzium zu den biologisch spezifisch aktiven
Kationen. Die Toleranzbreite des Bestandes, die mit dem Leben noch
vereinbar ist, liegt zwischen 50 und 200 % des Normwertes.

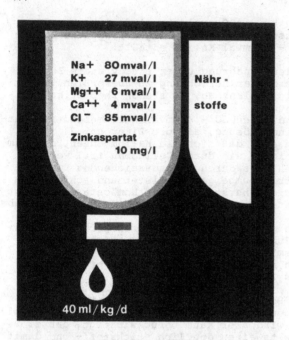

Abb. 6. Empfehlungen zum Elektrolytbedarf der Lösungen zur parenteralen Ernährung

Kalziumkonzentration und Kalziumumsatz haben enge Beziehungen zur Ka-
lium-, Magnesium- und Wasserstoffionenkonzentration. Bei hoher Wasserstoffionenkonzentration z. B. kann der Gesamtkalziumbestand zwar erniedrigt sein, der Anteil des ionisierten Kalzium steigt hingegen an.
Eine hohe Kaliumkonzentration kann andererseits in ihren Auswirkungen
durch hohe Kalziumkonzentrationen teilweise kompensiert werden.

Der Kalziumbestand des Organismus liegt bei rund 2 % des Körpergewichts, davon ist 1 % in löslicher Form im Intra- und Extrazellulärraum verfügbar; der Rest ist an Knochenstrukturen gebunden.

Extrazelluläres Kalzium liegt zu 33 % an Protein gebunden, zu 12 % in
diffusibler, aber undissoziierter Form (Bikarbonat, Phosphat und Zitrat), zu rund 55 % ionisiert vor. Kalzium ist u. a. von Bedeutung für
die elektromechanische Kopplung im Intrazellulärraum.

Die Empfehlungen zur Kalziumsubstitution differieren erheblich. Während länger dauernder Bilanzstudien wurden Kalziumeliminationsraten
von 32 mval/Tag und mehr beobachtet. Trotzdem wird allgemein der Stand-
punkt vertreten, Kalzium entweder gar nicht oder nicht in Mengen zu
ersetzen, die den Verlustraten entsprechen (27, 28).

Unterschiedliche Ansätze gehen wiederum von der zugeführten Kalorienmenge oder dem Körpergewicht als Bezugsgrößen aus. Pro 1.000 zugeführte Kalorien werden zwischen 4,5 und 9 mval Kalzium - entsprechend 9 -
18 mval/Tag - empfohlen; pro kg KG ist von 0,22 mval - entsprechend
14 - 15 mval/Tag - auszugehen. Ein gegebenenfalls höherer Bedarf ergibt sich - wie noch zu erörtern sein wird - bei der Applikation von
Phosphat (1).

b) Magnesiumbedarf

Magnesium - ein weiteres, biologisch aktives Kation - liegt in Serumkonzentrationen von 1,6 - 2,2 mval/l vor. Der Gesamtmagnesiumbestand
eines 70 kg schweren Erwachsenen macht 2.000 - 2.400 mval oder rund 40
mval/kg KG fettfreier Masse aus. Für Magnesium spezifische hormonelle
Regulationen im Extrazellulärraum sind nicht bekannt; der Hauptangriffs-
punkt liegt vielmehr im Intrazellulärraum. Zwischen Extrazellulärraum
und Intrazellulärraum besteht ein zum Intrazellulärraum gerichteter
Gradient. 66 % des Gesamtmagnesiumbestandes sind im Skelettsystem ver-
ankert.

Der Magnesiumbedarf hängt entscheidend von der Wachstumsrate ab. Für
die Proteinsynthese werden pro g Stickstoff rund 0,6 mval Magnesium
verbraucht. Der Säugetierorganismus hat nicht die Fähigkeit, die Magnesiumausscheidung veränderten Bedingungen ausreichend schnell anzupassen. Eine enterale Magnesiumzufuhr zwischen 0,30 und 0,36 mval/kg KG
und Tag führt bei normalgewichtigen Erwachsenen bereits zu positiven
Magnesiumbilanzen (15); bei einem Überangebot entwickelt sich nach Wochen eine positive Magnesiumbilanz bis hin zu toxischen Erscheinungen.

Hauptausscheidungsquellen sind Urin, Schweiß sowie endogene Verluste.
Dabei kann die Urinkonzentration - in Anwesenheit einer echten Hypomagnesiämie - auf extrem niedrige Werte abfallen.

An pathologischen Zustandsbildern werden unterschieden (26):
a) ein vermindertes Magnesiumangebot mit Hypomagnesiämie. Ausgeprägte
Mangelzustände haben unter Umständen Wachstumsstörungen - insbesondere beim noch wachsenden Organismus - zur Folge. Bei zellulärem Magne-
siummangel ist das Kaliumion in gleichem Ausmaß betroffen.

b) Magnesiumdepletion bei fortlaufender negativer Magnesiumbilanz:
Hier kommt es zur Abnahme des Magnesiumgehaltes, insbesondere in Ge-
weben mit hohen Magnesiumanteilen. Osmotische Diurese steigert die
Magnesiumausscheidung über die Niere. Der Serummagnesiumspiegel gibt
kaum Auskunft über eine echte Depletion, da schwere Mangelzustände mit
Normomagnesiämie einhergehen können.

c) Hypomagnesiämie ohne Depletion bei Alkoholismus und in den ersten
postoperativen Tagen: Hier ist jedoch infolge der raschen Normalisie-
rungstendenz keine Substitution erforderlich. Bei lang dauernder ma-
gnesiumfreier parenteraler Ernährung kann gegebenenfalls eine Magnesiumdepletion zustande kommen.

Entsprechend variieren die Empfehlungen zur Magnesiumsubstitution im
Rahmen der parenteralen Ernährung zwischen 5 - 7 mval Magnesium/l Infusionslösung (4, 27, 28), 8 mval/Tag und 30 mval/Tag (25).

Empfehlungen zur Magnesiumsubstitution auf der Basis von Bilanzierungs-
untersuchungen gehen von 18 - 20 mval Magnesium pro Tag, 5 - 8 mval/
1.000 Kalorien bzw. 4 - 6 mval/l Lösung aus. Höhere Dosierungen sind
bei parenteraler Ernährung nicht erforderlich. Eine Kompensation der
Verluste über Urin und Schweiß ist bereits mit ca. 16 - 20 mval/Tag
oder 0,2 - 0,3 mval/kg KG/Tag möglich.

Bereits an dieser Stelle wird ersichtlich, daß eine Lösung zur parenteralen Ernährung die theoretisch kalkulierte Ionenzusammensetzung -
zumindesten für Natrium - nicht aufweisen kann. Für die parenterale
Ernährung müssen die Natriumanteile einer Nährlösung zugunsten der
Kalium-, Magnesium-, Kalzium- und sonstigen Anteile der Lösung reduziert werden, um noch ausreichend freies Wasser verfügbar zu haben.

c) Zinkbedarf

Eines der weiteren ausreichend untersuchten Zusatzelemente ist Zink.
Der Gesamtkörperbestand liegt bei 2 - 3 g oder 0,8 mval/kg KG, wobei
Muskel, Leber, Prostata, Knochen und Haare Depots darstellen, das Ge-
hirn hingegen den geringsten Anteil aufweist (Abb. 7).

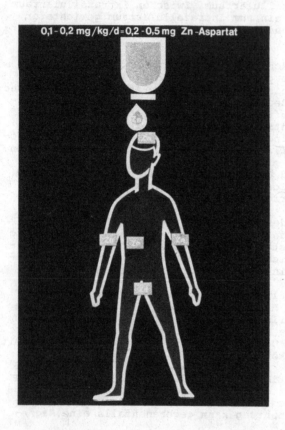

Abb. 7. Die wichtigsten Zinkvorkommen im Organismus

Der Tagesbedarf wird mit 10 - 15 mg (0,15 - 0,23 mmol) angenommen, wobei im Urin nur 0,4 - 0,6 mg ausgeschieden, der überwiegende Anteil,
ca. 5,0 mg, über den Pankreassaft und Darmsekret eliminiert wird.

Der Serumzinkspiegel liegt bei etwa 80 - 100 μg% entsprechend 12 -
15,5 μmol/l. Zink nimmt eine entscheidende Stellung im Kohlenhydrat-
und Eiweißstoffwechsel sowie bei Transportvorgängen an der Zellmembran
ein. So kommt es bei parenteral ernährten Intensivtherapiepatienten
trotz Abfall des Serumzinkspiegels zu hohen Zinkausscheidungsraten im
Urin (10).

An Störungen im Zinkhaushalt müssen Hypozinkämien ohne imponierende
Symptomatik von echten Zinkdepletionen unterschieden werden. Der Zink-
gehalt einzelner Organe ist zwar bekannt, Auswirkungen einer Depletion

mit Konzentrationsangaben sind vorerst jedoch nur im Tierexperiment erkennbar. Zink hat wiederum in erster Linie Bedeutung für den Aminosäurenmetabolismus und die Proteinsynthese. Bei Zinkverlusten von rund 20 mg/Tag hat der Organismus in ca. 10 Tagen 10 % seines Gesamtkörperbestandes verloren.

Zink sollte den Lösungen für die parenterale Ernährung in einer Dosierung von 0,1 - 0,2 mg/kg/24 st bzw. 3 - 6 /uval/kg/24 st zugesetzt werden (als Zinkaspartat (10) oder Zinksulfat (25)).

Unsere Empfehlungen gelten für den parenteral ernährten Patienten unter den Bedingungen einer künstlichen Beatmung, nach einer Traumatisierung usw.. Für die parenterale Ernährung in anderen Bereichen der Medizin kann die Zinksubstitution gegebenenfalls in Bereiche zwischen 0,6 und 2,8/uval/kg/Tag reduziert werden (27, 28).

5. Anionenbedarf
Der Anionenanteil der Lösungen zur parenteralen Ernährung sei hier nur kurz gestreift.

a) Wie bereits erwähnt, hat das Chlorid wie das Natrium einen ausgeprägten osmotischen Effekt, ohne biologisch spezifisch aktiv zu sein. Daher kann Chlorid in gewissen Bereichen gegen andere Anionen ausgetauscht werden, ohne daß daraus wesentliche Veränderungen resultieren, z. B. Bikarbonat, Azetat usw..

Es können jedoch während der parenteralen Ernährung offenbar hyperchlorämische metabolische Azidosen dadurch entstehen, daß die zugeführten Aminosäurenlösungen große Mengen an Chlorid bzw. Hydrochlorid enthalten, weil sie als Chloride bzw. Hydrochloride in den Lösungen vorliegen. Die Metabolisierung von 1 mol Aminosäure setzt dann 1 mol Chlorid bzw. Hydrochlorid frei.

b) Phosphat
Noch vor kurzer Zeit galt, daß einer Substitution von Kalzium und Phosphat beim Erwachsenen keine essentielle Bedeutung zukäme, da der Organismus über genügend Reserven verfüge (4). Bei der parenteralen Ernährung mit synthetischen Aminosäurengemischen wurden jedoch häufig Hypophosphatämien beobachtet, die von Störungen der Glykolyse gefolgt waren (1 mol Glukose und 1 mol Phosphat) (1, 9, 16, 18, 21).

Der Organismus verfügt über einen Gesamtphosphorgehalt von ca. 11,6 g/kg KG entsprechend 900 g Phosphor oder 2.800 g Phosphat. 70 - 80 % des Phosphats sind im Skelett festgelegt, 18,6 % in Form von sekundärem Phosphat ($H_2PO_4^-$), 81,4 % in Form von primärem Phosphat (HPO_4^{--}). Die Phosphorausscheidung im Urin macht ca. 1,2 g am Tag aus, sie kann bei Bedarf fast vollständig eingeschränkt werden.

Hypophosphatämien entstehen nur, wenn Stickstoff- und Kalorienbilanz positiv sind.

Bei einer Zufuhr von 5 - 20 mval Phosphat/1.000 Kalorien (18) tritt in der Regel keine Hypophosphatämie auf, sie ist jedoch nach 1 - 2 Tagen phosphatfreier parenteraler Ernährung zu erwarten. Ebenso sind Hypophosphatämien bei länger dauernder parenteraler Ernährung mit synthetischen Aminosäurenlösungen beobachtet worden, ohne daß ihre Ätiologie hinlänglich geklärt ist. Sie lassen sich nicht durch erhöhte Urinausscheidung erklären, da die Elimination auf fast unmeßbare Werte zurückgehen kann. Vielmehr muß ein erhöhter Verbrauch im Organismus angenommen werden.

Nach einigen Tagen einer Hypophosphatämie treten Störungen der Glykolyse, ATP-Mangel, Glukose-6-Phosphatmangel, Akkumulation von Triosephosphaten, Verminderung der 3-Phosphoglyzeratdehydrogenase sowie Verminderung des 2,3-DPG auf. Damit können Störungen in der Erythrozyten-
membran und im Sauerstofftransport im Sinne einer Linksverschiebung
der Sauerstoffbindungskurve verknüpft sein (2, 3, 23) (Abb. 8). Anor-
ganisches Phosphat bewirkt im Erythrozyten eine Steigerung der Glukoseverwertung mit Anreicherung von Triosephosphaten (24).

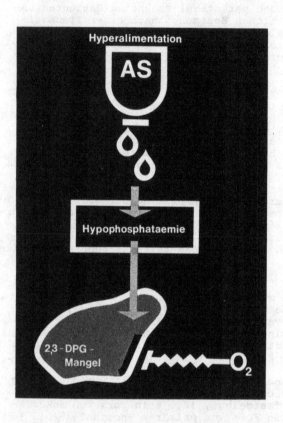

Abb. 8. Auswirkungen des Phosphatmangels auf die Erythrozytenfunktion

Aus den dargelegten Überlegungen und Befunden resultieren Empfehlungen
zur Phosphatsubstitution im Rahmen der parenteralen Ernährung, die bei
positiver Natrium- und Kalorienbilanz von 5 - 20 mval Phosphat/1.000
Kalorien, 20 - 60 mval Phosphat/Tag oder 0,15 - 0,38 mval/kg/Tag ausgehen.

Im Rahmen der Phosphatsubstitution bei Hypophosphatämie können schwere Hypokalziämien auftreten (9). Den entsprechenden Lösungen sollte
daher neben 4 - 8 mval Phosphat 5 - 10 mval Kalzium/1.000 Kalorien zugesetzt werden.

6. Spurenelemente

Hochspezifisch biologische Aktivitäten entfalten die essentiellen Mikroelemente.

Ist eine biologisch aktive Wirkung nachgewiesen für die Elemente Chrom, Mangan, Kobalt, Kupfer, Molybdän, Selen, Silizium, Jod und Fluor, so wird eine solche diskutiert für Nickel, Lithium, Beryllium, Aluminium, Wismut, Titan, Vanadium, Antimon, Rubidium, Zinn, Blei und Bor (Abb. 9).

Obwohl verschiedene Elemente allgemein als toxisch angesehen werden - z. B. Selen und Blei -, können sie doch von essentieller Bedeutung für den Organismus sein.

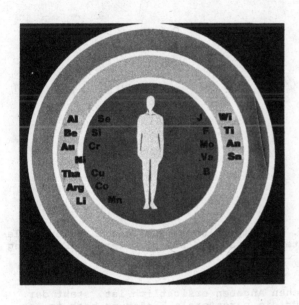

Abb. 9. Biologisch aktive Spurenelemente

a) Chrom, Mangan, Kobalt, Nickel

In Kenntnis der derzeitigen Untersuchungsbefunde besteht unseres Erachtens kein Anhalt für die Notwendigkeit einer Substitution dieser Spurenelemente im Rahmen der parenteralen Ernährung, auch wenn es sich bei all diesen um essentielle Bioelemente handelt. Eigene Untersuchungen und Angaben anderer Autoren (13) zeigen, daß besonders aminosäurenhaltige Infusionslösungen und Humanalbuminlösungen diese Elemente in weit höherer Konzentration beinhalten als sie der Organismus benötigt (Kontamination). Ungeachtet dessen wurden z. B. für die Mangansubstitution stark variierende Empfehlungen herausgegeben, die von z. B. 0,3 mval/kg/Tag bis 1,6 mval/kg/Tag (= 0,8 - 3,0 mg/Tag) reichen (19, 20, 27).

Eine intravenöse Substitution von Mangan im mg-Bereich (19) ist - neueren Untersuchungsergebnissen zufolge - sicherlich überhöht. Die Empfehlung, Chrom zu substituieren (20), muß abgelehnt werden. Nach eigenen

Untersuchungen enthalten sowohl Infusions- als auch Albuminlösungen
größere Mengen Chrom.

b) Eisen
Eisen wird nur von wenigen Autoren zur parenteralen Ernährung empfohlen. Auch hier schwanken die Bedarfsangaben zwischen 2 µval (27, 28)
und 5,8 µval/kg/Tag (Abb. 10).

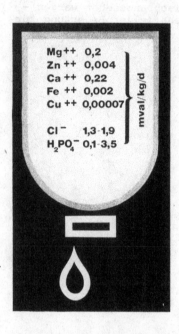

Abb. 10. Empfehlungen zum Gehalt seltener Elemente für Lösungen zur parenteralen Ernährung

Wie aus diesen widersprüchlichen Angaben ersichtlich ist, steht der
Bereich der Spurenelemente für die parenterale Ernährung noch im Anfangsstadium. Die Entwicklung neuer spezifischer Arbeitsmethoden und
Geräte hat schon jetzt teilweise zu einer entscheidenden Umorientie-
rung und Korrektur früherer Angaben geführt, wenngleich nur für wenige Elemente. Gerade auf diesem Gebiet wird eine intensive und nach
Methodik und Untersuchungsbedingungen vergleichbare Forschung einsetzen
müssen.

Bewußt wurde an dieser Stelle die Erörterung des Vitaminbedarfs im
Rahmen der parenteralen Ernährung ausgespart. Von verschiedenen Autoren sind dazu ebenso vielfältige wie unterschiedliche Empfehlungen
herausgegeben worden. Vielleicht erlaubt die Diskussion eine kurze Erörterung dieser Problematik.

Zusammenfassend läßt sich der Bedarf an Flüssigkeit und Elektrolyten
im weitesten Sinne - basierend auf Kalkulation und Bilanzen - für den
Bereich der parenteralen Ernährung nur mit Vorbehalt standardisieren.
Alle Empfehlungen können ausschließlich einen Anhalt für Qualität und
Quantität der Lösungen im Sinne eines korrigierten Basisbedarfs vermitteln. Der Korrekturbedarf ist letztlich nur aus exakt durchgeführten Bilanzuntersuchungen am Einzelfall ableitbar.

Literatur

1. ALLEN, T. R., RUBERG, R. L., DUDRICK, S. J., LONG, J. M., STEIGER, E.: Hypophosphatemia occuring in patients receiving total parenteral hyperalimentation. Fed. Proc. 30, 580 (1971).

2. BENESCH, R., BENESCH, R. E.: The effect of organic phosphates from the human erythrocyte on the allosteric properties of hemoglobine. Biochem. Biophys. Res. Comm. 26, 162 (1967).

3. BENESCH, R., BENESCH, R. E., YU, C. I.: Reciprocal binding of oxygen and diphosphoglycerate by human hemoglobin. Proc. Nat. Acad. Sci. 59, 526 (1968).

4. BERG, G.: Recommendations for parenteral nutrition. Z. Ernährungswissensch. Suppl. IX., 1 (1970).

5. BURRI, C., WOLTER, D., DÖLP, R., MILEWSKI, P.: Homöostase unter einem neuen Prinzip der totalen parenteralen Ernährung. Infusionstherapie 1 (Sonderheft 2), 59 (1973).

6. COATS, D. A.: Electrolyte patterns in parenteral nutrition. Infusionstherapie 1 (Sonderheft 2), 10 (1973).

7. DÖLP, R., AHNEFELD, F. W., FODOR, L.: Differenzierte postoperative Substitution: Bedingungen und Konzeption. Infusionstherapie 1 (Sonderheft 2), 79 (1973).

8. DÖLP, R., AHNEFELD, F. W., FODOR, L., REINEKE, H.: Grundsätze der Wasser- und Elektrolytsubstitution in der Infusionstherapie. Infusionstherapie 2, 146 (1974).

9. DUDRICK, S. J., MACFADYEN, B. V., VAN BUREN, C. T., RUBERG, R. L., MAYNARD, A. T.: Parenteral hyperalimentation, metabolic problems and solutions. Ann. Surg. 176, 259 (1972).

10. FODOR, L., AHNEFELD, F. W., DÖLP, R.: Die Bedeutung der Spurenelemente am Beispiel des Zinks. Infusionstherapie 2, 5 (1973).

11. HALMAGYI, M.: Bilanzierte Substitutionstherapie durch Infusion (Elektrolyte, Aminosäuren und Energieträger) bei schwerkranken traumatisierten Patienten. Infusionstherapie 1, 473 (1974).

12. HEUCKENKAMP, P.-U., MARSHALL, M., KUCHLBAUER, K., ZÖLLNER, N.: Über das Verhalten der freien Fettsäuren und Triglyzeride, des Cholesterins und Kaliums sowie des Insulins im Plasma während langdauernder, intravenöser Glukosezufuhr bei stoffwechselgesunden Menschen. Infusionstherapie 1, 43 (1973).

13. JAMES, B. E., MACMAHON, R. A.: Trace elements in intravenous fluids. Med. J. Austr. 2, 1161 (1970).

14. JEKAT, F.: Parenterale Ernährung des klinischen Patienten. Infusionstherapie 2, 106 (1973).

15. JONES, J. E., MANALO, R., FLINK, E. B.: Magnesium requirements in adults. Amer. J. clin. Nutr. 20, 632 (1967).

16. METZGER, R., BURKE, P., THOMPSON, A., LORDON, R., FRIMPTER, G. W.:
    Hypophosphatemia and hypouricemia during parenteral hyper-
    alimentation with amino acid-glucose preparation. J. clin.
    Invest. 50, 65 (1971).

17. RUBINI, M. E., CHOJNACKI, R. E.: Principles of parenteral therapy.
    Amer. J. clin. Nutr. 25, 96 (1972).

18. SCHWANDLER, D.: Le phosphate dans l'alimentation parenterale.
    Schweiz. Rundschau Med. 61, 1557 (1972).

19. SCHWANDLER, D.: Oligoelemente und Eisen in der parenteralen Ernäh-
    rung. Med. Neuheiten 80, 59 (1974).

20. SCHWANDLER, D., KOHLSCHÜTTER, B.: Intravenöse Ernährung auf Inten-
    sivbehandlungsstationen. Infusionstherapie 3, 185 (1974).

21. SILVIS, S. E., PARAGAS, P. D.: Paresthesias, weakness, seizures,
    and hypophosphatemia in patients receiving hyperalimenta-
    tion. Gastroenterology 62, 513 (1972).

22. TALKE, H., MAIER, K. P.: Zum Metabolismus von Glukose, Fruktose,
    Sorbit und Xylit beim Menschen. Infusionstherapie 1, 49
    (1973).

23. TRAVIS, S., POLLOCK, T., RUBERG, R., DUDRICK, S., DELIVORIA-PAPA-
    DOPOULOS, M., MILLER, L., OSKI, F.: Alterations in oxygen
    transport and red cell metabolism as a consequence of hypo-
    phosphatemia in intravenous hyperalimentation. Clin. Res.
    19, 487 (1971).

24. TSUBOI, K. K., FUKUNAGA, K.: Inorganic phosphate and enhanced glu-
    cose degradation by the intact erythrocyte. J. Biol. Chem.
    240, 2806 (1965).

25. VAN WAY, C., MENG, H. C., SANSTEAD, H. H.: An assessment of the
    role of parenteral alimentation in the management of surgi-
    cal patients. Ann. Surg. 177, 103 (1973).

26. WALSER, M.: Magnesium metabolism. Ergebn. Physiol. 59, 185 (1967).

27. WRETLIND, A.: Complete intravenous nutrition. Nutr. Metabol. 14,
    1 (1972).

28. WRETLIND, A.: Vollständige parenterale Ernährung. Infusionsthera-
    pie 2, 88 (1974).

Kriterien für die Beurteilung des Bedarfs an Nahrungsstoffen

Von W. Fekl

Ein Editorial des British Journal of Anaesthesia des letzten Jahres beginnt mit dem Satz: "Although none would dispute that drinking and eating are basic requirements of healthy men, there are still some who believe that "unhealthy" men do need neither".

Nun, die hier Anwesenden sind sich ohne Zweifel darin einig, daß es heute keinen Grund gibt, einem Kranken auch unter schwierigen Umständen eine adäquate Substratversorgung vorzuenthalten. Im Gegenteil: Die vorhergehenden Referate zeigten uns deutlich, wie essentiell es für die Überwindung von kritischen Situationen ist, diese Versorgung zu sichern. Heute morgen haben wir auch bereits fundamentale Fakten über Bedarf und Verwertung der einzelnen Substrate gehört, und es soll meine Aufgabe sein, zur Einleitung der Diskussion einige Bemerkungen über die Kriterien für die Beurteilung des Nährstoffbedarfs beizutragen.

Der Titel klingt recht einfach. Jedoch gerade die Wahl der Kriterien ist das kritische bei der Bedarfsermittlung. Zwei Beispiele sollen zeigen, wie man je nach der Wahl der Kriterien zu ganz differenten Bedarfszahlen kommen kann (Tabelle 1 und 2). Hinzu kommt, daß wir bei der parenteralen Ernährung nicht von einem Standardmenschen ausgehen können, den wir nun in einem "steady state" halten wollen. Im Bewußtsein dieser äußersten Komplexität seien zum Teil bereits erwähnte Kriterien bzw. Parameter kurz herausgestellt.

Tabelle 1. Vitamin A-Bedarf von Ratten in Abhängigkeit vom Kriterium (Aus: K. LANG, Biochemie der Ernährung, Darmstadt 1970)

Kriterium	Bedarf (IE/kg/Tag)		
Xerophthalmie, Kolpokeratose	20		
Speicherung in der Leber	50	-	135
Wachstum	80	-	100
Lebensdauer, Fortpflanzung	100	-	400

Zunächst der Aminosäurenbedarf: Das bedeutet die nötige Aminosäurenzufuhr, um die Aufrechterhaltung oder Wiederherstellung eines geregelten Eiweißstoffwechsels zu gewährleisten. Hauptsächlich geht es ja ohne Zweifel darum, den Bestand an strukturellem und funktionellem Eiweiß zu sichern. Das primäre Kriterium hierfür ist die Stickstoffbilanz. Schon bei der Erstellung einer solchen Bilanz scheiden sich die Geister und ohne Zweifel wird auf diesem Gebiet viel gesündigt. Zwei Faktoren sind bei der Erstellung von Bedeutung:
a) Die Frage, ob man eine Minimalbilanz erzielen und anhand derer die "klassische" biologische Wertigkeit feststellen will, oder ob man - wie wir glauben - von einer klinisch relevanten N-Zufuhr ausgehen soll.
b) Die Höhe und Form der Energiezufuhr.

Tabelle 2. Ascorbinsäurebedarf von Meerschweinchen in Abhängigkeit vom Kriterium (Tiere von 250 - 350 g)
(Nach W. J. MENNERING, Vitamins and Hormons 7, 201 (1949))

Kriterium	Tagesbedarf (mg)		
Plasmaphosphatase	0,23		
Wachstum	0,4	-	2,0
Skorbut, makroskopische Symptome	0,5		
Skorbut, mikroskopische Symptome	1,3	-	2,5
Odontoblastenwachstum	2		
Wundheilung	2		
Knochenwachstum	2		
Fortpflanzung	2	-	5
Lebensdauer	5		
Sättigung der Gewebe	25	-	50 und mehr

Ein deutscher Ausschuß der ISPN hat für die Standardisierung der Untersuchungstechnik bereits vor Jahren Vorschläge ausgearbeitet, doch halten sich nur wenige Untersucher daran. Wie hier von manchen Untersuchern vorgegangen wird, zeigt als abschreckendes Beispiel Tabelle 3.

Tabelle 3. Beispiel zweier klinischer "Vergleichsserien"

	Lösung A	Lösung B
Gesamtkalorien	1.600 kcal	1.600 kcal
Gesamt-N (a)	32,8 g	16,4 g
AS-Kalorien	800 kcal	400 kcal
KH-Gehalt	200 g	300 g
KH-Kalorien (b)	800 kcal	1.200 kcal
Anteil der AS-Kalorien an Gesamtkalorien	50 %	33 %
$\dfrac{b}{a} = \dfrac{KH\text{-}Kalorien}{N}$	24	> 72

Hier wurde ein altes Präparat, dessen Nachteile bekannt sind, gegen ein neueres unter nur scheinbar vergleichbaren Bedingungen getestet. Gleich war in beiden Gruppen nur die theoretische Gesamtkalorienzufuhr, welche etwa in der Höhe des Grundumsatzes lag. Da jedoch in der Gruppe A die Aminosäuren zu 50 % zur Energieversorgung beizutragen hatten, ist es verständlich, daß diese hier im Vergleich zur Gruppe B in erhöhtem Maße in den Energiestoffwechsel einflossen. Sie gingen damit dem Eiweißstoffwechsel verloren, was zwangsläufig zu einer Negativierung der N-Bilanz führen mußte. Wenn solche Befunde bei ungleichen Versuchsbedingungen noch "statistisch gesichert" werden, bedeutet dies einen Mißbrauch der Statistik.

Wie oben bereits erwähnt, halten wir nichts von der Prüfung unter Minimalbedingungen, sondern fordern ein den klinischen Bedingungen entsprechendes "dynamisches Konzept der biologischen Wertigkeit". HEGSTED hat mehrmals darauf hingewiesen, daß bei Prüfung unter Minimalbedingungen eine Erschöpfung des labilen Proteinpools vorausgehen muß. Da

diese labilen Proteine jedoch - wie wir heute wissen - primär funktionelle Proteine (speziell Enzyme) darstellen, haben wir es gar nicht
mehr mit einer "normalen" Versuchsperson zu tun.

Für die Ermittlung des Bedarfs an einzelnen Aminosäuren mit Hilfe der
N-Bilanz hat sich die Regressionsanalyse - wie sie von HEGSTED durchgeführt wird - am besten bewährt. Sie allein erfaßt den unterschiedlichen relativen Bedarf bei verschieden hoher N-Zufuhr und wird der Forderung nach einem "dynamischen Konzept" gerecht. Sie erklärt auch z. B.
die bekannten klinischen Befunde, daß beim Eiweißminimum relativ wenig
Methionin gebraucht wird, bei den klinisch relevanten N-Zufuhren diese
Aminosäure bei vielen Präparaten limitierend ist. Die Abb. 1, 2 und
die Tabelle 4 dürften Prinzip und Folgerungen demonstrieren.

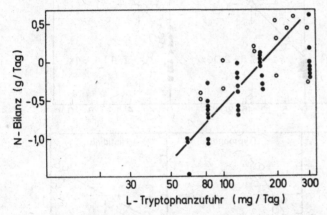

Abb. 1 a. Regressionsgerade für den Tryptophanbedarf des Menschen nach
Daten von LEVERTON (●). Zum Vergleich die nicht sehr differierenden
Daten der "klassischen" Studie von ROSE (o)

So wichtig es ist, nachzuweisen, daß mit einem Präparat unter Standard-
bedingungen ein Bilanzausgleich zu erhalten ist, ist doch - wie wir
heute wissen - die N-Bilanz als einziges Kriterium nicht ausreichend.
Typisch hierfür ist das Beispiel der Aminosäure Histidin. Obwohl Histidin keinen Einfluß auf die Stickstoffbilanz zeigt, ist es nicht nur
für das Kind und den Urämiker - wie man früher glaubte -, sondern generell für den Menschen essentiell. Histidinmangel führt zu schweren
Störungen der Hämatopoese. Als erstes Anzeichen des Histidinmangels
aber finden wir ein Absinken des Histidinspiegels im Plasma und im
Muskel. Nun sind wir bereits bei einem wichtigen Parameter angekommen,
der uns im Gegensatz zur N-Bilanz als Summe vieler Faktoren einer
"black box" einen differenzierten Einblick in den Eiweißstoffwechsel
gibt: das Verhalten der Plasmaaminosäuren. Hierüber hat Herr DOLIF berichtet.

Wie bereits von verschiedenen Forschergruppen gefordert wurde, sollten
bei solchen Untersuchungen die unübersichtlichen Reaktionen ausge-
schaltet werden, welche während oder kurz nach der zeitlich limitierten Infusion stattfinden. Es bleiben nur zwei Methoden, nämlich entweder das Nüchternplasma zu nehmen oder unter "steady state"-Bedingun-
gen bei "round the clock"-Infusionen zu messen. Weitere Methoden, um
eine ausreichende Versorgung des Eiweißstoffwechsels bei Zufuhr eines

individuellen Aminosäurengemisches zu prüfen, wären Transaminasenbe-
stimmungen, Messung des Albuminpools (KUDLICKA), der Immunglobuline
(GIERHAKE) und Komplementfaktoren (HEIDLAND und KULT) sowie des Serum-
transferrins (ANITIA und McFARLANE), welches nach KLUTHE auch bereits
subklinische Eiweißmangelzustände erfaßt. Auch die Serumcholinestera-
se wird für die Kontrolle der Eiweißversorgung herangezogen. Als besonders empfindliches Kriterium kann - wie Herr ROMMEL erwähnte - in
Zukunft wohl das Präalbumin herangezogen werden, das sich durch seine
kurze Halbwertzeit prädestiniert.

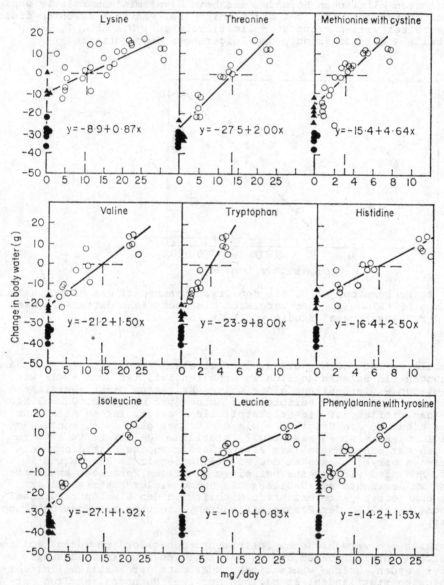

Abb. 1 b. Regressionsanalyse für den Bedarf der Ratte an essentiellen
Aminosäuren

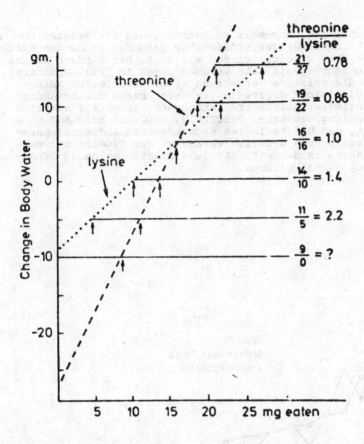

Abb. 2. Differenzen des sich aus der Regressionsanalyse ergebenden
Threonin-Lysin-Quotienten unter verschiedenen Bilanzbedingungen

Tabelle 4. Geschätzter Bedarf zur Erzeugung einer positiven Stickstoffbilanz (nach D. M. HEGSTED)

Aminosäure	Bedarf zur Erzeugung einer O-Bilanz mg/die	Bedarf zur Erzeugung einer positiven Bilanz von 0,5 g/die mg/die	% Anstieg
Tryptophan	168	270	160
Phenylalanin	258	550	213
Threonin	375	1.750	465
Isoleucin	550	1.700	310
Lysin	544	1.750	321
Methionin	700	3.450	493
Valin	622	1.000	161
Leucin	727	2.600	367

Nicht vergessen möchte ich, nochmals zu betonen, daß die meisten Untersuchungen an mehr oder weniger stoffwechselgesunden Probanden durchgeführt wurden. Wie Abb. 3 zeigt, finden wir z. B. bei Kindern bei ei-
weißarmer Ernährung sehr spezifische Veränderungen im "Plasmapattern",
wobei insbesondere die relative Vermehrung nichtessentieller Aminosäuren imponiert. Vielleicht dürfte in gewissen Phasen die Anwendung
von Gemischen essentieller Aminosäuren angebracht sein, wie sie sich
bei der Urämiebehandlung bewährte. TREUTLEIN, KULT und HEIDLAND haben
tatsächlich gezeigt, daß bei Patienten nach schweren Abdominalopera-
tionen in der Kontrollgruppe wichtige Parameter des Eiweißstoffwechsels deutlich absanken, in der mit "EAS" und Dreizuckerlösung behandelten Gruppe jedoch normal blieben.

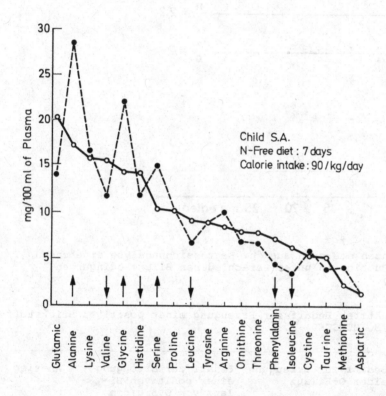

Child S.A.
N-Free diet : 7 days
Calorie intake : 90 / kg / day

Abb. 3. ――――― normales Plasmapattern
        ------- stark verändertes AS-Pattern nach Eiweißmangeldiät.
Auffallend die starke Erhöhung der endogen frei werdenden (da nicht
zugeführten) nichtessentiellen Aminosäuren Alanin, Glycin sowie Serin
und das Absinken speziell der verzweigtkettigen Aminosäuren (Valin,
Leucin, Isoleucin)

Über die Kohlenhydrate haben BICKEL und HALMAGYI ausführlich berichtet. Hierfür besteht zunächst - wie bereits die klassischen Untersu-

chungen von GAMBLE zeigten - ein akuter Bedarf, der mit 100-150 g Glukose gedeckt wird. Dabei ist es dem nicht gestreßten Körper weitgehend egal, ob diese Versorgung durch die Glukose selbst oder ihre Precursoren erfolgt. Das Problem entsteht bei der Glukoseverwertungsstörung. Daß als Precursoren die sogenannten "Zuckeraustauschstoffe" den Aminosäuren vorzuziehen sind, sollte eigentlich keiner weiteren Diskussion bedürfen.

Die Normoglykämie stellt sicher den entscheidenden Parameter für die Normalisierung des Kohlenhydratstoffwechsels dar. Bei hohen Glukosedosen kann es nicht nur infolge Glukoseintoleranz zu Hyperglykämien mit allen Konsequenzen kommen; DUDRICK beschrieb auch die "rebound hypoglycemia" nach Absetzen der "hyperalimentation" und empfiehlt, hier noch mit isotonen Glukoselösungen die Infusion fortzusetzen.

Über die wichtigen Parameter des Säure-Basen-Haushaltes und die Metaboliten Laktat und Pyruvat sowie über die Kontrolle der Leberfunktion wurde bereits eingehend berichtet.

Der Bericht von BICKEL und HALMAGYI zeigte, daß unter Zugrundelegung dieser Kriterien es nicht immer angezeigt ist, die volle Umsatzkapazität der einzelnen Substrate auszuschöpfen. Die Dreizuckerkombination bietet hier eine gute Möglichkeit, auch unter Berücksichtigung genannter Kriterien eine adäquate Substratversorgung zu gewährleisten. Selbstverständlich sollen Kohlenhydrate so dosiert werden, daß keine unerwünschten osmotischen Effekte auftreten. Nebenwirkungen durch Überdosierung hyperosmolarer Lösungen sind nicht nur bei Zuckeraustauschstoffen (z. B. von EDWARDS und THOMAS) beschrieben worden, sondern finden immer mehr Beachtung in Form des "hyperosmolar nonketotic hyperglycemic coma" bei der "hyperalimentation" mit Glukose als alleiniger Energiequelle. Nephrosen mit Oxalatdeposition nach hochkonzentrierten Zuckerlösungen (auch Glukose!) sind nach ZOLLINGER dem Pathologen unter der Bezeichnung "Zuckerspeicherniere" ein durchaus geläufiges Phänomen. Bezogen auf das Thema "Bedarfskriterium" soll mit dem letzten Abschnitt die Aussage gemacht werden, daß die Bedarfsdeckung auch als ein Problem der Dosierung pro Zeiteinheit gesehen werden muß, denn: "Alle Dinge sind Gift, nur die Dosis macht, daß ein Ding kein Gift ist" (PARACELSUS).

Für Alkohol besteht - sehen wir vom Alkoholiker ab - natürlich kein primärer Bedarf. Seine Eignung als Energiequelle im Rahmen der parenteralen Ernährung kann nicht im Rahmen dieses Referats abgehandelt werden.

Auch Fett per se stellt - wie wir wissen - keinen essentiellen Nahrungsfaktor dar. Entscheidend ist die ausreichende Versorgung mit essentiellen Fettsäuren. Die praktisch wichtigste essentielle Fettsäure unserer Nahrung ist die Linolsäure (eine Diensäure). Sie wird im Organismus durch Verlängerung der C-Atomkette und Einbau neuer Doppelbindungen in Arachidonsäure (eine Tetraensäure) übergeführt. Vom Organismus werden die essentiellen Fettsäuren vor allem in die Phospholipide eingebaut, welche wiederum integrierende Bestandteile aller Zellstrukturen, speziell auch der Mitochondrien, darstellen. So entstehen beim Mangel an essentiellen Fettsäuren z. B. Strukturveränderungen der Mitochondrien, die schwere Stoffwechselstörungen verursachen können. Ein Linolsäuremangelsyndrom nach parenteraler Langzeiternährung mit einem fettfreien Regime wurde erstmals von COATS und COLLINS beschrieben. Als Kriterium für die Bestimmung des Linolsäurebedarfs sollte man heute natürlich nicht mehr das Auftreten klinischer Symptome nehmen. Ein empfindlicher Parameter ist das Ansteigen der Eicosatriensäure (einer Triensäure) im Serum. Sie entsteht aus Ölsäure nur dann in größerer Menge, wenn die

Bildung der Arachidonsäure aus Linolsäure bei Linolsäuremangel verringert ist. Aus diesem gegensätzlichen Verhalten von Eicosatriensäure- und Arachidonsäurespiegel leitet sich der sogenannte Triensäure-Tetraensäure-Quotient für die Beurteilung eines Linolsäuremangels ab. Die Arbeitsgruppe von ZÖLLNER hat gezeigt, daß offenbar die (gaschromatographische) Bestimmung des Linolsäuregehalts der Serumcholesterinester das beste Kriterium für die Beurteilung eines Linolsäuremangels darstellt. Im Gegensatz zu Triglyzeriden und Phosphatiden stellen die Serumcholesterinester zunächst mal eine chemisch definierte Fraktion - und besonders auch die linolsäurereichste Serumlipoidfraktion - dar. Vor allem aber konnte gezeigt werden, daß Änderungen des Linolsäuregehaltes der Cholesterinester eindeutig vor Veränderungen des Trien-Tetraen-Quotienten auftreten. Mittels dieser Methode untersuchten ZÖLLNER und WOLFRAM eine Gruppe von gesunden Probanden unter linolsäurefreier kohlenhydratreicher Formuladiät. Innerhalb von 3 bis 4 Wochen fiel die Konzentration der Linolsäureester des Cholesterins auf etwa die Hälfte des Ausgangswertes. Eine Zulage von 6 g Linolsäure konnte das Absinken praktisch verhindern. Ob im Streß ein erhöhter Linolsäurebedarf besteht, kann endgültig noch nicht gesagt werden. Innerhalb 6 Tagen nach Magenoperationen konnten WOLFRAM, DOENICKE und ZÖLLNER jedenfalls kaum eine Veränderung der essentiellen Fettsäuren in den Serumcholesterinestern feststellen.

Man darf mit Vorsicht daraus den Schluß ziehen, daß offenbar in der Phase des Postaggressionssyndroms keine Fettzufuhr nötig ist. Ab wann bei einer langfristigen parenteralen Ernährung sporadische Fettinfusionen anzusetzen sind, bedarf der Diskussion und wohl auch noch weiterer Untersuchungen nach obigen Kriterien, wobei natürlich auch die Ausgangslage eines eventuell bereits stark kachektisch eingelieferten Patienten zu berücksichtigen ist. Der Normgewichtige verfügt jedenfalls mit über 600 g Linolsäure über einen recht ordentlichen Vorrat. Fraglich ist nur, wie schnell dieses Depot unter verschiedenen Bedingungen mobilisiert wird. Therapeutisch interessant mag die Feststellung amerikanischer Autoren sein, daß Linolsäure perkutan hervorragend resorbiert wird, so daß eventuell für den diskutierten Zweck die Fettinfusion unnötig werden kann.

Über den Bedarf an Wasser und Elektrolyten haben DICK und SEELING ausführlich berichtet. Ich möchte hier nur nochmals die große Bedeutung von Kalium und Phosphor betonen. Solange und immer dann, wenn eine K-Bilanz positiv ist oder wird, besteht ein Kaliumbedarf. Der Bedarf erhöht sich, wenn wir mit adäquater Substratversorgung eine Anabolie herbeiführen. Bilanz und Blutspiegel müssen insbesondere beim schwer Traumatisierten nebeneinander für die Bedarfsermittlung erfaßt werden.

Die große Bedeutung des Phosphors wurde besonders durch amerikanische Untersuchungen über das sogenannte "fatal hyperalimentation syndrome" herausgestellt. Das Syndrom imponiert primär durch eine ausgeprägte Hypophosphatämie, die von den klinischen Symptomen: Paresen, Parästhesien, Bewußtseinstrübungen bis zum Koma und von epileptischen Krämpfen begleitet sein kann. Bei einigen Patienten fanden DUDRICK und Mitarbeiter darüber hinaus schwere Störungen des Erythrozytenstoffwechsels, offenbar verursacht durch eine signifikante Erniedrigung der Erythrozytenkonzentration an 2,3-Diphosphoglyzerat und ATP, was wiederum zu einer Verschiebung der Sauerstoffdissoziationskurve führte. Weiterhin zeigten die Erythrozyten einen Abfall an Glukose-6-phosphat, Fruktose-6-phoshat und weiteren Intermediärprodukten des Kohlenhydratstoffwechsels. Auch Serumphosphat und Phosphatbilanz können also zu wichtigen Kriterien werden. Die enge Verbundenheit zwischen Ca- und P-Stoffwechsel macht es notwendig, auch das Ca in diese Überlegungen mit einzubeziehen.

Ich glaube, ich sollte hier aufhören, um nicht selbst bereits die Diskussion vorwegzunehmen. Sicher habe ich einige Fragen angeschnitten, auf welche auch die Diskussion keine endgültige Antwort geben wird. Schließlich ist es aber wohl besser, ein Problem zu erörtern, ohne es zu entscheiden, als es zu entscheiden, ohne es zu erörtern.

Zusammenfassung der Diskussion zum Thema:
„Grundkonzeption und Bedarf bei der Ernährung mit intravenös zugeführten Nahrungsstoffen"

FRAGE:

Die Normmuster mit niedrigem Gehalt an schwefelhaltigen Aminosäuren wurden für die parenterale Ernährung im Minimalbereich entwickelt. Nach Aminosäureninfusion von täglich 50 - 60 g unter Verwendung eines Aminosäurengemisches mit niedrigem Methioningehalt waren die Stickstoffbilanzen um 0,5 - 1 g Stickstoff/Tag schlechter als bei Anwendung des Normmusters mit hohem Gehalt an Methionin (DOLIF).

Welche Patientengruppen benötigen Aminosäurengemische mit niedrigem Gehalt an Methionin bzw. solche mit hohem Gehalt an Methionin?

ANTWORT:

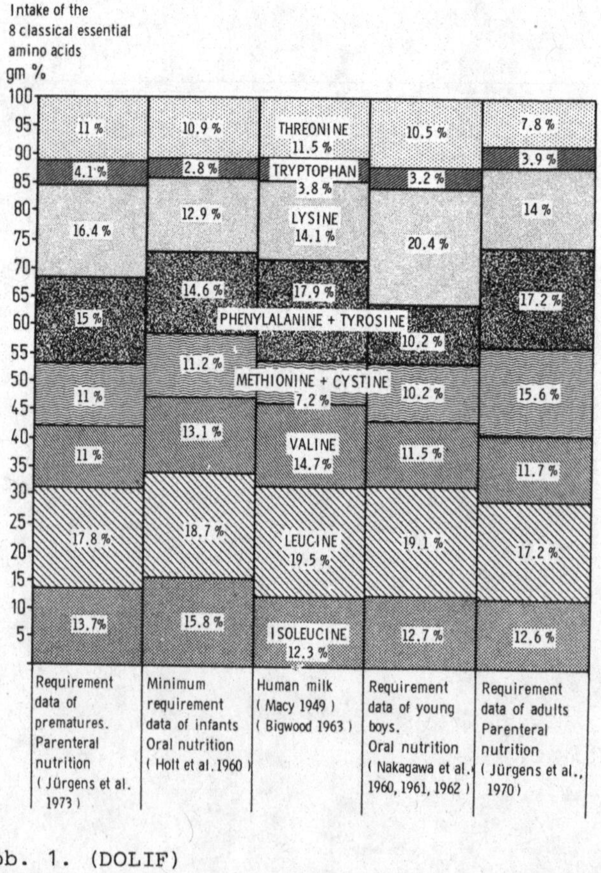

Abb. 1. (DOLIF)

133

Bei parenteraler Ernährung mit einem Minimalangebot an Aminosäuren wird eine Aminosäurenlösung mit niedrigem Methioningehalt benötigt, da der Methioninbedarf bei abnehmendem Aminosäurengesamtangebot überproportional fällt. Als Patientengruppen für eine solche Ernährungsform sind Urämiker und Patienten im Coma hepaticum zu nennen. Alle anderen Patienten bedürfen einer parenteralen Ernährung oberhalb der endogenen Umsatzrate in "Normaldosierung". Sie sollten ein Aminosäurengemisch mit einem höheren Gehalt an Methionin angeboten bekommen, entsprechend dem sogenannten, von DOLIF in seinem Referat vorgestellten "Normmuster".

Wird bei einer Ernährung im Minimalbereich eine Aminosäurenlösung mit hohem Methioningehalt verwandt, kommt es zu Konzentrationsanstiegen des Methionin im Plasma, was zu Imbalanceerscheinungen führen könnte.

FRAGE:
Im Volksmund heißt es: "Die Infusion von Aminosäurenlösungen belastet die Leber". Stimmt diese Ansicht, d. h. muß sie in der Klinik berücksichtigt werden?

ANTWORT:
Hier irrt der "Volksmund". Selbst im Coma hepaticum muß der endogene Minimalbedarf an Aminosäuren gedeckt werden, da dieser Bedarf immer besteht. Die aus dem Zerfall von Leberzellen frei werdenden Aminosäuren entsprechen nicht dem Bedarf des Organismus.

Andere Diskussionsteilnehmer schlagen vor, auf eine Aminosäurensubstitution im Coma hepaticum wegen der immer vorhandenen, zum Teil erheblichen Abweichungen im Plasmaaminosäurenpattern sowie der bekannten Eiweißunverträglichkeit dieser Patienten zu verzichten und mit der Aminosäurenzufuhr erst nach Abklingen der Leberinsuffizienz zu beginnen.

FRAGE:
Können Abweichungen im Pattern der Plasmaaminosäuren nach Zufuhr einer bestimmten aminosäurenhaltigen Infusionslösung als Kriterium für ein Normmuster gewertet werden?

ANTWORT:
Die alleinige Betrachtung und Auswertung der Aminosäuren im Plasma ist zwar nicht ausreichend, und es wäre unkorrekt, diejenige Aminosäurenlösung als die beste zu bezeichnen, die geringste Veränderungen im Spiegel der Plasmaaminosäuren verursacht, ohne auch andere Parameter zu berücksichtigen. Allerdings muß darauf hingewiesen werden, daß Imbalancen im Pattern der Plasmaaminosäuren in der Regel eine erhebliche Verschlechterung von Stickstoffbilanzen nach sich ziehen. Das bedeutet, daß nicht nur eine unökonomische Verwertung einzelner Aminosäuren, die unter Harnstoffbildung verbrannt werden, erfolgt, sondern daß zusätzlich eine osmotische Belastung für den Organismus entsteht. Schließlich wird bei einer bestehenden Imbalance, d. h. wenn eine Aminosäure zum limitierenden Faktor der Aminosäurenverwertung wird, der Überschuß an anderen Aminosäuren katabol umgesetzt. Umgekehrt bedingen Stoffwechselvorgänge, die die geringsten Veränderungen im Plasmaaminosäurenmuster auslösen, in der Regel günstigere Stickstoffbilanzen.

Die Bestimmung der Aminosäurenkonzentration im Nüchternplasma oder im steady state der Zufuhr dient somit der Qualitätsbeurteilung einer Aminosäureninfusionslösung durchaus, da der Plasmaaminosäurenspiegel einen Parameter für den Bedarf des Organismus an Aminosäuren darstellt. Voraussetzung für die Beurteilung und Auswertung von Plasmaaminosäurenbestimmungen ist jedoch immer die exakt durchgeführte Messung der

Stickstoffbilanz. Außerdem sollten einzelne Metaboliten des Stick-
stoffwechsels bestimmt werden. Natürlich gibt es Untersuchungen und
Befunde, die die Notwendigkeit der Aminosäurensubstitution auch in
der posttraumatischen Phase betonen. Darunter zählen Untersuchungen
über die Reißfestigkeit von Wunden in bestimmten Stadien der Wundheilung.

Das Ziel einer Aminosäurensubstitution besteht darin, eine Katabolie
so gering wie möglich zu halten. Dies trifft speziell in Fällen vermehrter Proteolyse zu, die durch hohe Kalorienzufuhr allein nicht
vermindert werden kann. Eindeutig nachgewiesen ist anhand von Stickstoffbilanzen, daß die endogen anfallenden Aminosäuren in keinem Fall
den Bedarf des Organismus decken können.

FRAGE:
Sind speziell zusammengesetzte Aminosäurengemische bei definierten
Stoffwechselstörungen erforderlich?

ANTWORT:
Es kann kein Zweifel darüber bestehen, daß es Indikationen für abwei-
chend vom "Normmuster" zusammengesetzte Aminosäurenlösungen gibt. Zur
Zeit können jedoch noch keine allgemein gültigen Aussagen gemacht werden, bei welchen Stoffwechselstörungen Änderungen welchen Ausmaßes
notwendig werden. Es empfiehlt sich daher, weiterhin eine Lösung entsprechend dem von DOLIF dargestellten Normmuster zu infundieren, da
dieses nach den heutigen Kenntnissen das geringste Risiko für den Ami-
nosäurenhaushalt beinhaltet.

Ein Beispiel für eine Patientengruppe, die speziell zusammengesetzte
Aminosäurengemische erhalten müßte, sind traumatisierte Patienten.
Hier zeigt sich jedoch gleich die Schwierigkeit: Die posttraumatische
Situation ist kein stationärer Zustand, sondern ein sich ständig än-
derndes Geschehen, so daß eigentlich für jeden Tag, der eine Änderung
in der Verwertung und dem Bedarf von Aminosäuren bedeutet, eine spezielle Aminosäurenlösung entwickelt werden müßte. Allerdings können -
sobald entsprechende Untersuchungen vorliegen - Korrekturen in der
Zusammensetzung der Aminosäuren in einer Lösung erfolgen, die speziell
in der postoperativen/posttraumatischen Phase verwendet werden.

Unabhängig von der Frage der Zusammensetzung bleibt die Notwendigkeit
einer Aminosäurenzufuhr unbestritten.

FRAGE:
Kann man die erhöhte Stickstoffausscheidung, die postoperativ und
posttraumatisch nachweisbar ist, auf die durch das Trauma und die
Operation entstehende Imbalance im Pattern der Plasmaaminosäuren zurückführen?

ANTWORT:
Primär ist die bei diesen Zuständen erhöhte Stickstoffausscheidung
durch die hormonell bedingte Katabolie zu erklären. Ein Einfluß einer Imbalance im Pattern der Plasmaaminosäuren könnte eine zusätzliche Bedeutung haben. Hierzu liegen jedoch noch keine verläßlichen Daten vor.

FRAGE:
Können diese posttraumatisch entstehenden Imbalancen durch Zufuhr von
Aminosäurenlösungen, die nach einem "Normmuster" zusammengesetzt sind,
verstärkt werden?

ANTWORT:
Die vorliegenden Untersuchungsergebnisse und Befunde sprechen gegen
eine solche Annahme. Man kann davon ausgehen, daß es jedenfalls gün-
stiger ist, das Normmuster zu infundieren, als überhaupt keine Aminosäurensubstitution vorzunehmen.

FRAGE:
Welche Effekte hat die Zufuhr ausschließlich essentieller Aminosäuren?
Ist sie wirkungsvoller als die Zufuhr eines Gemisches von essentiel-
len und nichtessentiellen Aminosäuren?

ANTWORT:
Ein Überschuß an essentiellen Aminosäuren in der Zufuhr bedeutet, daß
dieser Überschuß unökonomisch utilisiert wird, d. h. er wird beim
stoffwechselgesunden Patienten zu Harnstoff verbrannt und ausgeschieden. Zwar kennen wir Patientengruppen, die notwendigerweise ein Gemisch von ausschließlich essentiellen Aminosäuren erhalten müssen,
der Großteil der Patienten jedoch kommt mit der heute zur Verfügung
stehenden "normalen" Infusionstherapie aus.

Zu der Patientengruppe, für die eine Zufuhr von vorwiegend essentiellen Aminosäuren indiziert erscheint, zählen die Patienten mit Niereninsuffizienz. Bei ihnen ist unter anderem ein Ansteigen nichtessentieller Aminosäuren und von Harnstoff im Plasma nachzuweisen, die bei
alleiniger Substitution von essentiellen Aminosäuren als nichtspezi-
fischer Stickstoff für anabole Prozesse zur Verfügung stehen.

Der Patient in der postoperativen/posttraumatischen Phase zeigt häufig eine ähnliche Stoffwechselsituation - zumindest in der Tendenz -
wie der niereninsuffiziente Patient, so daß auch hier die Frage diskutiert werden muß, ob nicht das Stickstoffangebot vorwiegend in Form
essentieller Aminosäuren erfolgen sollte.

Erste Ergebnisse, die hierfür sprechen, sind in letzter Zeit mitge-
teilt worden.

FRAGE:
Von der Arbeitsgruppe JÜRGENS/DOLIF wurde das Postulat aufgestellt:
"Exakte Stickstoffbilanzstudien sind bei polytraumatisierten Patienten nicht möglich; mittels derartiger Studien lassen sich die biologischen Wertigkeiten verschiedenartig zusammengesetzter Aminosäurenlösungen nicht bestimmen." Bedeutet diese Feststellung, daß Untersuchungen über einen eventuell vorhandenen unterschiedlichen Bedarf an
einzelnen Aminosäuren in Abhängigkeit von Operation bzw. Trauma keine
Aussicht auf Erfolg haben können, oder gibt es doch methodische Wege,
die die Klärung diesbezüglicher Fragen ermöglichen?

ANTWORT:
Eine absolut verläßliche Bilanz des Stickstoffhaushaltes ist bei polytraumatisierten und auch operierten Patienten nicht zu erreichen,
da mit unbekannten Verlusten, z. B. in Hämatome oder in das Wundödem,
zu rechnen ist. Dennoch ist das Erstellen einer Stickstoffbilanz nicht
sinnlos. Immerhin sagt die Bestimmung des Gesamtstickstoffs im Urin,
insbesondere in seinen Fraktionierungen (Harnstoff, Harnsäure, Ammoniak, Kreatinin, Kreatin), etwas über die ablaufenden katabolen Vorgänge im Organismus aus. Künftig wird man anstreben, weitere Parameter neben der Stickstoffbilanz zu erfassen. Dazu zählt die Bestimmung
der Aminosäuren im Plasma und Urin. Insbesondere wird man immer mehr
versuchen müssen, durch Bestimmung bestimmter Enzyme und Enzymgruppen
Einblicke in die verschiedenen Enzymsysteme zu gewinnen.

FRAGE:
Die Adaptation der Stickstoffbilanz des Organismus an verschiedene
Aminosäurenmuster nimmt einige Zeit in Anspruch. Welche Untersuchungs-
perioden sind im Rahmen von Stickstoffbilanzuntersuchungen mindestens
anzustreben, um vergleichbare Resultate zu erzielen?

ANTWORT:
Die kürzeste Dauer einer Untersuchungsperiode, die im Rahmen von Stickstoffbilanzuntersuchungen eingehalten werden muß, beträgt 5 Tage, das
Optimum liegt bei mehr als 10 Tagen. Solche Bedingungen sind bei Untersuchungen an Patienten infolge der stetigen Änderungen in den pathophysiologischen Voraussetzungen nicht erreichbar.

FRAGE:
Es ist bekannt, daß Aminosäurenimbalancen zur Verschlechterung von
Stickstoffbilanzen führen. Welche Bedeutung hat in dieser Hinsicht
die Zufuhr von L-Lysin-Hydrochlorid und anderen aminosäurenhaltigen
Lösungen, die heute in der Klinik zur Behebung metabolischer Alkalo-
sen infundiert werden?

ANTWORT:
Die Zufuhr von Lysin-Hydrochlorid ist gefährlich, da das Lysin in einer Dosierung verabreicht wird, die eine erhebliche Beeinträchtigung
der Anabolie bewirkt. Gerade Lysin führt - als essentielle Aminosäure -
sehr leicht zu Imbalancen; allgemein gilt, daß die Gabe essentieller
Aminosäuren zum Ausgleich von Alkalosen vermieden werden sollte.

Besser geeignet erscheint die Therapie mit Arginin-Hydrochlorid und
Ammoniumchlorid (siehe JÜRGENS: In: Bausteine der parenteralen Ernährung, p. 78. Stuttgart: Enke 1973).

FRAGE:
Sind Überempfindlichkeitsreaktionen bei Infusionen von Aminosäurenlösungen zu erwarten und wenn ja, welche?

ANTWORT:
Durch die Entwicklung reiner kristalloider Aminosäurengemische treten
allergische Reaktionen heute nicht mehr auf. Wenn Nebenwirkungen be-
merkt werden (z. B. Hitzegefühl, Schmerzen über dem Jochbein, Übel-
keit usw.), dann beruhen diese auf den pharmakologischen Wirkungen
einzelner Aminosäuren, insbesondere der Dicarbonsäuren. Sämtliche Nebenwirkungen und Reaktionen sind allerdings nicht zu erwarten, wenn
die Dosierungsrichtlinien beachtet werden.

FRAGE:
Glukose bewirkt über eine rasche Insulinsekretion eine prompte Hemmung
der peripheren Lipolyse. Worauf ist die Erniedrigung der Konzentration
der freien Fettsäuren bei Infusion der einzelnen Nicht-Glukose-Kohlenhydrate zurückzuführen?

ANTWORT:
Die Erniedrigung der Konzentration unveresterter Fettsäuren bei Infusion einzelner NGK beruht wahrscheinlich darauf, daß durch Oxalacetat-
bildung aus dem Kohlenhydratstoffwechsel der Umsatz der Fettsäuren und
damit ihre Endoxydation gesteigert wird. Ein weiterer Mechanismus für
die Konzentrationserniedrigung kann in einer höheren Reveresterungs-
rate mittels Alphaglyzerophosphat aus dem Kohlenhydratstoffwechsel gesehen werden. Darüber hinaus ist auch ein direkter antilipolytischer
Effekt der einzelnen NGK denkbar. Auch die minimale Freisetzung von
Insulin nach Gabe von NGK mag bereits einen antilipolytischen Effekt
nach sich ziehen.

Tabelle 1. Arterielle (A) und lebervenöse (LV) Konzentrationen sowie arterio-lebervenöse Differenzen (AVD) von Glukose, Insulin und freien Fettsäuren (FFS) vor und während parenteraler Fruktoseverabreichung (DIETZE)

		Basalwerte	5 Minuten	20 Minuten	50 Minuten
			während der Fruktosegabe (10 g/5 min; 0,5 g/kg x st i. v.)		
Glukose[+]	A	$447,7 \pm 22,7$	$469,0 \pm 30,7$	$563,5 \pm 32,4^{++}$	$542,0 \pm 36,1^{++}$
	LV	$504,5 \pm 16,5$	$572,3 \pm 39,7^{++}$	$607,5 \pm 30,4^{++}$	$558,3 \pm 30,0$
	AVD	$-56,8 \pm 9,7$	$-103,8 \pm 17,1^{++}$	$-44,5 \pm 8,1$	$-16,0 \pm 7,6^{++}$
Insulin[+]	A	$4,2 \pm 0,8$	$6,5 \pm 1,3^{++}$	$8,0 \pm 1,7^{++}$	$9,7 \pm 2,0^{++}$
	LV	$7,1 \pm 1,0$	$13,3 \pm 1,8^{++}$	$13,8 \pm 1,8^{++}$	$14,0 \pm 2,9^{++}$
	AVD	$-3,0 \pm 1,0$	$-6,8 \pm 1,2^{++}$	$-5,9 \pm 2,5$	$-4,4 \pm 2,4$
FFS[+]	A	$101,1 \pm 11,6$	$98,0 \pm 15,8$	$81,0 \pm 13,9^{++}$	$65,3 \pm 20,0^{++}$
	LV	$67,5 \pm 7,0$	$65,0 \pm 8,9$	$54,4 \pm 9,0^{++}$	$50,1 \pm 14,9^{++}$
	AVD	$33,6 \pm 4,7$	$33,0 \pm 7,2$	$26,6 \pm 6,1$	$15,1 \pm 6,5^{++}$

[+] Mittelwerte von 5 Stoffwechselgesunden $\pm$ SEM in /umol/100 ml bzw. /uU/ml

[++] Signifikant gegen Basalwert (p < 0,025 : paired t-Test)

Sofort mit Beginn einer parenteralen Gabe von 0,5 g/kg KG/st Fruktose kommt es beim Menschen zu einer Steigerung der Insulinsekretion mit einer Verdoppelung der Insulinkonzentration in der Lebervene.

Daß diese geringe Insulinmehrsekretion physiologisch wirksam wurde, zeigt sich an der sofort einsetzenden Antilipolyse mit einem Absinken der Fettsäurekonzentrationen und in einer Hemmung der anfangs stimulierten Glukoneogenese aus Fruktose mit einem Abfall des zunächst gestiegenen lebervenösen Glukosespiegels. Man muß also unter therapeutischen Dosen von Fruktose eine Insulinwirkung an allen Geweben in Betracht ziehen.

FRAGE:
Man empfiehlt bei Erwachsenen eine minimale tägliche Glukosezufuhr von 120 g. FROESCH und KELLER haben jedoch nachgewiesen, daß Fruktose, Sorbit und Xylit zu 60 - 70 % in Glukose umgewandelt werden. Kann in Anbetracht dieser Resultate die Forderung nach Gabe von Glukose aufrechterhalten werden?

ANTWORT:
Es hat sich gezeigt, daß die Toleranz für Glukose verbessert wird, wenn Glukose gleichzeitig mit NGK infundiert wird. Die Ursache hierfür ist entweder eine verminderte Glukoneogenese oder eine erhöhte Glukoseverwertung. Für die zweite Annahme spricht, daß infolge der drastischen Senkung der Fettsäurenkonzentration die Chancen für die Verwertung infundierter Glukose steigen. Um diese Chance zu nutzen, ist es sinnvoll, Kohlenhydrat-Kombinationslösungen eine bestimmte Menge an Glukose hinzuzufügen, jedoch nur so viel, wie es die Glukosetoleranz erlaubt. Außerdem können NGK in Kohlenhydrat-Kombinationslösungen nicht beliebig hoch dosiert werden (siehe Referat BICKEL).

FRAGE:
Bei Infusion von NGK wird trotz deren hoher Umwandlungsrate in Glukose die Glukosekonzentration im Blut nicht oder nur wenig erhöht. Worauf ist dieses Phänomen, das auf den Postaggressionsstoffwechsel zutrifft, zurückzuführen?

ANTWORT:
Über die im vorausgegangenen diskutierten Mechanismen verbessern NGK sowohl die Verwertung infundierter Glukose als auch endogen gebildeter Glukose.

Bei einer Dosis von 0,5 g/kg KG/st ist es jedoch nicht so viel, daß der Glukosepool überschwemmt würde. Dabei kommt es nur in den ersten 10 min zu einer gesteigerten Glukoneogenese aus Fruktose, so daß der lebervenöse und arterielle Glukosespiegel zwar gering, aber signifikant ansteigen. Die sofort einsetzende Insulinmehrsekretion reicht aber aus, um diese Umwandlung der Fruktose in Glukose zu verlangsamen, so daß sich der anfangs gestiegene Glukosespiegel wieder normalisiert.

FRAGE:
Amerikanische Autoren empfehlen trotz der posttraumatischen Glukoseverwertungsstörung die Zufuhr von Glukose und Insulin. Ist bekannt, ob unter dieser Therapie mit Insulin bessere Stickstoffbilanzen auftreten als ohne Insulingabe, oder dient Insulin lediglich zur Behandlung der auftretenden Hyperglykämie?

ANTWORT:
Es gibt Berichte darüber, daß die Stickstoffbilanz unter Glukosezufuhr durch Insulingaben verbessert werden kann.

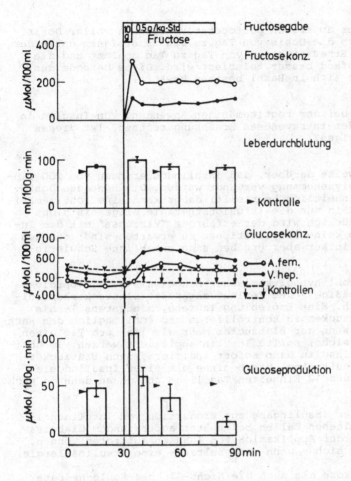

Abb. 2. Leberdurchblutung. Arterielle und lebervenöse Fruktose- und Glukosekonzentrationen sowie hepatische Glukoseproduktion während parenteraler Fruktosezufuhr (n = 5) (DIETZE)

Im übrigen läßt sich durch die Insulinsubstitution eine Normoglykämie nur selten erreichen. Wegen der erheblichen Schwankungen in der Glukosetoleranz ist die Dosierung des Insulin im Einzelfall außerordentlich schwierig.

FRAGE:
In welcher Dosierung muß Insulin nach Gabe von Glukose in der posttraumatischen Phase verabreicht werden, um die Hyperglykämie beseitigen zu können? Gibt es Zusammenhänge zwischen der infundierten Glukosemenge und den nötigen Insulineinheiten? Nach welchen Kriterien dosiert man das Insulin?

ANTWORT:
Diese Frage ist wegen der bereits beschriebenen unterschiedlichen Glukosetoleranzen schwierig zu beantworten. Die mittlere Dosierung pro Tag dürfte bei 40 - 50 Einheiten liegen, wenn eine Glukosezufuhr von 0,4 g/kg KG/st erfolgt. Von GÖSCHKE wird empfohlen, die Glukose-

infusion nicht bereits am ersten postoperativen Tag in voller Dosis durchzuführen, sondern die Dosis von Tag zu Tag zu steigern unter der Vorstellung, daß die Streßsituation von Tag zu Tag abnimmt und die Glukose damit fortlaufend besser toleriert wird. Diese Methode des "Einschleichens" habe sich in Basel bestens bewährt.

FRAGE:
Muß man mit Gefahren bei der routinemäßigen Anwendung von Insulin in hohen Dosen während der intravenösen Ernährung rechnen? Ist dieses Vorgehen zu rechtfertigen?

ANTWORT:
Es gibt Literaturhinweise darüber, daß Insulindosierungen von 200 Einheiten/Tag zur Proteolysehemmung verwandt wurden. Die Höhe der Dosierung wird völlig uneinheitlich beurteilt; daher kann eine routinemäßige Anwendung von Insulin für die Infusionstherapie allgemein nicht empfohlen werden. Natürlich wird der erfahrene "Virtuose" mit dem Insulin so umgehen, daß keine Komplikationen zu erwarten sind; für den weniger erfahrenen Kliniker aber ergeben sich erhebliche Schwierigkeiten.

Als Gefahren sind sowohl hypoglykämischer Schock als auch Hyperglykämie zu nennen. Regelmäßige - dem Verlauf angepaßte Blutzuckerkontrollen - sind unerläßlich. Eine Empfehlung lautete, mindestens 1- bis 2mal am Tage den Blutzucker zu kontrollieren und 4mal täglich den Harnzucker zu bestimmen. Wenn der Blutzucker mehr als 1mal pro Tag einen Wert über 200 mg% erreiche, sollte Insulin appliziert werden. Im übrigen sei die Gabe von Insulin dann sofort indiziert, wenn Blutzuckerspiegel über 300 mg% auftreten. Man beginne mit einer Insulindosierung, die zwischen 8 und 12 Einheiten/Tag liege und müsse dann je nach Bedarf korrigieren.

Außerdem kommt es unter Insulingabe zur Produktion von Insulinantikörpern, so daß in seltenen Fällen bei später auftretendem Diabetes mellitus Probleme mit der Applikation von Insulin auftreten können. Hin und wieder findet sich - wenn auch selten - eine Insulinallergie.

Da nun sowohl die Glukose als auch die Nicht-Glukose-Kohlenhydrate Nachteile aufweisen, bietet sich an, eine Kombination zu verabreichen, um die Gesamtgefahrenquote zu reduzieren.

FRAGE:
Sind Stoffwechselkomplikationen bei Gabe von Nicht-Glukose-Kohlenhydraten bekannt, die nach Substitution von Glukose nicht auftreten?

ANTWORT:
Unter der Infusion von Nicht-Glukose-Kohlenhydraten beschriebene Stoffwechselveränderungen sind primär nicht als Komplikationen zu bezeichnen. Sie lassen sich bei sachgerechter Dosierung weitgehend vermeiden. Im übrigen sind sie mit Ausnahme des Harnsäureanstiegs (siehe oben) den Nicht-Glukose-Kohlenhydraten und der Glukose gemeinsam. Alle nachgewiesenen Veränderungen lassen sich durch eine adäquate Kombination der Glukose und der Nicht-Glukose-Kohlenhydrate auf ein Minimum reduzieren.

Vor- und Nachteile der parenteralen Hyperalimentation

Von H. Göschke und A. Leutenegger

Für die Kalorienzufuhr im Rahmen einer vollständigen intravenösen Ernährung bieten sich heute im wesentlichen drei Möglichkeiten an (Tabelle 1):
1. die alleinige Verabreichung von Glukose (5, 6, 20),
2. die Kombination von Glukose mit einem oder mehreren Zuckeraustauschstoffen (7, 8),
3. die Kombination von Kohlenhydraten und Fett (11, 16, 21).
Die erste Variante wird gewöhnlich parenterale Hyperalimentation genannt. Diese Formulierung ist jedoch häufig mißverstanden worden, so daß der Begründer der Hyperalimentation, S. J. DUDRICK, nachträglich bedauerte, nicht eine andere Bezeichnung gewählt zu haben.

Tabelle 1. Konzepte der parenteralen Ernährung

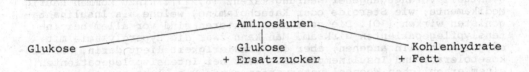

Drei Charakteristika müssen als kennzeichnend herausgestellt werden:
1. Das Beiwort "Hyper", welches bedeutet, daß die Nahrungszufuhr den Erhaltungsbedarf um ein bestimmtes Maß zu übersteigen hat (5),
2. die Verwendung der Glukose als alleiniger stickstofffreier Kalorienträger,
3. die Notwendigkeit eines Zentralvenenkatheters.
Von diesen drei Merkmalen lassen sich die wesentlichen Vor- und Nachteile ableiten.

Beginnen wir mit der Hyperalimentation. Dieser Bezeichnung liegt die einfache Tatsache zugrunde, daß zur Erzielung einer Anabolie die Nahrungszufuhr höher als der Erhaltungsbedarf sein muß. DUDRICK hat für seine Versuche nicht das beliebte und harmlose Modell der abdominellen Wahloperation gewählt, sondern ausgesprochen schwere, stark katabole und hypermetabole Fälle: Polytraumatisierte, Patienten mit fortgeschrittenen Stadien von Morbus Crohn und Colitis ulcerosa, mit ausgedehnten Verbrennungen, großen chirurgischen Eingriffen und zusätzlichen Komplikationen, wie enterale Fisteln, Abszesse, Peritonitis, Sepsis und Schock (5, 6). DUDRICK hat gezeigt, daß man auch bei solchen Fällen mit genügend hoher Kalorien- und Stickstoffzufuhr Anabolie und damit beschleunigte Wundheilung und allgemeine klinische Besserung erreichen kann. Er war weder der einzige noch der erste, der dies gezeigt hat, aber er hat diese Hyperalimentation vielleicht konsequenter und erfolgreicher angewandt und ihre Resultate eindrücklicher dargestellt als andere Autoren. Gegen eine Hyperalimentation im Sinne einer über den Erhaltungsbedarf hinausgehenden Ernährung zur Erzielung einer Anabolie ist wohl kaum etwas einzuwenden. Besonders, wenn man beifügt, daß dieses Prinzip nicht unbedingt an die alleinige

Verabreichung von Glukose gebunden ist. DUDRICK hat bekanntlich bei
seinen ersten Versuchen auch Fett infundiert, bis die Fettemulsionen
wegen der Nebenwirkungen des damals noch verwendeten Baumwollsaatöls
in USA verboten wurden.

Die Hyperalimentation wurde nun aber gelegentlich im Sinne von "Über-
fütterung" ausgelegt, und DUDRICK selber war an diesem Mißverständnis
nicht ganz unbeteiligt. Grundlage für die Dosierung der Hyperalimentation ist der kalorische Erhaltungsbedarf bei verschiedenen Krank-
heiten. DUDRICK ist hierbei von Bedarfszahlen ausgegangen, die z. T.
etwas höher lagen als diejenigen, welche in der einschlägigen Literatur angegeben wurden (13, 15). Die Gültigkeit des Prinzips der Hyperalimentation wird dadurch aber sicher nicht tangiert.

Immerhin haben wir ein Interesse daran, den Kalorienbedarf nicht zu
überschätzen, u. a. weil proportional mit der Zufuhr auch die Nebenwirkungen zunehmen. Dies gilt insbesondere für die Hyperglykämie. Und
damit wären wir beim zweiten Charakteristikum der Hyperalimentation
angelangt, der Glukose. Hyperglykämien werden begünstigt durch die hohe Zufuhr von 200 - 1.000 g Glukose pro Tag (6) bei gleichzeitig verminderter Glukosetoleranz infolge von Streßfaktoren, Bettruhe und
eventuell vorangegangener Nahrungskarenz (6, 11). Hinzu kommen häufig
Medikamente, wie Steroide oder Katecholamine, welche als Insulinanta-
gonisten wirken (10). Die genannten Faktoren sind vor allem bei Intensivpflegepatienten wirksam. Man kann zwar die Hyperglykämie mit
exogenem Insulin angehen, aber die Schwierigkeit liegt darin, daß Glukosetoleranz und Insulinempfindlichkeit bei Intensivpflegepatienten
einem erheblichen Wechsel unterworfen sind. Die Glukosetoleranz sinkt
z. B. während eines septischen Fieberschubes oder einer hypovolämischen Phase ab und steigt nach deren Überwindung wieder an.

Tabelle 2. Häufigkeit von Hyperglykämie und Insulintherapie bei 51
Intensivpflegepatienten mit i.v.-Zufuhr von 400 - 650 g Glukose/Tag

Patienten total	51	Blutzuckerwerte total	728
mit + Insulintherapie	35	mit Insulintherapie	309
ohne Insulintherapie	16	ohne Insulintherapie	419
mit ++ Hyperglykämie	42	hyperglykämisch	130
ohne Hyperglykämie	9	normoglykämisch	598

+ zeitweise oder dauernd
++ ein oder mehrere arterielle Blutzuckerwerte über 250 mg%

Derartige Gründe mögen dafür verantwortlich sein, daß bei einer von
uns durchgeführten retrospektiven Untersuchung von 51 Intensivpflegepatienten mit parenteraler Hyperalimentation trotz häufiger Insulin-
verabreichung rund 1/6 aller Blutzuckerwerte im hyperglykämischen Bereich lagen (Tabelle 2) (10). Ein Drittel dieser hyperglykämischen
Werte wurde bei akuter Pankreatitis, ein weiteres Drittel im Schock
gemessen, obwohl hierbei die Glukosezufuhr reduziert worden war. Das
mittlere Alter dieser Gruppe betrug 52 Jahre. Bei sechs jungen Patienten im mittleren Alter von 29 Jahren, welche täglich zentralvenös
600 g Glukose, jedoch kein Insulin erhielten, waren die Befunde gün-
stiger (Tabelle 3). Mit einer Ausnahme waren die mittleren Blutzuckerwerte in einem durchaus akzeptablen Bereich. Im Schock allerdings wur-

den auch hier hohe Blutzuckerwerte registriert (Tabelle 4), während
das Plasmainsulin keinen entsprechenden Anstieg zeigte, was allgemein
einer Insulinsekretionshemmung durch vermehrt freigesetzte Katecholamine zugeschrieben wird. Eine Hyperglykämie kann im hypovolämischen
Schock bekanntlich auch ohne Glukosezufuhr auftreten.

Tabelle 3. Plasmazucker- und Plasmainsulinspiegel von 6 Intensivpflegepatienten während Infusion von 25 g Glukose/st bei stabilem Kreislauf. Mittelwerte von zweistündlichen Bestimmungen während 2 - 8 1/2
Tagen

Patient	Glukose-zufuhr g/kg/st	Beobach-tungs-dauer Tage	Plasmazucker mg% m ± SEM			Plasmainsulin /uE/ml m ± SEM			Insulin/uE/ml Plasmazucker mg%
1. L.P.	0,42	5 1/2	134,0	±	5,3	32,4	±	3,7	0,24
2. R.B.	0,30	8 1/2	143,0	±	2,2	45,2	±	3,2	0,32
3. E.A.	0,40	3	151,5	±	4,8	22,0	±	1,0	0,15
4. S.G.	0,41	2	147,3	±	11,2	30,8	±	8,1	0,21
5. U.R.	0,37	4	126,6	±	3,4	45,0	±	1,9	0,36
6. H.A.	0,36	4	236,7	±	4,1	127,3	±	5,5	0,54

Tabelle 4. Plasmazucker- und Plasmainsulinkonzentration bei 3 jungen
Intensivpflegepatienten während mehrtägiger Glukoseinfusion. Vergleich
zwischen stabilem Kreislauf und Schock

Kreislauf	mittlere Glukose-zufuhr g/st	Anzahl Bestim-mungen	Plasmazucker mg% m ± SEM			Plasmainsulin /uE/ml m ± SEM		
stabil	25	204	143	±	4,1	33,2	±	2,6
Schock	12,5	11	309	±	27	36,5	±	7,1

Gegen die Anwendung exogenen Insulins haben wir keine großen Bedenken.
Der Einwand der Insulinantikörperbildung hat seit der Einführung neuer,
weniger antigener Insuline an Gewicht verloren. Hypoglykämien haben
wir bei über 1.800 konsekutiven, während Hyperalimentation durchgeführten Blutzuckerbestimmungen nur zwei gefunden. Wir haben im Gegenteil an unserem Spital beobachtet, daß die Insulindosierung in der Regel eher zu niedrig erfolgt, und wir versprechen uns deshalb von höheren Insulindosen eine Senkung der Hyperglykämierate. Wir haben auch
von Ärzten anderer Kliniken, welche die Hyperalimentation routinemäßig
anwenden, gehört, daß die Hypoglykämie kein Problem sei (18).

Wesentlich für die Tiefhaltung der Hyperglykämierate erscheint uns
eine allmähliche Steigerung der Glukosezufuhr über mehrere Tage. Es
ist in der Regel vollkommen unnötig, schon am ersten postoperativen

oder posttraumatischen Tag 0,5 g/kg KG/st Glukose oder umgerechnet
bei 70 kg Körpergewicht 800 g Glukose pro Tag zu verabreichen. Untersuchungen, welche auf dieser Basis durchgeführt wurden und stark überhöhte Blutzuckerwerte ergaben, sind vielleicht eine interessante De-
monstration des Streßdiabetes, aber an der klinischen Fragestellung,
ob die Glukose zur postoperativen intravenösen Ernährung geeignet sei,
zielen sie vollkommen vorbei. In Tabelle 5 sind die an unserem Spital
angewandten Richtlinien für die intravenöse Verabreichung von Glukose zusammengefaßt.

Tabelle 5. Vorgehen bei i. v. Ernährung mit Glukose

Beginn mit 200 g/Tag
Zufuhr täglich um 100 g erhöhen
Höchstdosis im allgemeinen 600 g/Tag
Konstante Zufuhr über 24 st
Urinzuckerprobe 6stündlich
BZ-Bestimmung mindestens 1 x täglich
Insulintherapie, falls BZ über 300 mg% bzw. mehrfach 200 - 300 mg%

Als Gründe, weshalb wir beim heutigen Stand der Kenntnisse die Glukose bevorzugen, wären u. a. zu nennen: ihre direkte Verwertbarkeit in
allen Organen, ihre starke anabole Wirkung unter dem Einfluß vermehrter Insulinfreisetzung oder allenfalls exogenen Insulins (12, 19) und
vor allem die relativ leichte Überwachung der Patienten. Die Hyperglykämie als hauptsächliche Nebenwirkung kann jederzeit auf einfachste
Weise festgestellt werden.

Dagegen ist es ungleich schwieriger, etwa die Möglichkeit einer renalen Oxalatablagerung unter Xylit (1, 17) oder einer Hyperlaktatämie
(3, 8) und einer hepatischen Verarmung an Phosphor und Adeninnukleo-
tiden unter Fruktose (3) im klinischen Routinebetrieb abzuklären. Die
Substratkonzentration und -verwertung läßt sich im Einzelfall kaum
kontrollieren, weil ja Xylit-, Fruktose- und Sorbitbestimmungen im
Blut und Urin, im Gegensatz zur Glukosemessung, nicht zu den Routine-
bestimmungen gehören. In diesem Zusammenhang ist zu erwähnen, daß genetisch bedingte individuelle Unterschiede beim Fruktosestoffwechsel
(4) und beim Xylitstoffwechsel (18) postuliert wurden. Auch der Vorteil einer insulinunabhängigen Verwertung wiegt z. B. beim Xylit heute nicht mehr gleich schwer, seit man weiß, daß ein Großteil des Xylit in Glukose umgewandelt wird (14) und daß auch Xylit per se die
Insulinsekretion stimuliert, auch wenn dies bei Dosen unter 1,0 g/kg/
st in der Regel nur im Pfortaderblut deutlich wird (Abb. 1), wie wir
zusammen mit BERGER gezeigt haben (2).

Trotzdem sei nochmals betont, daß bei Intensivpflegepatienten mit
schwer einstellbarem Blutzuckerspiegel Zuckeraustauschstoffe mit geringer Blutzuckerwirkung unserer Ansicht nach von Vorteil wären. Nur
müßte man in bezug auf die vorhin erwähnten Risiken größere Sicherheit erlangen. Das will nicht heißen, daß die genannten Nebenwirkungen als feststehend anzusehen sind, sondern lediglich, daß die diesbezüglichen Berichte in der Literatur schwerwiegend genug sind, um
eine systematische Abklärung der umstrittenen Nebenwirkungen zu erfordern. Diese Abklärung fehlt heute noch weitgehend.

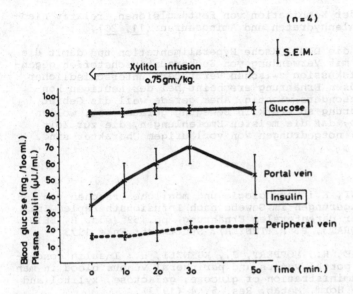

Abb. 1. Insulinkonzentration ($\bar{x} \pm S\bar{x}$) im portalen und peripheren Ve-
nenblut während intravenöser Xylitinfusion bei 4 stoffwechselgesunden Versuchspersonen (2)

Wir kommen nun zu einem weiteren Charakteristikum der intravenösen
Hyperalimentation, dem Zentralvenenkatheter. Eine Hyperalimentation
mit Kohlenhydraten kann ohne übermäßige Flüssigkeitsbelastung nur mit
stark konzentrierten, hypertonen Lösungen durchgeführt werden. Voraussetzung für deren Verträglichkeit ist jedoch die rasche und hohe Ver-
dünnung in der Vena cava. Aus der langen Liste von Risiken des Zentralvenenkatheters sei lediglich das größte, die Sepsis, herausgegrif-
fen. Nach einer neueren amerikanischen Übersichtsarbeit tritt eine
solche bei 6 - 27 % der Fälle mit vollständiger, zentralvenöser Ernährung auf (9). Sicher ist die Sepsis eines der dringlichsten Probleme der intravenösen Ernährung, nicht weniger dringlich als etwa
die Frage "Glukose oder Zuckeraustauschstoffe".

Das häufige Vorkommen der Sepsis wird zurückgeführt auf die Verwendung von Zentralvenenkathetern und von konzentrierten Glukose-Amino-
säuren-Gemischen, welche für Bakterien und Pilze besonders günstige
Nährböden darstellen. Hieraus ergeben sich zwei Überlegungen: Erstens
wäre es denkbar, daß die Mischung von Aminosäuren und Ersatzzuckern
das Bakterienwachstum weniger begünstigt oder weniger zur Bildung
kleiner Thromben an der Katheterspitze führt, welche oft Ausgangspunkt
einer Bakteriämie sind, als eine Mischung von Glukose und Aminosäuren.
Jedenfalls haben Zentren, welche vorwiegend Ersatzzucker verwenden,
auffallend wenig über Sepsis bei zentralvenöser Ernährung berichtet.
Möglich ist aber auch, daß diese Zentren in ihren Publikationen der
Sepsis weniger Beachtung geschenkt haben, oder daß andere technische
Unterschiede vorliegen, welche eine verschiedene Häufigkeit der Sepsis bewirken. Zweitens sei daran erinnert, daß es eine Möglichkeit
zur vollständigen intravenösen Ernährung gibt, die beide Gefahrenmo-
mente vermeidet, sowohl die hochkonzentrierten Zucker- und Aminosäurenlösungen als auch den Zentralvenenkatheter, nämlich die peripher-

venöse Ernährung mit der Kombination von Fettemulsionen, relativ niedrig konzentrierten Kohlenhydraten und Aminosäuren (11, 20).

Es war meine Aufgabe, die DUDRICKsche Hyperalimentation und damit die
Glukose den Konzepten mit Verwendung von Zuckeraustauschstoffen gegen-
überzustellen. Eine Diskussion zwischen Vertretern unterschiedlicher
Konzepte der intravenösen Ernährung erscheint bei der heutigen kon-
troversen Situation besonders wichtig. Aber gerade weil das Gebiet
der intravenösen Ernährung so stark in Bewegung geraten ist, wollen
wir uns bewußt bleiben, daß die meisten Empfehlungen, die zur Zeit
gegeben werden können, notgedrungen von vorläufigem Charakter sind.

Literatur

1. BENEKE, G., PAULINI, K.: Morphologie und mögliche Ursachen von
   Kristallablagerungen im Gewebe nach Infusionstherapie. In:
   Bausteine der parenteralen Ernährung, pp. 59 (eds. H. BEIS-
   BARTH, K. HORATZ, P. RITTMEYER). Stuttgart: Enke 1973.

2. BERGER, W., GÖSCHKE, H., MOPPERT, J., KUENZLI, H.: Insulin concentrations in portal venous and peripheral venous blood in man
   following administration of glucose, galactose, xylitol and
   tolbutamide. Horm. Metab. Res. 5, 4 (1973).

3. BODE, Ch.: Stoffwechselstörungen durch intravenöse Gabe von Fructose oder Sorbit. Internist 14, 335 (1973).

4. COOK, G. C., JACOBSON, J.: Individual variation in fructose metabolism in man. Brit. J. Nutrit. 26, 187 (1971).

5. DUDRICK, S. J., LONG, J. M., STEIGER, E., RHOADS, J. E.: Intravenous hyperalimentation. Med. Clin. N. Amer. 54, 577 (1970).

6. DUDRICK, S. J., RUBERG, R. L.: Principles and practice of parenteral nutrition. Gastroenterology 61, 901 (1971).

7. FÖRSTER, H., HASLBECK, M., MEHNERT, H.: Zur Bedeutung der Kohlenhydrate in der parenteralen Ernährung. Infusionstherapie 1,
   199 (1973/74).

8. GESER, C. A.: Die Verwertung von Kohlenhydraten in Streßsituatio-
   nen. Infusionstherapie 1, 215 (1973/74).

9. GOLDMAN, D. A., MAKI, D. G.: Infection control in total parenteral
   nutrition. J.A.M.A. 223, 1360 (1973).

10. GÖSCHKE, H., GROETZINGER, U., NOSBAUM, J. A., LEUTENEGGER, A.,
    BERGER, W., GIGON, J. P.: Belastbarkeit des Glukosestoff-
    wechsels bei intravenöser Hyperalimentation. Schweiz. med.
    Wschr. 103, 1228 (1973).

11. HALLBERG, D., HOLM, I., OBEL, A. L., SCHUBERTH, O., WRETLIND, A.:
    Fat emulsions for complete intravenous nutrition. Postgrad.
    med. J. 43, 307 (1967).

12. HINTON, P., ALLISON, S. P., LITTLEJOHN, S., LLOYD, S.: Insulin
    and glucose to reduce the catabolic response to injury in
    burned patients. Lancet I, 767 (1971).

13. JOHNSTON, I. D. A., MARINO, J. D., STEVENS, J. Z.: The effect of intravenous feeding on the balances of nitrogen, sodium, and potassium after operation. Brit. J. Surg. 53, 885 (1966).

14. KELLER, U., FROESCH, E. R.: Vergleichende Untersuchungen über den Stoffwechsel von Xylit, Sorbit und Fruktose. Schweiz. med. Wschr. 102, 1017 (1972).

15. KINNEY, J. M., LONG, C. L., DUKE, J. M.: In: Energy metabolism in trauma, pp. 103. Ciba Found. Symp. London 1970.

16. MAC FADYEN, B. V. Jr., DUDRICK, S. J., TAGUDAR, E. P., MAYNARD, A. T., RHOADS, J. E.: Triglyceride and free fatty acid clearances in patients receiving complete parenteral nutrition using a ten per cent soybean oil emulsion. Surg. Gynec. Obstet. 137, 813 (1973).

17. THOMAS, D. W., EDWARDS, J. B., GILLIGAN, J. E., LAWRENCE, J. R., EDWARDS, R. G.: Complications following intravenous administration of solutions containing xylitol. Med. J. Austr. 1, 1238 (1972).

18. THOMAS, D. W.: Persönliche Mitteilung.

19. UNGER, R. M.: Alpha- and beta-cell interrelationships in health and disease. Metabolism 23, 581 (1974).

20. VOGEL, C. M., KINGSBURY, R. J., BAUE, A. E.: Intravenous hyperalimentation. Arch. Surg. 105, 414 (1972).

21. YEO, M. T., GAZZANIGA, A. B., BARTLETT, R. H., SHOBE, J. B.: Total intravenous nutrition. Arch. Surg. 106, 792 (1973).

Dosierungs- und Anwendungsrichtlinien der intravenösen Zufuhr von Nährstoffen in der präoperativen Phase

Von M. Halmágyi und R. Lange

Zur präoperativen Vorbereitung des Patienten gehört eine Nahrungs- und Flüssigkeitskarenz von etwa 12 st. Diese Karenz setzt praktisch mit dem Abendessen der Patienten ein, das in den meisten Krankenhäusern etwa zwischen 17 und 18 Uhr eingenommen wird.

Bis zum Operationsbeginn am nächsten Morgen ergibt sich somit eine Karenzzeit von 12 bis 14 st. Bei einigen Patienten wird sie sich auf 16 bis 18 st verlängern, da nicht alle Operationen frühmorgens beginnen können. Die Einhaltung der Karenz ist aber auch bei ihnen notwendig, da nur so die mit der Nahrungsaufnahme verbundenen Gefahren, wie z. B. Aspiration, vermieden werden können.

Hinzu kommt, daß bei jedem chronischen Kranken (bei Tumoren, bei chronischen Eiterungen usw.) in der präoperativen Phase mit einem bereits bestehenden reduzierten Allgemeinzustand zu rechnen ist. Hierbei besteht neben einem reduzierten Blutvolumen fast immer eine Hypoproteinämie, oftmals verschleiert durch eine gleichzeitige Dehydration. Hierdurch können Patienten schon bei der Einleitung der Narkose in einen bedrohlichen Kreislaufzustand geraten. Ebenso beobachtet man oft bei Patienten mit abdominellen chirurgischen Erkrankungen Störungen des Elektrolythaushaltes, insbesondere einen Kaliummangel in der präoperativen Phase. Bei diesen Patienten sind Störungen der elektrischen Herztätigkeit bei Gabe von Muskelrelaxantien regelmäßig zu beobachten. Sie sind auch in der postoperativen Phase, insbesondere hinsichtlich einer Darmlähmung hochgradig gefährdet.

Die präoperative Flüssigkeits- und Nahrungskarenz ist ferner zwangsläufig mit einem Defizit an kalorien- und eiweißspendenden Substanzen verbunden. Die Gesamtzahl an frei verfügbaren Kalorien im menschlichen Organismus ist jedoch sehr gering, sie beträgt etwa 1.600 Kalorien entsprechend 400 g Kohlenhydrate. Diese werden bei Sistieren der Zufuhr an kalorienspendenden Substanzen während der präoperativen Nahrungskarenz fast völlig verbraucht. Die zwangsläufig einsetzende Zuckerneubildung, verbunden mit dem defizitären Eiweißhaushalt, greift frühzeitig die Eiweißreserven der Leber an, zu einer Zeit, wo Anästhetika und andere Medikamente die Leberfunktion besonders belasten.

Bei den heute gegebenen Möglichkeiten der intravenösen Substitutionstherapie kann die alleinige Zufuhr von Wasser und Elektrolyten in der präoperativen Phase bzw. bei der Einleitung der Narkose nicht mehr vertreten werden. Man sollte vielmehr im Rahmen der anästhesiologischen Vorbereitung neben Wasser und Elektrolyten auch eiweiß- und kalorienspendende Substanzen in ausreichenden Mengen infundieren.

Zur Klärung der Frage, wie hoch die Verluste an Wasser, Elektrolyten und Eiweiß während der präoperativen Nahrungskarenz sind bzw. wieviel Eiweiß, Fett und Kohlenhydrate zur Deckung des Kalorienbedarfs während dieser Zeit im Organismus verbrannt werden, haben wir zuerst an 20 freiwilligen Versuchspersonen unter Einhaltung der präoperativen Karenzbedingungen Untersuchungen durchgeführt.

Alle Versuchspersonen befanden sich in einem guten Allgemein- und Ernährungszustand. Bei der Anamneseerhebung ergaben sich keine Anhaltspunkte für frühere oder bestehende Erkrankungen. Die Charakteristika der Versuchspersonen sind in der Tabelle 1 zusammengestellt.

Tabelle 1. Versuchspersonen

Pers.	Alter Jahr	Größe cm	Gewicht kg	Geschlecht
1	21	165	62	♂
2	22	175	70	♂
3	24	173	68	♂
4	22	175	70	♂
5	22	171	74	♂
6	25	170	74	♂
7	22	170	79	♂
8	26	173	77	♂
9	22	178	75	♂
10	26	185	79	♂
11	22	179	82	♂
12	27	178	85	♂
13	26	180	82	♂
14	28	178	73	♂
15	26	180	82	♂
16	27	182	74	♂
17	26	185	65	♂
18	26	181	68	♂
19	27	185	66	♂
20	27	180	81	♂

Die Untersuchungspersonen unterzogen sich ab 12.00 Uhr mittags einer Flüssigkeits- und Nahrungskarenz. Ab 18.00 Uhr bis zum Ende der Versuche mußten sie Bettruhe bewahren. Temperatur und relative Feuchtigkeit des Zimmers waren mit 21 $^{\circ}$C bzw. 70 % während der Versuche konstant. Die einzelnen Meßwerte wurden jeweils um 24.00 Uhr in der Nacht und um 10.00 Uhr vormittags ermittelt. Aus den gemessenen Werten der Sauerstoffaufnahme und CO_2-Abgabe wurde der respiratorische Quotient errechnet und unter Heranziehung der Werte für die mittleren kalorischen Äquivalente des Sauerstoffs für die Nährstoffgruppen: Kohlenhydrate, Fett und Eiweiß sowie der der Stickstoffausscheidung die anteilige Verbrennung von Eiweiß, Fett und Kohlenhydraten ermittelt (Tabelle 2).

Die Berechnung der Perspiratio insensibilis erfolgte mit Hilfe der Messung des Körpergewichtes der Versuchspersonen am Anfang und Ende der Versuche.

Die einzelnen Meßergebnisse im Mittel sind in der Tabelle 3 angegeben.

Energiehaushalt

Die Mittelwerte der Energieumsätze umgerechnet auf 24 st weisen sowohl bei der Messung um 24.00 Uhr als auch bei der Messung um 10.00 Uhr keine Unterschiede auf. Die ermittelten Werte zeigen eine Abweichung von 11,64 % bzw. 15,49 % von den nach der Soll-Umsatztabelle von Kestner-Knipping bzw. Harris-Benedict errechneten Grundumsatzwerten für die Untersuchungsgruppe auf. Diese Abweichungen von den Grundumsatzwerten entsprechen genau den Ruheumsatzwerten, d. h. liegen etwa 15 % über dem Grundumsatz.

Tabelle 2. Meßgrößen und Meßmethoden

Meßgröße		Meßmethode
O_2-Aufnahme	)	Grundumsatzgerät
CO_2-Abgabe	)	Hartmann und Braun
Körpergewicht		Patientenwaage
Urinmenge		Meßzylinder
Urin-Na^+	)	Flammenphotometer
Urin-K^+	)	Eppendorf
Gesamt-Stickstoff im Urin		Kjeldahl

Tabelle 3. Mittelwerte und Standardabweichungen der Meßergebnisse

Meßgrößen	Einheiten	Uhrzeit	$\bar{x}$	s
Energieumsatz	kcal	24	2013,6	130,36
		10	2078,3	158,02
Eiweißanteil	kcal in %	10	11,42	2,894
KH-Anteil	kcal in %	10	28,40	12,203
Fett	kcal in %	10	60,20	12,955
Urinausscheidung	ml	24	435,0	162,14
		10	199,5	56,63
Urin-Na^+	mval	24	80,8	31,15
		10	25,0	13,36
Urin-K^+	mval	24	39,0	20,87
		10	14,1	6,44
Gesamt-N im Urin	mg	24	4983,2	1254,93
		10	3527,6	1070,89
Perspiratio insensibilis	ml	10	685,0	186,2

Während der Karenzzeit sinken die Werte der anteiligen Verbrennung von dem Eiweiß- und Kohlenhydratumsatz auf durchschnittlich 11,42 bzw. 28,4 kcal%,während die Fettverbrennung mit 60,2 kcal% auf das Doppelte der Norm ansteigt. Im Mittel wurden 57,6 g Eiweiß, 142,3 g Kohlenhydrate und 133,8 g Fette entsprechend einer gesamten Substratmenge von 333,8 g verbrannt.

Flüssigkeitshaushalt

In der Karenzzeit von 22 st sank die Urinausscheidung von 435,0 ml in den ersten 12 st auf 199,5 ml in den zweiten 10 st. Die Gesamturinausscheidung betrug somit 634,5 ml.

Die aufgrund der Gewichtsmessungen ermittelten Werte für die Perspiratio insensibilis wiesen im Mittel einen Wasserverlust von 685 ml in den 22 st auf.

Elektrolythaushalt

Trotz der fehlenden Zufuhr kam es zwar mit erheblichen individuellen Schwankungen zu bedeutenden Verlusten an Natrium und Kalium im Urin. Sie betrugen insgesamt für Natrium 105,8 mval und für Kalium 53,1 mval während der Versuchsperiode. Dabei wurde jedoch eine signifikante Abnahme der Natrium- und Kaliumausscheidung während der Versuchsperiode registriert.

Tabelle 4. Verluste an Wasser, Natrium, Kalium, Kohlenhydraten und Eiweiß pro st Karenzzeit

Körperbestandteile	Verluste/st
Wasser	60 ml
Na^+	4,8 mval
K^+	2,4 mval
Eiweiß	6,4 g
Kohlenhydrate	2,6 g
Fett	5,6 g

Berechnet man aufgrund dieser Untersuchungsergebnisse die Verluste an Wasser, Natrium, Kalium, Eiweiß und Kohlenhydraten pro st Karenzzeit, so kommt man zu den in der Tabelle 4 angegebenen Werten.

Die eingangs geforderte Substitutionstherapie zum Ersatz der während der Karenzzeit ausgeschiedenen bzw. verbrannten körpereigenen Stoffe kann sich an den hier angegebenen Daten orientieren. Da der Organismus nur in seltenen Ausnahmefällen über nicht genügend Fettreserven verfügt, kann für die präoperative Substitutionstherapie der Fettanteil am Energieumsatz während der Karenzzeit außer acht gelassen werden.

Stellt man sich die Frage nach der Zusammensetzung einer Infusionslösung, die geeignet ist, nach einfachen Dosierungsrichtlinien die in unseren Untersuchungen ermittelten Verluste zu ersetzen, so kommt man zu der Zusammensetzung, die in der Tabelle 5 angegeben ist.

152

Tabelle 5. Zusammensetzung einer Infusionslösung für die Ersatzthera-
pie präoperativer Verluste an Eiweiß, Kohlenhydraten, Natrium und Kalium während der Karenzzeit

Substanz	Konzentration	
Aminosäuren	4,3 %	
Kohlenhydrate	10,7 %	
Na^+	80	mval/l
K^+	40	mval/l

Eine hinsichtlich der Aminosäuren-, Kohlenhydrat-, Natrium- und Kaliumkonzentration derart zusammengesetzte Infusionslösung könnte mit einer
Dosierung von 60 ml/st Karenzzeit im Rahmen der Narkose- bzw. Opera-
tionsvorbereitung infundiert werden.

Selbstverständlich sollten für diese Belange L-Aminosäuren zur Anwendung kommen, und zwar in Anbetracht der hohen Dosierung in der von
P. JÜRGENS und D. DOLIF empfohlenen Zusammensetzung.

Für die Substitution von Kohlenhydraten wählt man am besten die von
K. H. BÄSSLER empfohlene Dreifachkombination:
Fruktose-Xylit-Glukose.

Als Anionen kämen Cl^-, $Acetat^-$ und $Malat^-$ in der erforderlichen Konzentration in Frage.

Selbstverständlich muß man damit rechnen, daß bei der Infusion dieser
Lösung auch Verluste an infundierten Substanzen auftreten. Für die
endgültige Zusammensetzung einer für klinische Belange geeigneten Infusionslösung sind daher noch weitere Untersuchungen erforderlich.

Es ist nicht zu erwarten, daß für die kurzfristige Infusionstherapie
die hyperosmolare Zusammensetzung der Infusionslösung von größerer
Bedeutung wäre.

Abschließend soll darauf hingewiesen werden, daß die Pädiatrie die
hier dargelegten Gedanken schon früher aufgegriffen hat, indem sie
Säuglingen und Kleinkindern in der präoperativen Karenzperiode eine
Mischung von Plasma, 5,25%iger Glukoselösung und eine normotone Elektrolytlösung in einem Verhältnis 1:1:1 infundierte. Es steht außer
Zweifel, daß diese Art der Substitutionstherapie - obwohl im Grundge-
danken richtig - nicht geeignet war, die Verluste adäquat zu ersetzen.

Dieser Beitrag kann noch nicht als eine endgültige Empfehlung aufge-
faßt werden; er sollte vielmehr bezüglich eines bis jetzt vernach-
lässigten Gebietes der Infusionstherapie Anregungen geben und die
ersten diesbezüglichen Untersuchungsergebnisse zur Diskussion stellen.

Literatur

1. BÄSSLER, K. H.: Die Rolle der Kohlenhydrate in der parenteralen Ernährung. In: Anaesthesiologie und Wiederbelebung, Bd. 6
   (eds. K. LANG, R. FREY, M. HALMAGYI). Berlin-Heidelberg-New
   York: Springer 1966.

2. JÜRGENS, P., DOLIF, D.: Parenterale Ernährung mit Aminosäurengemi-
   schen. In: Die Bausteine der parenteralen Ernährung. (eds.
   H. BEISBARTH, K. HORATZ, P. RITTMEYER). Stuttgart: Ferdinand
   Enke 1973.

3. LANGE, R.: Untersuchungen zum Energie-, Eiweiß-, Wasser- und Elektrolythaushalt unter präoperativen Karenzbedingungen. Inau-
   guraldissertation, Mainz 1974.

Dosierungs- und Anwendungsrichtlinien für die intravenöse Zufuhr von Nährstoffen in der intra- und postoperativen Phase

Von R. Dölp und F. W. Ahnefeld

In der intra- und postoperativen Phase werden durch die gezielte, dem aktuellen Bedarf angepaßte, also durch eine dem vorhandenen Defizit und zusätzlichen Verlusten qualitativ und quantitativ entsprechende Infusionstherapie die erforderlichen Leistungsbedingungen für den störungsfreien Ablauf aller Organfunktionen geschaffen. Die Sorge um eine gefahrvolle Narkose und die sich anschließende postoperative Phase kann als ein Relikt jener Zeit angesehen werden, als moderne Narkoseverfahren unbekannt waren und das postoperative Erbrechen sowie eine mehrtägige Flüssigkeitskarenz zum chirurgischen Alltag zählten. Abgesehen von ungefährlicheren Anästhesiemethoden gehört heute die intra- und postoperative Substitutionstherapie von Blutvolumen, Wasser und Elektrolyten zur täglichen Routine. Ob diese allerdings dem erforderlichen Bedarf entspricht, wird nur zum Teil an den subjektiven Beschwerden des Patienten erkennbar, vielmehr ergeben sich objektivierbare Befunde im intermediären Stoffwechsel.

Während der intraoperativen Phase steht zunächst die Wiederauffüllung des verlorenen Volumens und die Normalisierung der Zusammensetzung des Blutes im Vordergrund. Aber unabhängig von diesen Verlusten wird auch der Wasser-Elektrolyt-Haushalt in seiner Gesamtheit tangiert, sei es durch die Traumatisierung des Gewebes, durch Sequestrierung von Flüssigkeiten unterschiedlicher Zusammensetzung in sogenannten "dritten Raum", durch vermehrte Verluste infolge Beatmung mit trockenen Narkosegasen oder durch direkte Verluste (Verdunstung, Tupfer) nach außen bei offenen Körperhöhlen. Die Kombination gleichzeitiger Verluste von Blut und Blutbestandteilen sowie von Extrazellulärflüssigkeit führt dazu, neben der Substitution kolloidaler Volumenersatzmittel auch Flüssigkeit und Elektrolyte ersetzen zu müssen.

Folgende Empfehlungen ergeben sich für die intra- und postoperative Phase bezüglich der Substitution im Wasser-Elektrolyt-Haushalt.

1. Patienten in reduzierter Ausgangssituation sollen bereits am Vorabend der Operation kontinuierlich bis zum Operationsbeginn mit einer noch zu definierenden Basis-Elektrolyt-Lösung infundiert werden in einer Dosierung von 2 ml/kg KG/st, das sind etwa 1.000 bis 1.500 ml. Als Voraussetzung für die Verwendung der in ihrer Zusammensetzung festgelegten Basis-Elektrolyt-Lösung gilt, daß der Wasser-Elektrolyt-Haushalt des Patienten keiner notwendigen Korrektur mehr bedarf, d. h. die Ergebnisse der klinischen Untersuchung und der Labordaten des Patienten müssen sich in physiologischen Grenzen bewegen.

Für den Operationstag selbst resultiert eine Dosierung, die sich zusammensetzt aus dem Basisbedarf von 40 ml/kg KG und dem Korrekturbedarf, der z. B. bei offenem Thorax oder Abdomen pro st 200 - 500 ml ausmacht und zum Basisbedarf addiert werden muß.

Ist eine präoperative Infusion noch nicht erfolgt, muß am Operationstag zusätzlich das durch eine etwa 15stündige Flüssigkeitskarenz entstandene Defizit von 1.000 bis 1.500 ml substituiert werden, entsprechend etwa 30 bis 50 % der Tagessollmenge.

2. Die Veränderungen im Wasser-Elektrolyt-Haushalt in der intra- und postoperativen Phase sind von uns untersucht und beschrieben worden (1).

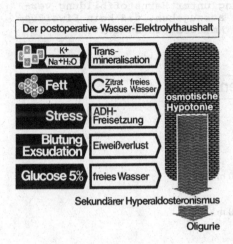

Abb. 1. Postoperative Veränderungen im Wasser-Elektrolyt-Haushalt

Als Ausdruck der katabolen Stoffwechselsituation ergibt sich ein Trend in Richtung osmotischer Hypotonie, die ihrerseits einen sekundären Aldosteronismus provoziert. Wir haben somit eine Elektrolytsubstitution mit einer Basis-Elektrolyt-Lösung durchzuführen, die einen relativ hohen Anteil an Natrium enthalten muß.

Unter Zugrundelegung des durch Operation und postoperative Phase entstandenen Basisbedarfs, den wir zur Abgrenzung zum nichtoperierten Patienten als korrigierten Basisbedarf definieren, kommen wir im Rahmen der Routineinfusionstherapie zu einer Infusionslösung, die in einer täglichen Dosierung von 40 ml/kg KG die Homöostase im Wasser-Elektrolyt-Haushalt sichert.

Unsere Untersuchungen (5) über den günstigsten Kohlenhydratzusatz, der selbst in 5%iger Konzentration bereits einen stickstoffsparenden Effekt zeigt (7), haben ergeben, daß eine Kombination aus Xylit, Glukose und Fruktose oder alternativ Sorbit als optimal angesehen werden kann. Die Zufuhr von freiem Wasser mit ausschließlichem Kohlenhydratzusatz kann den Anforderungen an eine postoperative Infusionstherapie auf keinen Fall entsprechen.

3. Als Indikation für die empfohlene Infusionstherapie gelten:
a) die Sicherung des korrigierten Basisbedarfs am Operationstag sowie
b) kleine operative Eingriffe (z. B. Appendektomie), die eine Nahrungskarenz von längstens zwei Tage erfordern, und
c) diagnostische Eingriffe.

Es hat sich aber gezeigt, daß bei größeren operativen Eingriffen - auch bei Patienten in gutem Ernährungszustand - mit einer Nahrungskarenz von mehr als zwei Tagen eine ausschließliche Substitution im Wasser-Elektrolyt-Haushalt den obligat auftretenden metabolischen

Reaktionen nicht gerecht werden kann. Die Zufuhr von <u>Aminosäurenge-</u>
<u>mischen</u> erscheint dringend notwendig (<u>9</u>), ist aber nur sinnvoll, wenn
simultan eine ausreichende Substitution reiner <u>Kalorienträger</u> erfolgt,
um zu verhindern, daß die Aminosäuren - dem Baustoffwechsel entzogen -
im Rahmen der isodynamen Energiedeckung unter Harnstoffbildung verbrannt werden. Im Regelfall ist davon auszugehen, daß kein Eiweißbe-
darf, sondern letztlich ein Bedarf an Aminosäuren besteht.

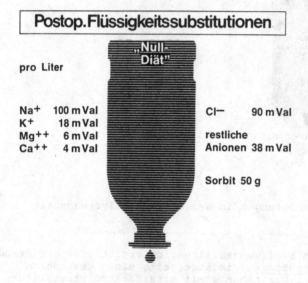

Postop.Flüssigkeitssubstitutionen

„Null-Diät"

pro Liter

Na+	100 m Val	Cl—	90 m Val
K+	18 m Val		
Mg++	6 m Val	restliche	
Ca++	4 m Val	Anionen	38 m Val

Sorbit 50 g

40 ml/kg KG für 1 — 2 Tage

Abb. 2. Basis-Elektrolyt-Lösung

Die Infusion von <u>Albuminlösungen</u> findet ihre definierte Indikation
im Ersatz intravasaler Volumenverluste und zur Anhebung des kolloid-
osmotischen Druckes im Gefäßsystem bei niedrigem Serumproteinspiegel.
Zum Aufbau von körpereigenem Eiweiß haben sich Albuminlösungen als
gänzlich ungeeignet erwiesen, da sie bei einer Halbwertszeit von 10
bis 20 Tagen erst zu Aminosäuren abgebaut werden müssen, um als solche dann dem Organismus und das noch in ungünstiger Zusammensetzung
und geringer Konzentration für die Resynthese zur Verfügung zu stehen.

In der Abhängigkeit von der Schwere des Streßzustandes in der postoperativen Periode benötigt der Organismus 125 - 300 kcal/g Stickstoff (<u>8</u>), das sind durchschnittlich etwa 30 kcal/g Aminosäuren. Zur
völligen postoperativen Bedarfsdeckung im Eiweißhaushalt ist ein
Stickstoff- und Energieersatz einzuplanen, der den Bedingungen der
vollständigen parenteralen Ernährung entspricht. Ein solcher Ersatz
ist wegen der stark hypertonen Lösungen jedoch nur über einen zentralvenösen Katheter möglich. Eine routinemäßige Anwendung der vollstän-

digen parenteralen Ernährung bei jedem Patienten in der postoperativen Phase über einen Kava-Katheter ist mit Risiken verbunden, die unter Abwägen des therapeutischen Nutzens nur bei einem Teil der Patienten zu verantworten sind. Um dennoch auf eine Stickstoffzufuhr
nicht völlig verzichten zu müssen, kann ein Mittelweg eingeschlagen
werden mit dem Ziel, eine Bedarfsdeckung zu erreichen, die etwas oberhalb des täglichen endogenen Stickstoffbilanzminimums (0,06 bis 0,1
g/kg KG) liegt und dem energetischen Grundumsatz entspricht. Diese
aus pathophysiologischen Gegebenheiten begründete Forderung ist mit
einer Infusionslösung zu erfüllen, die 2 % Aminosäuren hoher biologi-
scher Wertigkeit sowie einen 10%igen Kohlenhydratanteil enthält und
bei guter Allgemein- und Lokalverträglichkeit über eine periphere Vene infundiert werden kann.

Für die postoperative Stickstoff- und Energiezufuhr ergeben sich folgende Empfehlungen:

1. Patienten in gutem Allgemeinzustand, deren postoperative Rekonva-
leszenz absehbar ist, die aber einer mehr als zwei Tage dauernden
parenteralen Substitution bedürfen, erhalten eine Infusionslösung,
die Stickstoff und Energie im Sinne einer "Minimaldiät" enthält. Wir
haben diese Form der Infusionstherapie ausführlich untersucht und beschrieben (6).

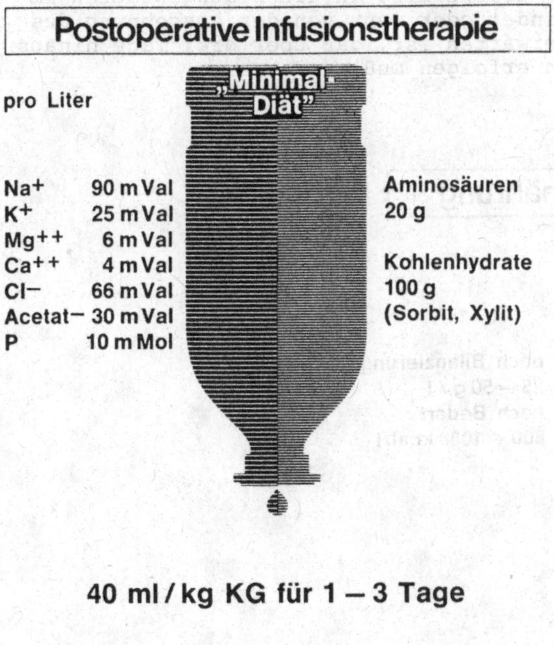

Postoperative Infusionstherapie

"Minimal-Diät"

pro Liter

		Aminosäuren
Na$^+$	90 m Val	20 g
K$^+$	25 m Val	
Mg^{++}	6 m Val	Kohlenhydrate
Ca^{++}	4 m Val	100 g
Cl$^-$	66 m Val	(Sorbit, Xylit)
Acetat$^-$	30 m Val	
P	10 m Mol	

40 ml / kg KG für 1 – 3 Tage

Abb. 3. Postoperative Infusionstherapie

Bei einer Dosierung von 40 ml/kg KG und Tag erhalten die Patienten
0,8 g Aminosäuren und 20 kcal/kg KG.

In die Berechnung der Gesamtkalorienzufuhr sollen die Aminosäuren mit
aufgenommen werden, da während ihrer Zufuhr andere, aus der Proteolyse stammende Aminosäuren "verbrannt" und als Harnstoff ausgeschieden werden. Ausnahmen bilden die Berechnungen bei Kindern und bei Patienten, bei denen eine positive Stickstoffbilanz angestrebt wird.

Obwohl bekannt ist (4), daß eine Dreierkombination aus Fruktose, Glukose und Xylit die günstigste Utilisationsrate bei geringsten Stoff-
wechseländerungen aufweist, bietet sich die ausschließliche Verwendung von Xylit und Sorbit in der hier genannten Minimaldiät an, da
Fruktose und Glukose während der Sterilisation mit Aminosäuren die
bekannte Maillard-Reaktion zeigen und somit getrennt zugeführt werden
müssen. Auch bei der ausschließlichen Verwendung von Xylit und Sorbit
bleibt man mit einer Substitution (bei 24-Stunden-Zufuhr) von etwa
0,1 g/kg KG/st für jedes Kohlenhydrat weit unter den in der Literatur
beschriebenen Utilisationsraten (2, 3, 4) und auch innerhalb der von
der deutschen Arzneimittelkommission angegebenen Richtlinien für die
Zufuhr von sogenannten Zuckeraustauschstoffen. Eine derartige Infusionstherapie kann drei Tage lang ohne besonderen Laboraufwand durchgeführt und überwacht werden und endet entweder mit dem Übergang auf
die orale Nahrungsaufnahme oder, falls die parenterale Infusionstherapie fortgesetzt werden muß, mit der vollständigen parenteralen Ernährung.

2. Die vollständige parenterale Ernährung ist immer dann indiziert,
wenn sich der Patient bereits präoperativ in einer ausgeprägten katabolen Stoffwechsellage befindet oder wenn von der Ausdehnung des
operativen Eingriffs her zu erwarten ist, daß über drei Tage hinaus
eine parenterale Substitution erfolgen muß.

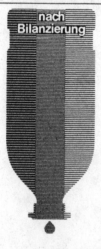

über Wochen

Abb. 4. Postoperative parenterale Ernährung

Tabelle 1. Empfehlungen zur intra- und postoperativen Substitutionstherapie

Definition	Wasser-Elektrolyt-Substitution	postoperative Infusionstherapie	totale parenterale Ernährung
Indikation	intraoperativ, postoperativ, diagnostische und kleine operative Eingriffe (z. B. Appendektomie)	postoperativ, mittelschwere operative Eingriffe (z. B. Cholezystektomie)	postoperativ, große operative Eingriffe (z. B. Intensivtherapie (z. B. Kolonresektion)
Dauer	1 - 2 Tage	2 - 3 Tage	über 3 Tage
Lösung und Zusammensetzung/l	Na^+ 100 mval K^+ 18 mval Mg^{++} 6 mval Ca^{++} 4 mval Cl^- 90 mval restl. Anionen 38 mval Sorbit 50 g	Na^+ 90 mval K^+ 25 mval Ca^{++} 4 mval Mg^{++} 6 mval Cl^- 66 mval $Acetat^-$ 30 mval $H_2PO_4^-$ 5 mval AS 20 g Kohlenhydrate 100 g (Sorbit/Xylit)	Na^+ 40 mval Na^+ 80 mval K^+ 30 mval K^+ 30 mval Mg^{++} 10 mval Mg^{++} 2 mval $Acetat^-$ 10 mval H_2PO_4 - 5 mval $Malat^-$ 5 mval Cl^- 107 mval Cl^- 27,5 mval AS 100 g Fruktose 120 g Glukose 60 g Xylit 60 g
Dosierung	40 ml/kg KG	40 ml/kg KG	nach Bilanz
Beispiel: für 75 kg Patienten pro Tag	Flüssigkeit 3.000 ml Aminosäuren - Energie ± 600 kcal	Flüssigkeit 3.000 ml Aminosäuren 60 g Energie ±1.500 kcal	Flüssigkeit 1.000 ml Aminosäuren 10% 2.000 ml Kohlenhydratkombination Aminosäuren 100 g Energie ± 2.400 kcal
metabolischer Nutzeffekt	relative "Null-Diät"	"Minimal-Diät"	"Bedarfs-Diät"

Die dem Bedarf angepaßte Dosierung und Bilanzierung kann nach heutigem Wissen nur schematisch erfolgen, da generelle Untersuchungen über eine Utilisation zu aufwendig sind. Allerdings sollten nur Aminosäurenlösungen zur Anwendung kommen, die bezüglich der Relation der einzelnen Aminosäuren zueinander die in diesem Workshop beschriebenen Bedingungen erfüllen. Sie sind simultan mit Energieträgern möglichst kontinuierlich über 24 st mit Hilfe einer Infusionspumpe zu infundieren, wobei eine ausreichende Elektrolytsubstitution, die den Basis- und Korrekturbedarf, insbesondere im Kaliumhaushalt erfassen muß, von vitaler Bedeutung ist.

Grundsätzlich kann man davon ausgehen, daß eine tägliche Zufuhr von 1 g Aminosäuren/kg KG sowie 30 kcal/kg KG im unteren Normbereich liegt und als Minimalsubstitution im Rahmen der vollständigen parenteralen Ernährung angesehen werden muß. Als Energieträger ist eine Kombination entsprechend den Empfehlungen von BICKEL et al. (4) aus Glukose, Fruktose und Xylit den Einzelkomponenten der Kohlenhydrate vorzuziehen.

Probleme der vollständigen parenteralen Ernährung ergeben sich dadurch, daß insbesondere im Energiehaushalt mit einer mehr oder weniger hohen renalen Verlustquote gerechnet werden muß, so daß eine sogenannte "Bruttozufuhr" nie dem "Nettogewinn", auf den es letztlich ankommt, entspricht. Ausgehend vom errechneten Bedarf in der postoperativen Phase wird es häufig Schwierigkeiten bereiten, diesen durch die parenterale Substitution bereitzustellen, insbesondere, wenn in die Kalkulation die nicht utilisierten, jedoch häufig nur zu schätzenden Verluste einbezogen werden. Bei ausreichender Darmaktivität kann in einer solchen Situation empfohlen werden, die parenterale Ernährung durch eine Duodenal-Sondenernährung zu ergänzen.

Literatur

1. AHNEFELD, F. W., DÖLP, R.: Elektrolyttherapie in der intra- und postoperativen Phase. In: Die Bausteine der parenteralen Ernährung. (eds. H. BEISBARTH, H. HORATZ, P. RITTMEYER). Stuttgart: Enke Verlag 1973.

2. BÄSSLER, K. H.: Kohlenhydrate und Zuckeralkohole in der parenteralen Ernährung. Mels. Med. Mitt. 46, 7-14 (1972).

3. BERG, G.: Bilanz- und Stoffwechselverhalten von Fruktose, Xylit und Glukose sowie deren Mischungen bei Gesunden während sechsstündiger parenteraler Ernährung. Dtsch. med. Wschr. 98, 602-610 (1973).

4. BICKEL, H.: Die Verwertung parenteral verabreichter Kohlenhydrate in der postoperativen Phase. Dtsch. med. Wschr. 98, 809-813 (1973).

5. DÖLP, R., GRAB, E., KNOCHE, E., AHNEFELD, F. W.: Stoffwechselverhalten und Verwertung parenteral zugeführter Kohlenhydrate in der postoperativen Phase. Infusionstherapie (im Druck).

6. DÖLP, R., BAUER, H., SEELING, W., AHNEFELD, F. W.: Klinische Untersuchungen über die routinemäßige Infusionstherapie mit 1,5%igen Aminosäurenlösungen in der operativen Medizin. Infusionstherapie (im Druck).

7. GAMBLE, J. L.: Chemical anatomy, physiology and pathology of extra-
   cellular fluid. Cambridge/Mass.: Harvard University press
   1958.

8. HALMAGYI, M.: Die intravenöse Ernährung in der operativen Gynäkologie. Gynäkologie 1, 41-46 (1968).

9. MUNRO, H. N.: Influence of protein and amino acid supply on tissue
   function and metabolism. Anaesthesiologie und Wiederbelebung
   58, 20-31 (1972).

Dosierungs- und Anwendungsrichtlinien für die intravenöse Zufuhr von Nährstoffen im Rahmen der Langzeiternährung bei Nichttraumatisierten

Von D. Heitmann

Nachdem es heute gelingt, selbst in extremen Belastungssituationen des Organismus, wie nach mechanischen und aktinischen Traumen, nach ausgedehnten Operationen, kurzum in der Phase des "Postaggressions-syndroms" eine die Homöostase weitgehend erhaltende Therapie zu betreiben, stellt die parenterale Langzeiternährung kein unlösbares Problem mehr dar. Ihre wichtigsten Indikationen sind in Tabelle 1 zusammengefaßt.

Tabelle 1. Indikationen für die parenterale Langzeiternährung

---

1. Störungen der Resorption
   (z. B. Malabsorptionssyndrom, Kolitis)

2. Ausgedehnte Darmresektionen mit langer Adaptationszeit

3. Komplikationen nach abdominellen Eingriffen
   (Anastomoseninsuffizienz, Fisteln, Ileus)

4. Stenosen des Verdauungstraktes
   (Ösophagustumor, Pylorusstenose)

5. Tetanus

6. Zentrale Störungen der Nahrungsaufnahme
   (Intrakranielle Prozesse, Psychosen)

Berichte über die erfolgreiche parenterale Zufuhr der lebensnotwendigen Substrate über nach Wochen und Monate zählende Zeiträume sind nicht selten; spektakuläre Fälle, die gewissermaßen als Kronzeugen für die Richtigkeit der angewandten Prinzipien aufgerufen werden können, sind uns allen bekannt; der Effekt der Therapie ist meßbar.

Es ist nun die Frage, in welcher Weise ein therapeutisches Konzept erstellt werden kann, das durch das Ausgewogensein der Bausteine möglichst hohe Effizienz mit kalkulierbarer therapeutischer Breite und damit weitestgehender Allgemeingültigkeit verbindet.

Wasser- und Elektrolythaushalt, Säure-Basen-Status sowie die Funktionen von Vitaminen und Spurenelementen sind vom Komplex "parenterale Ernährung" nicht trennbar. Sie bestimmen wesentliche Parameter des inneren Milieus und ihr Gleichgewicht schafft erst die Voraussetzungen für eine optimale Verwertung zugeführter Nährstoffe im engsten Sinne, also von Aminosäuren, Kohlenhydraten und Fett.

Aus Zeitgründen kann ich jedoch auf diese Teilaspekte im Rahmen meines Referates nicht eingehen und muß mich auf die Therapie mit den oben als "Nährstoffe im engsten Sinne" apostrophierten Bausteinen der künstlichen Ernährung beschränken.

Zweifellos ist eine ausgeglichene Stickstoffbilanz ein beweisendes Indiz für die Effizienz künstlicher Ernährung, sei sie enteral oder parenteral. Nirgends wird eine Störung des Fließgleichgewichtes, das wir Homöostase nennen, augenfälliger als im Eiweißhaushalt, da es ja gerade die lebensnotwendigen, hochdifferenzierten Eiweißstrukturen von Leberparenchym, Darmmukosa und Enzymen sind, die der Katabolie als erste anheimfallen. Als Konsequenz ergibt sich die Forderung nach möglichst bedarfsadaptierter parenteraler Zufuhr von Kohlenhydraten, Aminosäuren und Fett von Beginn der enteralen Nahrungskarenz an (Tabelle 2).

Tabelle 2. Tagesbedarf bei parenteraler Ernährung

	pro kg KG	80 kg
Wasser	30 - 40 ml	2.400 - 3.200 ml
Kalorien	20 - 30 kcal	1.600 - 2.000 kcal
Aminosäuren	1 g	80 g
Kohlenhydrate	4 - 6 g	320 - 480 g (0,22 g/kg/st)
Fett (Linolsäure)	0,08 g	6,5 g

Ich möchte nun - in erheblich vereinfachter Form - Therapievorschläge zur Diskussion stellen, die sich u. E. aus dem derzeitigen Wissensstand herleiten lassen, mit denen wir zu arbeiten gewohnt sind und die dem Kliniker in etwa einen Rahmen abstecken, in dem sich parenterale Ernährung variieren läßt.

Dosierungsrichtlinien
Zur Deckung des Kalorienbedarfs mit Hilfe von Kohlenhydraten hat sich die Verwendung eines Gemisches von Fruktose, Glukose und Xylit im Verhältnis 2:1:1 als günstig erwiesen. Bei der Anwendung von Dosen, die im Bereich von 0,4 bis 0,5 g Kohlenhydrat/kg KG/st liegen, bleibt der Blutzuckerspiegel im Normbereich; die Verwertungsrate ist selbst bei doppelter Dosis ausgezeichnet, was HALMAGYI eindeutig nachweisen konnte (3). Der Verwendung von Alkohol als zusätzlichem Kalorienspender (bis 50 g/die) stehen für den lebergesunden Erwachsenen keine entscheidenden Bedenken entgegen; beim Kind ist von jeglicher Alkoholmedikation abzusehen.

Ausschließlich freie Aminosäuren bilden das Substrat für die Synthese von Eiweißkörpern (6). Alle Aminosäuren stehen uns seit längerem als reine kristalline Lösungen der L-Formen zur Verfügung. Trotz der noch im Gang befindlichen Diskussion um exakte situationsbezogene Aminosäuren-"Pattern" lassen sich auch bei Verwendung der heute bereitstehenden L-Aminosäurengemische in der Regel günstige Stickstoffbilanzen erzielen.

Wir schließen uns wegen der noch nicht ganz durchsichtigen Problematik von Fettverträglichkeit und Fettutilisation - bei parenteraler Zufuhr - der Forderung an, den Kalorienbedarf des Intensivtherapiepatienten, wenn irgend möglich, durch Kohlenhydrate (evtl. mit Alkohol) zu decken.

Man sollte mit möglichst geringen Fettmengen auskommen. Die Nebenwirkungen kontinuierlicher Fettinfusionen an den parenchymatösen Organen und am RES sind sicher noch nicht restlos bekannt, ein unterschwelli-

ges "overloading" entzieht sich in der klinischen Routine der Diagnostik.

Da - Untersuchungen von ECKART zufolge (2) - nur ca. 30 % der zugeführten Triglyzeride sofort verstoffwechselt werden, ist die Zufuhr
von Fett bei Patienten, die anderweitig kalorisch versorgt werden können, nur im Hinblick auf die Bereitstellung essentieller Fettsäuren
relevant; dafür genügt jedoch beim Erwachsenen die Applikation von
500 ml 10%iger Fettemulsion aus Sojaöl alle 5 - 8 Tage (8). Auf die
im Vergleich zum Erwachsenen wesentlich günstigere Fettutilisation
und den höheren Fettbedarf beim Kind sei hier nur hingewiesen (7).

Tabelle 3. Basis-Infusionsplan für Patienten (ca. 70 - 80 kg) mit
pathologisch gesteigertem Stoffwechsel

Präparat	Menge (ml)	Infusions-dauer (st)	N-freie kcal	Aminosäuren (g)
Aminofusin L forte	500	7	200	50
Aminofusin L 1.000	500	5	200	25
+			+ 175	
LGX-Lösung 40 % (im Bypass!)	500	12	800	-
Aminofusin L forte	500	7	200	50
Aminofusin L 1.000	500	5	200	25
+			+ 175	
LGX-Lösung 40 % (im Bypass!)	500	12	800	-
	3.000	24	2.750	150

(Der Gehalt der Lösungen an Elektrolyten und Vitaminen blieb unberücksichtigt)
Zur Deckung des Bedarfs an essentiellen Fettsäuren empfiehlt sich die
Gabe von 500 ml einer 10%igen Fettemulsion auf Sojabohnenöl-Basis alle 5 - 8 Tage.

Auf Tabelle 3 ist ein Ernährungsprogramm zusammengestellt, wie es an
unserem Institut, z. B. bei einem Tetanuspatienten, zur Anwendung
kommt. Allein mit Hilfe der Infusion erreichen wir die Zufuhr von
2.750 N-freien kcal und 150 g Aminosäuren in 24 st; 350 kcal wurden
durch den Alkoholanteil (5 %) des Aminofusin L 1.000 gewonnen. Wir
setzen u. a. das L-Aminofusin ein, ein Präparat, das die von JÜRGENS
und DOLIF präzisierten Voraussetzungen im Hinblick auf eine günstige
Aminosäurenkombination erfüllt (5).

Bei Bedarf und Möglichkeit ergänzen wir die i.v.-Therapie durch Zugabe
von Sondennahrung (z. B. Biosorbin-MCT), wodurch dann ohne Schwierigkeiten zusätzlich 2.000 kcal gewonnen werden können. Unter dieser
kombinierten Behandlung nehmen die Patienten meist leicht an Gewicht
zu, der Elektrolythaushalt bleibt ausgeglichen, von geringfügigen
Schwankungen abgesehen, die leicht korrigierbar sind. Kann keine Sondenkost zugeführt werden, geben wir alle 5 - 8 Tage 500 ml 10%ige
Fettemulsion - z. B. in Form des Intralipid -, um den Bedarf an es-

sentiellen Fettsäuren, d. h. hauptsächlich an Linolsäure, zu decken,
der in der Größenordnung von 6,5 g/die zu veranschlagen ist.

Tabelle 4. Basis-Infusionsplan für Patienten (ca. 70 kg KG) im "steady
state"

Präparat	Menge (ml)	Infusions-dauer (st)	N-freie kcal	Aminosäuren (g)
Aminofusin L 600	1.000		400	50
+		12		
Triofusin E 1.000 (24 %)	500		500	-
(im Bypass!)				
Aminofusin L 600	1.000		400	50
+		12		
Triofusin E 1.000 (24 %)	500		500	-
(im Bypass!)				
	3.000	24	1.800	100
			=====	===

(Der Gehalt der Lösungen an Elektrolyten und Vitaminen blieb unberücksichtigt)

Tabelle 4 zeigt den Basis-Infusionsplan für einen normalgewichtigen
Erwachsenen mit komplikationslosem, postoperativem Verlauf. 1.800 N-
freie Kalorien (etwa Grundumsatz plus 25 %) und 100 g Aminosäuren
reichen für das Aufrechterhalten eines "steady state" sicher aus. Die
in den vorgefertigten Lösungen enthaltenen Elektrolyte decken den Basisbedarf. Für die essentiellen Fettsäuren gilt das oben bereits Ge-
sagte.

Zur Kava-Katheter-Technik
Eine heutzutage unverzichtbare Voraussetzung für die störungsfreie
Durchführung einer parenteralen Ernährung bildet die Infusionstechnik
mit Hilfe des Kava-Katheters.
Die erklärten Ziele, die im Zusammenhang mit der Anwendung des Kava-
Katheters erreicht werden sollen, sind:
1. lange Liegedauer,
2. niedrige Komplikationsrate - sowohl im Zusammenhang mit der Punktionstechnik als auch im Zusammenhang mit dem liegenden Katheter -,
3. Komfort für den Patienten durch das Wegfallen gehäufter Venenpunk-
tionen und weitgehend erhaltene Bewegungsfreiheit,
4. rasche Durchführbarkeit des Verfahrens, möglichst ohne Venenfreilegung,
5. die Möglichkeit zur sicheren Katheterapplikation auch in kritischen
Kreislaufzuständen, z. B. beim schockierten Patienten.

Neben der Wahl des Kathetermaterials und dem Vertrautsein des Arztes
mit der Applikationstechnik ist die Wahl des Zugangsweges zum klappen-
losen Hohlvenensystem im Hinblick auf die Inzidenz von Früh- oder
Spätkomplikationen von entscheidender Wichtigkeit. So sind die zentral
liegenden Gefäße hauptsächlich von primären Komplikationsmöglichkeiten
(Fehlpunktion, Arterien-, Nerven-, Pleuraläsion) betroffen und die
peripheren Gefäße vornehmlich mit sekundären Komplikationen (Throm-

bose, Phlebitis, Sepsis), aber auch mit einer höheren Wahrscheinlichkeit von Katheteraberrationen belastet. Die Angaben in der Literatur
über die Vor- und Nachteile der diversen Zugangswege für das Einlegen
eines Kava-Katheters bzw. die Erfolgsmeldungen der einzelnen Autoren
sind sehr unterschiedlich und teilweise recht subjektiv gefärbt. Erst
die von BURRI und Mitarbeitern durchgeführte, umfangreiche pro- und
retrospektive Studie über das Problem "Kava-Katheter" konnte Maßstäbe
setzen, die den einzelnen, bisher praktizierten Kava-Katheter-Techniken gerecht werden und Voraussetzungen aufzeigen, unter denen methodische Optimierungen möglich sind (1).

Da letztlich jedoch keiner der in dieser Studie untersuchten Zugangswege (Vena basilica, Vena jugularis externa, Vena subclavia) die ge-
forderten Attribute - einfach, sicher und risikoarm - in einem be-
friedigenden Umfang auf sich vereinigen konnte, begannen wir an unserem Institut im Juli 1970 mit der perkutanen Kanülierung der Vena jugularis interna (Abb. 1) zum Zwecke der Plazierung eines Katheters in
die obere Hohlvene (4). In den darauffolgenden vier Jahren haben wir
mehr als 3.600 derartige Punktionen durchgeführt, und ich darf in der
gebotenen Kürze über unsere Erfahrungen berichten:

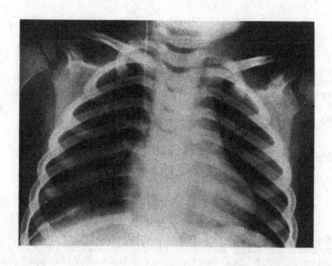

Abb. 1. Über die rechte Vena jugularis interna eingelegter Kava-Katheter bei einem Säugling (2 1/2 Monate)

Um eine relevante Aussage hinsichtlich der Effizienz der Methode machen zu können, haben wir von den bisher durchgeführten 3.612 Punktionen bzw. Punktionsversuchen die ersten 820 und die letzten 528
Fälle detailliert verfolgt.

Der erste Versuch, die Vena jugularis interna zu treffen, mißglückte in beiden Studien in etwa 18 % der Fälle. Die Trefferquote konnte jedoch durch eine zweite bzw. eine dritte Punktion auf 92,3 bzw. 95,8 % aller Fälle gesteigert werden, so daß wir nur bei weniger als 10 % unserer Patienten auf herkömmliche Zugangswege ausweichen mußten. Die Katheterliegezeiten schwankten zwischen zwei und vier Tagen (bei den Patienten unserer kardiochirurgischen Abteilung) und zwei und drei Wochen (bei den Patienten nach großer Bauchchirurgie); Liegezeiten von vier Wochen und länger sind jedoch keine Seltenheit.

Mit gravierenden Komplikationen im Zusammenhang mit der Subklaviapunktion hat man mit einer Wahrscheinlichkeit von 1 - 3 % zu rechnen. Komplikationen dieses Schweregrades liegen bei der hier vorgestellten Methode im Promillebereich (Tabelle 5).

Tabelle 5. Schwere Komplikationen bei Punktion der Vena subclavia (BURRI-Studie) und der Vena jugularis interna (Erlanger-Studie)

	V. subclavia (n = 1.098)	V. jug. in. (n = 3.612)
Arterielle Blutung	11 = 1,00 %	2 = 0,6
Pneumothorax	7 = 0,63 %	-
Hämatopneumothorax	1 = 0,09 %	-
Infusionshydrothorax	1 = 0,09 %	1 = 0,3
Arterio-venöse Fistel	-	1 = 0,3

Relevante Thrombosierungen - dies scheint mir besonders wichtig - haben wir weder in der Klinik noch auf dem Sektionstisch verifizieren können.

Wenn wir von den bisher üblichen Kava-Katheter-Techniken dem Vena subclavia-Zugang, entsprechend den in einem umfangreichen Schrifttum niedergelegten Erkenntnissen, das Prädikat "besonders erstrebenswert, aber nicht risikolos" zugestehen müssen, gewinnen wir mit der Vena jugularis interna-Methode eine günstige Alternative, die alle Vorteile der Subklavia-Route auf sich vereinigt, ohne mit ihren Nachteilen belastet zu sein (Tabelle 6).

Tabelle 6. Vorteile des Vena-jugularis-Zugangs

1. Hohe Trefferquote > 90 %
2. Mühelose Plazierung des Katheters
3. Keine thrombophlebitischen bzw. thromboembolischen Komplikationen
4. Keine Venenfreilegung notwendig
5. Beim Risikopatienten und beim Säugling anwendbar
6. Hämato- und Pneumothoraxrisiko extrem niedrig
7. Punktion auch bei akuter intraoperativer Notsituation möglich
8. Kurzer intravasaler, gerader Katheter-Verlauf
9. Doppelseitige Punktion erlaubt

168

Literatur

1. BURRI, C., GASSER, D.: Der Vena Cava-Katheter. Anaesthesiologie
      und Wiederbelebung, Bd. 54. Berlin-Heidelberg-New York:
      Springer 1971.

2. ECKART, J., TEMPEL, G., et. al.: Die Utilisation parenteral verab-
      reichter Fette in der postoperativen und posttraumatischen
      Phase. In: Grundlagen und Praxis der parenteralen Ernährung.
      (eds. K. L. HELLER, K. SCHULTIS, B. WEINHEIMER). Stuttgart:
      Thieme 1974.

3. HALMAGYI, M.: Die intravenöse Substitutionstherapie mit kalorien-
      spendenden Substanzen bei der Behandlung von traumatisier-
      ten Patienten der Intensivtherapie. In: Die Bausteine der
      parenteralen Ernährung. (eds. H. BEISBARTH, K. HORATZ, P.
      RITTMEYER). Stuttgart: Enke Verlag 1973.

4. HEITMANN, D., GRIMM, H., GASSER, D.: Die Punktion der Vena jugula-
      ris interna, ein neuer Zugangsweg zur Vena cava superior.
      Anästh. Inform. 2, 67 - 71 (1973).

5. JÜRGENS, P., DOLIF, D.: Parenterale Ernährung mit Aminosäurenge-
      mischen. In: Die Bausteine der parenteralen Ernährung. (eds.
      H. BEISBARTH, K. HORATZ, P. RITTMEYER). Stuttgart: Enke Ver-
      lag 1973.

6. JÜRGENS, P., DOLIF, D.: Über den Aminosäurenbedarf Erwachsener un-
      ter den Bedingungen der parenteralen Ernährung. Infusions-
      therapie 1, 603 - 609 (1973/74).

7. SHMERLING, D. H., DANGEL, P.: Praktische Erfahrungen mit vollstän-
      diger, langfristiger parenteraler Ernährung in der Pädiatrie.
      In: Grundlagen und Praxis der parenteralen Ernährung. (eds.
      K. L. HELLER, K. SCHULTIS, B. WEINHEIMER). Stuttgart: Thieme
      1974.

8. WOLFRAM, G., ZÖLLNER, N.: Der Linolsäurebedarf des Menschen. Wiss.
      Veröffentlichung der Deutschen Gesellschaft für Ernährung,
      Bd. 22. Darmstadt: Steinkopff Verlag 1971.

Dosierungs- und Anwendungsrichtlinien für die intravenöse Zufuhr von Nährstoffen bei traumatisierten Patienten

Von F. Brost

Die Ernährung traumatisierter Patienten grenzt sich deutlich gegenüber der von der Arbeitsgruppe AHNEFELD und DÖLP postulierten "postoperativen oder posttraumatischen Infusionstherapie" ab. Letztere ist im Sinne einer minimalen Basistherapie zu verstehen, die für etwa drei Tage ohne besonderen Laboraufwand, zudem über eine periphere Vene, zugeführt werden kann. Diese Substitutionstherapie überbrückt entweder die Zeit bis zur oralen Nahrungsaufnahme oder muß im Sinne der eigentlichen parenteralen Ernährung aufgewertet werden.

Der therapeutische Wert der intravenösen Ernährung des schwerkranken, traumatisierten Patienten ist somit von vornherein höher einzustufen:

1. Die künstliche Ernährungsphase besteht über eine längere Periode.

2. Die Zufuhr hochprozentiger Lösungen setzt das Legen eines Kava-Katheters voraus.

3. Die Applikation der benötigten Kalorien ist in vielen Fällen ausschließlich auf intravenösem Wege möglich, da bei einem Großteil des traumatisierten Patientengutes die Kalorienzufuhr per sondam kontraindiziert ist, da die erforderlichen pflegerischen und physiotherapeutischen Maßnahmen bei relaxierten und beatmeten Patienten die Gefahr einer Mikroaspiration infolge Regurgitation aus dem Magen mit sich bringen.

Verletzungen und Insuffizienz des Magen-Darm-Traktes, wie Blutung, Streßulkus, Perforation und Penetration mit umschriebener oder diffuser Peritonitis, Magenatonie, Ileus sowie die Gefahr einer postoperativen Nahtinsuffizienz schließen eine Sondenernährung primär aus.

4. Hohe Verluste an Stickstoff und der gesteigerte Bedarf an Kalorien zwingen zur adäquaten Substitution, da sonst das Schicksal dieser Patienten von der Ernährungsseite her bestimmt wird. Eine Schwächung der allgemeinen Abwehrlage des Organismus verursacht folgenschwere Infekte.

5. Schwerkranke, traumatisierte Patienten sind während der gesamten Dauer der Behandlung zwangsläufig einer Streßsituation unterworfen. Diese pathophysiologischen Vorgänge haben einen wesentlichen Einfluß auf Dosierung und Auswahl der einzelnen Substanzen.

6. Die parenterale Ernährung beinhaltet die tägliche Bilanzierung der Ein- und Ausfuhr und die klinische Kontrolle unterschiedlichster Parameter.

Das Problem der kalorischen Versorgung schwer Traumatisierter entflammt immer wieder an der kalorischen Größenordnung.

Der Bedarf solcher Patienten liegt in der Regel bei 3.500 bis 4.000 kcal/Tag; hoch fieberhafte, hyperventilierende oder krampfende Schädel-Hirn-Verletzte, Tetanuspatienten oder gar Verbrennungen benötigen sogar 4.500 bis 8.000 kcal/Tag (Tabelle 1).

Tabelle 1. Gesamtkalorienbedarf pro kg Körpergewicht (KG) und Bedarf
an Nichtproteinkalorien pro g zugeführten Stickstoffs

Kalorienbedarf bei streßbedingten Stoffwechselsituationen (Nach BEISBARTH)	
normal	25 - 30 kcal/kg KG/Tag
	125 - 150 kcal/g N
durchschnittliche Katabolie	35 - 40 kcal/kg KG/Tag
(postoperativ, Infektion, Trauma)	150 - 175 kcal/g N
	GU + 50 %
starke Katabolie	50 - 70 kcal/kg KG/Tag
(Schädel-Hirn-Trauma, Sepsis, Tetanus,	175 - 300 kcal/g N
Verbrennung)	GU + 150 %

In dieser Phase, in der der vegetative Grundtonus in Richtung ergo-
trop verschoben ist, wird der anfallende Kalorienbedarf von 4.000 bis
8.000 kcal/Tag praktisch und rein rechnerisch durch ausschließliche
parenterale Zufuhr nicht zu decken sein, zumindest nicht für das hier
definierte Krankengut.

Wenn wir jedoch davon ausgehen, daß diese Intensivtherapiepatienten
routinemäßig sediert, zum Teil relaxiert und beatmet werden, so erlangen wir eine völlig neue Ausgangslage.

Durch Sedierung und Normalisierung der Körpertemperatur mit Hilfe vegetativer Blockade und physikalischer Maßnahmen können wir den Hyper-
katabolismus bzw. den gesteigerten Bedarf signifikant senken. Für diese Patienten haben wir im "steady state" einen Kalorienbedarf von etwa 2.000 kcal/Tag und einen durchschnittlichen Stickstoffverlust von
20 g/Tag beim Erwachsenen ermittelt.

Unter vegetativer Blockade und Oberflächenkühlung ist eine Konstant-
erhaltung der Kerntemperatur weitgehend gewährleistet, so daß im
steady state temperaturbedingte Korrekturen in bezug auf Kalorien,
Perspiratio insensibilis und O_2-Verbrauch bzw. CO_2-Abgabe entfallen;
andernfalls sind pro 1 $^{\circ}C$ Temperaturanstieg 200 kcal und etwa 200 ml
zusätzliche Perspiration sowie Korrekturen anhand der Blutgasanalyse
in Rechnung zu stellen.

Unter diesen Voraussetzungen läßt sich für die parenterale Langzeiternährung Schwerstkranker ebenfalls ein Grundkonzept aufstellen.

Unsere Berechnungen basieren auf Stoffwechseluntersuchungen, wie sie
aus Tabelle 2 hervorgehen. Die Tabelle zeigt die Ergebnisse, die an
insgesamt acht Patienten über 224 Tage intravenöser Ernährung mit
Kohlenhydraten und Aminosäurenlösung ohne gleichzeitige Fettzufuhr
und über 106 Bilanztage mit gleichzeitiger Fettzufuhr ermittelt worden sind. Es ist eindeutig zu ersehen, daß bei einer Kalorienzufuhr
von 110 - 120 % des Grundumsatzes 100 % der ausgewerteten Bilanztage
eine positive N-Bilanz aufweisen. Dagegen war während der Untersuchungsperiode mit gleichzeitiger Fettzufuhr keine positive N-Bilanz
zu registrieren. Die N-Bilanzen unter Gabe von Fett blieben auch dann
negativ, wenn die Kalorienzufuhr auf über 120 % des Grundumsatzes gesteigert wurde.

Tabelle 2. Anteil der positiven Stickstoffbilanztage in Abhängigkeit von der Kalorienzufuhr in % des Grundumsatzes

ohne Fett

+ Kal. Aufn. % d. GU	Infusions- tage	Anteil d. pos. N-Bilanz in %
< 100	131	0
100 - 110	49	53,1
110 - 120	11	100,0
> 120	33	100,0

mit Fett

< 100	-	-
100 - 110	21	0
110 - 120	18	0
> 120	67	0

+ eiweißfreie Kalorienzahl

Zur Ermittlung des Kalorien- und Stickstoffbedarfes greifen wir auf den Grundumsatz, der tabellarisch nach Geschlecht, Alter und Größe ermittelt wird, zurück. Nach den Empfehlungen zur parenteralen Ernährung wird die wünschenswerte Kalorienzufuhr folgendermaßen definiert: Ruheumsatz + 25 % + bedingter Zuschlag (Tabelle 3).

Tabelle 3. Berechnungsgrundlage zur Ermittlung des Kalorienbedarfs für die parenterale Ernährung traumatisierter Patienten

Grundumsatz + 25 % + bedingter Zuschlag
(Empfehlung zur parenteralen Ernährung) (3)

Grundumsatz + 50 %
(praxisbezogen)

20 % als Aminosäuren = 0,3 g/kg KG/Tag N
80 % als Kohlenhydrate = 120 % des Grundumsatzes
   - Fruktose   (eiweißfreie Kalorien)
   - Glukose
   - Xylit

Der bedingte Zuschlag richtet sich nach der Art der vorliegenden Erkrankung und der geplanten Dauer der parenteralen Ernährung. Wenn wir hiervon nach dem bisherigen Stand der Ernährungsforschung 20 % als Aminosäuren und 80 % als Kohlenhydrate applizieren, dann liegt der eiweißfreie kalorische Anteil bei 100 % des Grundumsatzes.

Nach unserer Stickstoffbilanzstudie werden jedoch 120 % des Grundumsatzes als Kalorien benötigt, um eine positive N-Bilanz zu ermöglichen.

Wenn wir den "bedingten Zuschlag" mit 25 % in Rechnung stellen, sind diese 120 % des Grundumsatzes als proteinfreie Kalorienspender gewährleistet.

Eine endgültige Auswertung unserer derzeitig gehandhabten Kalorienabdeckung (Grundumsatz + 50 %) und das Verhalten der N-Bilanz muß einem späteren Zeitpunkt vorbehalten bleiben. In diesem Zusammenhang sei auf das Problem der Aminosäurenimbalance verwiesen; so wird z. B. beim Ersatz von Magensaft Lysinhydrochlorid in größeren Mengen substituiert.

Um den Tagesbedarf des traumatisierten Patienten in der gewohnten Bezugseinheit pro kg Körpergewicht übersichtlicher darzustellen, wurden die Werte in Tabelle 4 zusammengestellt. Wir infundieren pro Tag 2.500 bis 3.000 ml Wasser, 30 bis 40 kcal/kg KG (etwa 2.000 bis 2.500 kcal/ Tag) und zwischen 0,3 bis 0,4 g N/kg KG. Die Elektrolytsubstitution ergibt sich aus der täglichen Bilanzierung.

Tabelle 4. Durchschnittlicher Tagesbedarf an Stickstoff, Kalorien, Wasser und Elektrolyten bei Traumatisierten

Stickstoff	= 0,3 - 0,4 g/kg KG
Kalorien	= 30 - 40 kcal/kg KG
Wasser	= 40 ml/kg KG
Kalium	= 60 - 90 mval
Natrium	= 200 - 220 mval

Für die Kohlenhydratsubstitution schlagen wir die Verwendung einer Kombination von Fruktose, Glukose und Xylit in einem anteilmäßigen Verhältnis von 1:1:1 bzw. 2:1:1 (BÄSSLER) vor.

Zum gegenwärtigen Zeitpunkt erscheint die Infusion der von BÄSSLER empfohlenen Kohlenhydratmischung am sinnvollsten. Diese Kombination zur Deckung des basalen Kohlenhydratbedarfes ohne metabolische Belastung bringt gegenüber der Einzelgabe von Kohlenhydraten Vorteile, wie höhere Verwertungsrate, schnellere Einstellung eines steady state, Vermeidung üblicher Risiken, wie extreme Glukoseverwertungsstörung, erhöhte Pyruvat- und Laktatbildung, Xylitablagerung unter Langzeitinfusion und kalorische Verluste über die Niere infolge zu hoher Xylit- und Glukosedosierung.

Bei durchschnittlicher Verabreichung von 500 g Gesamtkohlenhydrate liegen wir mit etwa 0,3 g/kg KG/st unterhalb der geltenden Empfehlungen von 0,5 g/kg KG/st. Pro Zuckeraustauschstoff ergeben sich bei kontinuierlicher Zufuhr über 24 st Infusionsraten um 0,1 g/kg KG/st. Auch hiermit liegen wir unterhalb der Utilisationsmöglichkeiten des Organismus und noch im Bereich der Dosierungsgrenzen für Zuckeraustauschstoffe; Einzelgaben von Zuckeraustauschstoffen lassen nur bis zu einer Dosierung von 0,25 g/kg KG/st die Stoffwechselparameter unverändert.

Ist in der postoperativen oder posttraumatischen Phase die Glukosetoleranz durch gesteigerte Glukoseneubildung oder verminderte periphere Glukoseverwertung gestört, ist in dieser Phase die Glukosezufuhr wenig sinnvoll. Hier empfiehlt sich vielmehr der Einsatz von In-

sulin unabhängig verwertbaren Zuckeraustauschstoffen, wie Fruktose
und Xylit zu analogen Anteilen.

Die Gabe von Fettinfusionen ist heute im Rahmen der parenteralen Ernährung bei traumatisierten Patienten zur Deckung des Kalorienbedarfs
nicht mehr zu vertreten. In der posttraumatischen Phase findet lediglich eine 30%ige Verwertung statt. Hieraus ergibt sich zwangsläufig,
daß fortlaufende Infusionen von Fettemulsion zu einer Ablagerung des
infundierten Fettes führen, und zwar vorwiegend in den Lungenkapilla-
ren und in der Leber. Ferner wird das retikulo-endotheliale System
blockiert und die Resistenzlage des Organismus herabgesetzt.

Bei Intensivtherapiepatienten treten unter langfristiger parenteraler
Ernährung nach etwa 3 - 4 Wochen Hautsensationen als Folge eines Mangels an essentiellen Fettsäuren auf. Einzig für diese Belange ist die
Zufuhr von essentiellen Fettsäuren bei traumatisierten Patienten indiziert.

Als weitere Energiequelle mit hohem Kaloriengehalt und Alternative zu
Fett ist die Verwendung von Äthylalkohol möglich. Die intravenöse Zufuhr soll eine Konzentration von 5 % nicht übersteigen. Die Tagesdo-
sis beim Erwachsenen liegt bei 75 g, ohne daß hierbei ein Berauschungs-
effekt auftritt. Keinesfalls darf die infundierte Menge 6 - 7 g/st
überschreiten.

Zweifelsohne ist der Gedanke bestechend, durch Zusatz eines Alkohol-
konzentrats zur Infusion bis zu 500 kcal des Tagesbedarfs abzudecken,
ohne hierdurch die Wasserbilanz zu beeinflussen.

Die in diesem Zusammenhang vorgeschlagenen kalorischen Lösungen erfordern Überlegungen hinsichtlich der Applikationsform. Um eine kontinuierliche Einlaufgeschwindigkeit zu gewährleisten, die neben der
simultanen Zufuhr des Stickstoffs, der Energieträger und der Elektrolyte von entscheidender Bedeutung ist, müssen vermehrt Infusionspumpen eingesetzt werden. Die derzeitigen Infusionspumpen lassen nur die
Kontrolle einer Infusion zu; durch Parallelschaltung müßten in einem
Gerät 3 - 4 unabhängig voneinander steuerbare Einheiten unterzubrin-
gen sein. Die manuelle Regulierung der Infusionsgeschwindigkeit ist
trotz exakter Überwachung mit einer hohen Fehlerquote belastet.

Kombinationslösungen mit Elektrolyten, Aminosäuren und Kohlenhydratgemischen, die sich klinisch anbieten würden, sind aus fertigungs-
technischen Gründen nicht herstellbar.

Zusammenfassung
Die intravenöse Substitutionstherapie bei schwerkranken, traumatisierten Patienten macht eine bilanzmäßige Kontrolle des Wasser-Elektro-
lyt-Haushaltes erforderlich. Die Zufuhr von stickstoffhaltigen Substanzen soll in einer Dosierung von wenigstens 0,3 g/kg KG/Tag Stickstoff erfolgen. Die kalorische Abdeckung erfolgt am sinnvollsten mit
Kohlenhydratgemischen bestehend aus Fruktose, Glukose und Xylit. Zur
Ermittlung der kalorischen Größenordnung haben sich als Minimum 120 %
des Grundumsatzes, das sind etwa 30 - 40 kcal/kg KG/Tag bewährt. Fett
findet in der Ernährung traumatisierter Patienten keine Anwendung,
lediglich zur Substitution essentieller Fettsäuren bei auftretendem
Fettsäuremangel.

Literatur

1. BEISBARTH, H.: Ausnutzung parenteral verabreichter Nährstoffe. In: Die Bausteine der parenteralen Ernährung. (eds. H. BEIS-BARTH, K. HORATZ, P. RITTMEYER). Stuttgart: Enke 1973.

2. HELLER, K. L., SCHULTIS, K., WEINHEIMER, B.: Grundlagen und Praxis der parenteralen Ernährung. Stuttgart: Thieme 1974.

3. BERG, G.: Empfehlungen zur parenteralen Ernährung. Medizin und Ernährung 11 (1970).

4. DÖLP, R., AHNEFELD, F. W., FODOR, L.: Differenzierte postoperative Substitution: Bedingungen und Konzeption. Infusionstherapie 1 (Sonderheft 2), 79 (1973).

5. FEKL, W.: Panel Session: Praxis der bilanzierten Ernährung. Infusionstherapie 1 (Sonderheft 2), 87 (1973).

Dosierungs- und Anwendungsrichtlinien für die intravenöse Zufuhr von Nährstoffen bei Patienten mit Niereninsuffizienz

Von J. Kult und A. Heidland

Die Richtlinien bedarfsorientierter Wasser- und Elektrolytzufuhr sind
bei akuter und chronischer Niereninsuffizienz als Basistherapie allgemein anerkannt. Außerdem müssen aber im Rahmen der Energiebedarfsdeckung urämiebedingte Alterationen des Endokriniums und verschiedener physiologischer Regelkreise berücksichtigt werden, die den Stoffwechsel negativ beeinflussen. Nach HENNEMANN (5) besteht bei Niereninsuffizienz eine schwere Sympathikopathie mit vermindertem Noradrena-
lingehalt der synaptischen Vesikel. Ebenso ist andererseits das zyklische AMP im Serum erhöht. Beachtung verdient weiterhin die Vermehrung des immunreaktiven Insulins und Glukagons bei gleichzeitig leicht
erhöhtem Blutglukosegehalt. In der hyperkatabolen Verlaufsform der
akuten und chronischen Niereninsuffizienz wird wahrscheinlich der Glu-
kagon-Insulin-Quotient in Richtung Glukagon verschoben. Hieraus soll
eine Stimulation der Glukoneogenese aus Aminosäuren auf Kosten der
Proteinsynthese resultieren (9). Daneben müssen noch renale Aminosäu-
renverluste durch die Insuffizienz in Rechnung gestellt werden (10).
Zwangsläufig ergeben sich hieraus in der urämischen Intoxikation weit-
reichende Störungen im Proteinstoffwechsel. Dementsprechend fanden
GIORDANO (4), YOUNG (10) und BERGSTRÖM (3) in der Urämie eine Depletion
essentieller Aminosäuren im Plasma und in der Zelle bei deutlich vermehrter Konzentration nichtessentieller Aminosäuren. Biochemisches
Korrelat ist die häufige Hypoproteinämie bei akuter und chronischer
Niereninsuffizienz.

Im Rahmen der immunologischen Plasmaproteindiagnostik fanden wir bei
systematischen Untersuchungen bei akuter bzw. chronischer Niereninsuffizienz teilweise beträchtliche Störungen einzelner Spurenproteine im
Plasma. Dialysierte und nichtdialysierte Patienten hatten in Übereinstimmung mit KLUTHE und Mitarbeitern (6) in einem hohen Prozentsatz
ein erniedrigtes Serumtransferrin, das nach Befunden von ANITIA und
McFARLANE (2) unter Berücksichtigung des Serumeisenspiegels als ein
feiner biochemischer Parameter des Proteinstoffwechsels gilt. Ferner
deckten wir eine Störung im Komplementsystem auf, gekennzeichnet durch
eine Verminderung von C3 und C5 bei erhöhtem C4. Dieser Befund hat unseres Erachtens eine große Bedeutung für die quantitative Infektabwehr
bei akuter und chronischer Niereninsuffizienz, da nach statistischen
Erhebungen immer noch 40 bzw. 20 % der Patienten an akuten Infektionen
mit Sepsis sterben (7, 8).

Kataboler Streß ist blutchemisch durch prävalente Erhöhung des Harnstoff-Stickstoffs im Vergleich zum Kreatinin charakterisiert. Ein
Harnstoff-Stickstoff-Kreatinin-Quotient über 10 signalisiert eine erhebliche Entgleisung des Proteinstoffwechsels. Mehr als 80 % unserer
Patienten unter katabolem Streß hatten dementsprechend eine Erniedrigung des Transferrins und des Präalbumins (Abb. 1). Die Abnahme beider Plasmaproteine korreliert negativ zur Größe des Harnstoff-Stickstoff-Kreatinin-Quotienten.

Fortgesetzte Zufuhr essentieller Aminosäuren - parenteral und peroral -
bei ausreichender Kalorienzufuhr erbrachte eine deutliche Besserung
des alterierten Proteinstoffwechsels. Serumtransferrin und Präalbumin
normalisierten sich, im Komplementsystem kam es zu einer deutlichen
Besserung.

Catabolic Stress: $\dfrac{\text{S U N}}{\text{Serum Creatinine}} > 10$

G F R : 3,1 - 10,3 ml/min   n = 33

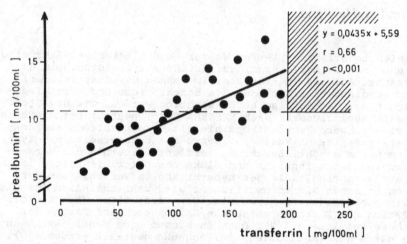

Abb. 1. Korrelation von Serumtransferrin zu Präalbumin bei Patienten mit katabolem Streß während akuter bzw. chronischer Niereninsuffizienz

Langzeittherapie bei Dialysepatienten mit einer Diät von 1 g Eiweiß pro kg Körpergewicht und Tag zeigte, daß die Aminosäurentherapie zu einer echten Körpergewichtszunahme, Besserung der renalen Anämie, Anstieg des Albumins und anderer Serumproteine führt. Bemerkenswerterweise sank gleichzeitig das stark erhöhte anorganische Phosphat im Mittel um 2 mg ab.

ABEL und Mitarbeiter (1) konnten durch frühzeitige parenterale Zufuhr essentieller Aminosäuren und ausreichender Mengen an Energieträgern die Letalität des akuten hyperkatabolen Nierenversagens von 56 % auf 25 % senken. Im Würzburger Krankengut zeichnet sich unter diesem Behandlungsregime eine ähnliche Tendenz ab.

Untersuchungen von BERGSTRÖM und Mitarbeitern (3) zeigten, daß bei täglicher oraler bzw. parenteraler Gabe von durchschnittlich 14 - 20 g essentieller Aminosäuren (und Histidin) und ausreichender Energiezufuhr bei chronischer Niereninsuffizienz sowohl eine positive Stickstoffbilanz als auch deutliche Abnahme des Harnstoff-Stickstoff-Kreatinin-Quotienten über mehrere Monate erreicht werden kann, obwohl sich während des Beobachtungszeitraumes die Nierenfunktion progredient verschlechterte.

Nach allem, was wir heute wissen, scheint sich die von BERGSTRÖM (3) und GIORDANO (4) aufgestellte Theorie zu bewahrheiten, daß in der Urämie bei ausreichender Zufuhr von essentiellen Aminosäuren vermehrt endogener Stickstoff zur Proteinsynthese herangezogen wird. Voraussetzung für den Therapieerfolg ist die Eliminierung aller die Synthese negativ beeinflussender Faktoren, wie Azidose, Hypokaliämie, Herzinsuffizienz, Infektionen und hypokalorische Ernährung. Weiterhin konnte von diesen Autoren gezeigt werden, daß L-Histidin in der Niereninsuffizienz wie im Säuglingsalter zu einer essentiellen Aminosäure

wird. In Langzeituntersuchungen fanden wir bei alleiniger Substitution
von täglich 1.000 mg Histidin eine positive Beeinflussung des Plasma-
proteinstoffwechsels und der renalen Anämie. Die Effektivität war aber
quantitativ geringer als bei kombinierter Gabe aller essentieller Aminosäuren einschließlich Histidin.

Während es über die Bedeutung der essentiellen Aminosäuren in der Urämie heute eine Vielzahl von Untersuchungen gibt und ihre parenterale
Substitution beim akuten und chronischen hyperkatabolen Nierenversagen
allgemein empfohlen wird, ist die parenterale Kohlenhydratzufuhr noch
Gegenstand der Diskussion. Allgemein bekannt ist, daß in der Urämie
und besonders unter hyperkatabolem Streß eine Glukoseverwertungsstörung vorliegt. Ob diese nun auf einer Verschiebung des Glukagon-Insu-
lin-Quotienten beruht oder auf einer urämisch induzierten Aktivitäts-
abnahme des Insulins bei bestehender Hyperinsulinämie, ist noch nicht
völlig geklärt. Alleinige Gabe von Glukoseinfusionen in der Urämie
birgt die Gefahr der Hyperglykämie und des hyperosmolaren Komas in
sich. Zweifellos lassen sich durch Insulinabdeckung diese Komplikationen kontrollieren. In Anbetracht der Vielschichtigkeit der Therapie
des akuten und chronischen Nierenversagens wäre aber gerade eine Vereinfachung des Behandlungsschemas wünschenswert. Theoretisch bieten
sich deshalb die Zuckeraustauschstoffe als Alternative an. Über ihre
Wertigkeit in der Urämie stehen allerdings nur wenige Daten zur Verfügung. Deshalb soll im nachstehenden kurz auf Akuteffekte eingegangen werden.

Bei 20 nüchternen, freiwilligen Patienten - die über die Untersuchung
aufgeklärt waren - mit chronisch terminaler Niereninsuffizienz und einem Glomerulumfiltrat unter 7 ml/min wurden über 4 st gleichmäßig folgende Zucker infundiert: 0,6 g Glukose/kg/st, 0,3 g Xylit/kg/st, 0,5 g
Fruktose/kg/st, 0,7 g/kg/st einer Mischlösung (Glukose-Fruktose-Xylit
im Mischungsverhältnis 1:2:1) und zum Vergleich 0,06 g essentielle
Aminosäuren und Histidin/kg/st. Am Ende des Infusionszeitraumes erfolgte eine 4stündige Nachbeobachtung. Diese Untersuchungen wurden -
und dies sei nochmals betont - unter strengsten Überwachungskautelen
durchgeführt, da teilweise Konzentrationen gewählt wurden, die zwar
eine hochkalorische Ernährung gewährleisten, aber zweifellos nicht unbedenklich sind.

Auf die Blutglukosekonzentration hatte erwartungsgemäß nur Glukose einen signifikanten Einfluß, wobei im Einzelfall Steigerungen bis auf
700 mg/100 ml beobachtet wurden. Dramatisch erwies sich auch im Einzelfall das schnelle Absinken des Blutglukosegehaltes 4 st nach Absetzen der Glukoseinfusion. Alle Zuckeraustauschstoffe zeigten weder
während noch nach ihrer Infusion einen relevanten Effekt (Abb. 2).
Zum venösen Blut-pH verhielten sich alle Zucker relativ neutral. Nur
Xylit führte zu einem Abfall des pH, dessen Ursache uns nicht bekannt
ist.

Bei graphischer Darstellung der Laktatkonzentration im Serum und des
Laktat-Pyruvat-Quotienten während und nach Kohlenhydratzufuhr zeigte
nur Xylit ein zu den anderen Lösungen differentes Verhalten mit Anstieg beider Meßgrößen. Eine statistische Auswertung der Befunde war
bis jetzt wegen der geringen Fallzahl noch nicht möglich (Abb. 3).
Die interessantesten Befunde ergaben sich bei der immunologischen
Messung der Seruminsulinkonzentration, die wir Herrn SCHMITT aus unserer Arbeitsgruppe verdanken. Unter Glukoseinfusion kam es zum Anstieg des Insulins im Mittel um den Faktor 20. Für die Zuckeraustauschstoffe ergab sich keine wesentliche Abweichung vom Ausgangswert. Über-
raschenderweise ergab auch die Gabe essentieller Aminosäuren keinen
Anstieg, sondern einen Abfall des Insulinspiegels. Insgesamt ergibt

178

sich daraus, wenn man von der geringen Fallzahl absieht, daß in der
Urämie zwar genügend immunologisch meßbares Insulin zur Glukoseverwertung zur Verfügung steht, aber gleichzeitig ein Mißverhältnis zwischen Quantität und Aktivität angenommen werden muß. Ob dieser Befund
auf Inhibitoren oder Insulinantikörpern beruht, muß weitergehenden Untersuchungen vorbehalten bleiben.

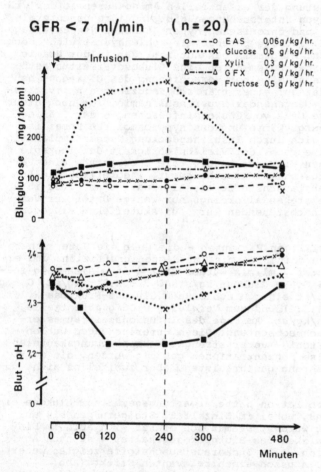

Abb. 2. Verhalten von Blutglukosekonzentration und Blut-pH-Spiegel vor,
während und nach Infusion von Glukose, Xylit, Fruktose, einer Mischlösung (GFX = Glukose, Fruktose, Xylit im Verhältnis 1:2:1) und essentieller Aminosäuren

Sowohl unter Fruktose- als auch unter Glukoseinfusion stieg das Bili-
rubin vorübergehend an; unter Fruktose kam es zu einem insignifikanten
Anstieg der Triglyzeride. Der Serumphosphatspiegel zeigte bei allen
vier Kohlenhydratlösungen eine abfallende Tendenz. Die stärkste Abnahme hatte die Infusion essentieller Aminosäuren zur Folge (von 8,3 auf
4,6 mg/100 ml im Mittel). Hinsichtlich der Serumharnsäure erlauben unsere Untersuchungen keine verbindliche Aussage, da alle Probanden bis
24 st vor Versuchsbeginn unter Allopurinol standen. Cholesterin und

Laktatdehydrogenase blieben in ihrer Konzentration unter allen Lösungen unbeeinflußt.

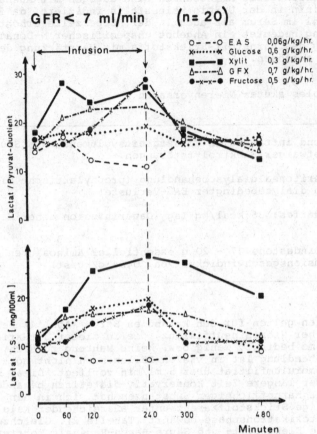

Abb. 3. Verhalten von Laktat und dem Laktat-Pyruvat-Quotienten vor, während und nach Infusion von Glukose, Xylit, Fruktose, einer Mischlösung (GFX = Glukose, Fruktose, Xylit im Verhältnis 1:2:1) und essentieller Aminosäuren

Sofern die im Akutversuch gewonnenen Untersuchungen auch für die chronische Medikation repräsentativ sind, kann unseres Erachtens gefolgert werden, daß die Energiebedarfsdeckung mit einer Mischlösung leicht durchführbar ist und die geringsten Komplikationen zur Folge hat.

Besonders bedeutsam ist die parenterale Ernährung (Kohlenhydrate und essentielle Aminosäuren) in der Therapie des hyperkatabolen akuten Nierenversagens. Wie eingangs erwähnt soll die Mortalitätsrate bei konsequenter Therapie um 30 - 35 % gesenkt werden (1). Die Menge der Energieträger sollte 2.000 kcal/Tag nicht unterschreiten. Unseres Erachtens ist dabei die Mischlösung aus Fruktose, Xylit und Glukose vorteilhaft. Die Menge der täglich zugeführten essentiellen Aminosäuren und Histidin richtet sich einmal nach den dialysebedingten Aminosäurenverlusten, wenn - wie heute allgemein anerkannt - eine tägliche prophylaktische Dialysebehandlung durchgeführt wird, und zum anderen nach Körperoberfläche bzw. krankheitsbedingten Verlusten. Der Durchschnittsbedarf an essentiellen Aminosäuren und Histidin wird mit 15 - 20 g angegeben. Nichtessentielle Aminosäuren sind dagegen mit Ausnahme von Prolin und Arginin in der Urämie keinesfalls indiziert, da ihre Konzentration sowohl im Serum als auch in der Körperzelle erhöht ist. Ihre Verabreichung bedeutet ein Angebot unspezifischer N-Donatoren, die einen Anstieg des Harnstoff-Stickstoffs mit Verstärkung der metabolischen Azidose auslösen.

Tabelle 1. Hyperkataboles akutes Nierenversagen

Korrektur des extra- und intravasalen Flüssigkeitsvolumens, des Säure-Basen-Haushaltes und etwaiger Elektrolytstörungen.

Tägliche Hämo- bzw. Peritonealdialysebehandlung (prophylaktische Dialyse) und Substitution dialysebedingter EAS-Verluste!

Deckung des Energiebedarfes: 35 kcal/kg/Tag (Dauerinfusion einer Mischlösung)

Parenterale Gabe von mindestens 17 - 20 g essentieller Aminosäuren und Histidin pro Tag (Infusionsgeschwindigkeit ca. 0,04 g/kg/st)

Die gleichen Richtlinien gelten für den katabolen Streß (Abb. 1) bei Patienten mit chronischer Niereninsuffizienz, die in dieser Situation, durch urämische Symptome bedingt, wenig bzw. keine Nahrung zu sich nehmen. Eine Dialysebehandlung ist in vielen Fällen noch nicht notwendig, sofern ein Glomerulumfiltrat über 5 ml/min vorliegt. Diese Patienten können noch über längere Zeit konservativ-diätetisch behandelt werden. Zur Senkung der harnpflichtigen Substanzen hat sich in den ersten Tagen eine völlige Stickstoffkarenz unter ausreichender Kalorienzufuhr als sog. Detoxikationsphase bewährt (Tabelle 2). Gleichzeitig muß der derangierte Elektrolyt- und Säure-Basen-Haushalt korrigiert werden. Bei ungenügendem Therapieerfolg ist die Dialysebehandlung aber unvermeidlich.

Tabelle 2. Kataboler Streß bei chronischer Niereninsuffizienz

(GFR < 8 ml/min	: $\dfrac{\text{Harnstoff-N}}{\text{Kreatinin}}$ > 10)
Detoxikation (3 - 4 Tage)	: Stickstoffkarenz und/oder Dialysebehandlung. Zufuhr von > 2.000 kcal/Tag
Beginnende Kompensation	: parenterale Zufuhr von 35 kcal/kg/Tag und 10 - 20 g essentiellen Aminosäuren und Histidin
Langzeitbehandlung	: Überführen der parenteralen Ernährung in eine adäquate Diätbehandlung (Kartoffel-Ei-Diät oder sog. "Schweden-Diät" und EAS per os)

Literatur

1. ABEL, R. M., BECK, C. H., ABOTT, W. M., RYAN, J. A., BARNETT, G. O., and FISCHER, J. E.: Improved survival from acute renal failure after treatment with intravenous essential l-amino acids and glucose. New Engl. J. Med. __288__, 695-699 (1973).

2. ANITIA, A. N., McFARLANE, H., and SOOTHILL, J. F.: Serum siderophilin in kwashiorkor. Arch. Dis. Childh. __43__, 459 (1968).

3. BERGSTRÖM, J., FÜRST, P., JOSEPHSON, B., and NOREE, L. O.: Factors affecting the nitrogen balance in chronic uremic patients receiving essential amino acids intravenously or by mouth. Nutr. Metabol. __14__, 162 (1972).

4. GIORDANO, C., DE SANTO, N. G., RINALDI, S., ESPOSITO, R., and ACONE, D.: The role of histidine supplementation in the treatment of uremic anemia. Proc. EDTA (Vienna) X. 160 (1973).

5. HENNEMANN, H.: Die urämische Sympathicopathie. Habilitationsschrift, Würzburg (1974).

6. KLUTHE, R., BAUMANN, G., BISCHOF, V., QUIRIN, H.: Serumtransferrin und Eiweißernährung bei chronisch intermittierender Hämodialyse. Med. u. Ernähr. __12__, 73 (1971).

7. KULT, J., RÖCKEL, A., HENNEMANN, H., HEIDLAND, A.: Bedeutung der L-Histidinsubstitution für den Proteinstoffwechsel (Transferrin und Komplementsystem) und die renale Anämie bei chronisch terminaler Niereninsuffizienz. Med. Klin. __69__, 1845-1849 (1974).

8. KULT, J., RICHTER, U., RÖCKEL, A., HEIDLAND, A.: Die Bedeutung der Aminosäurensubstitution bei chronisch intermittierender Hämodialysebehandlung. Nieren- und Hochdruckkrankheiten I, 6 (1974).

9. LINDSEY, A., SANTEUSANIO, F., BRAATEN, J., FALOONA, G. R., and UNGER, R. H.: Pancreatic alpha-cell function in trauma. J. A. M. A. __227__, 757 (1974).

10. YOUNG, G. A., PARSONS, F. M.: Plasma and urin amino acid imbalance in chronic renal failure. Clin. chem. Acta __27__, 491 (1970).

Dosierungs- und Anwendungsrichtlinien für die intravenöse Zufuhr von Nährstoffen in der Gynäkologie und Geburtshilfe

Von L. Heller

Die intravenöse Zufuhr von Nährstoffen im Bereiche der Gynäkologie und
Geburtshilfe richtet sich nach den gleichen Prinzipien wie in anderen
operativen Fächern. Allerdings sind einige Besonderheiten zu beachten.
Im folgenden werden einige praktische Richtlinien gegeben, ohne daß
theoretische Grundlagen und besondere physiologische Voraussetzungen
speziell im Bereiche der Geburtshilfe dargestellt werden können.

I. Operative Gynäkologie

In der operativen Gynäkologie verfahren wir schon lange nach einem
Dreistufenplan, ähnlich dem von AHNEFELD und Mitarbeitern vorgeschlagenen. Bei kleineren Eingriffen (Laparoskopien, Konisationen, Steri-
lisationsoperationen) bedarf es lediglich der Substitution von Wasser
und Elektrolyten, eine parenterale Nährstoffzufuhr ist in der Regel
nicht erforderlich (Stufe 1).

Bei den gynäkologischen Standardoperationen (abdominale und vaginale
Hysterektomien) ist häufig eine Substitution erforderlich, die über
48 st hinausgeht. Damit wird neben der Substitution von Wasser und
Elektrolyten eine parenterale Nährstoffzufuhr notwendig (Stufe 2). Die
Erfahrung zeigt, daß die frühzeitige Zufuhr von Aminosäuren die Rekon-
valeszenz wesentlich beschleunigt. Zumeist wird mit der intravenösen
Aminosäurenzufuhr 8 bis 12 st nach der Operation begonnen; zu diesem
Zeitpunkt hat man über die Nierenfunktion genügend Informationen. Bei
frühzeitiger Aminosäurenzufuhr erholen sich die Patienten außerordentlich rasch. Sie gehen nach vaginaler Hysterektomie (mit oder ohne Pla-
stik) bereits am 10. bis 12. Tage, nach einer abdominalen Hysterektomie (mit oder ohne Adnexe) etwa am 12. Tage nach Hause. Gegenüber früher bedeutet dies eine durchschnittliche Verkürzung des Krankenhaus-
aufenthaltes um 6 Tage.

Kann die orale Nahrungszufuhr nach 72 st voraussichtlich noch nicht
einsetzen, so ist von vornherein eine komplette parenterale Ernährung
erforderlich (Stufe 3). Diese muß sich weitgehend nach individuellen
Gegebenheiten richten. Stets ist die exakte Bilanzierung der Ein- und
Ausfuhr von Wasser, Elektrolyten und Stickstoff erforderlich; weitere
Laboratoriumskontrollen treten hinzu. Die komplette parenterale Ernährung kommt gelegentlich bei der Wertheimschen Radikaloperation, nahezu regelmäßig bei den ultraradikalen Operationen zum Zuge.

1. Standardoperationen

Bei der Überbrückung bis zu 72 st steht die Deckung des Wasser- und
Elektrolytbedarfs ganz im Vordergrund. Daneben sollte aber zumindest
der energetische Bedarf des Grundumsatzes und der Minimalbedarf an
Aminosäuren gedeckt werden. Schließlich ist eine ausreichende Diurese
nur bei einer genügenden Zufuhr von Natrium zu erzielen, und zum Aufbau von Glykogen und Eiweiß ist eine ausreichende Kaliumzufuhr erforderlich.

Es ergeben sich folgende Richtlinien: Die Wasserzufuhr soll mindestens
2.000, besser 2.500 ml betragen; bei Fieber oder langer Operationsdauer
sind Zuschläge erforderlich. Die Elektrolytzufuhr hat sich auf die

Wasserzufuhr zu beziehen: Pro Liter Wasser werden 100 mval Natrium und 18 mval Kalium gegeben. Zur Deckung des Energiebedarfs sind rund 300 g Kohlenhydrate erforderlich, dazu sollen 30 - 50 g Aminosäuren gegeben werden.

Tabelle 1. Gynäkologie

Routineoperationen: Überbrückung bis zu drei Tagen

Forderungen: Deckung des Wasserbedarfs
              Deckung des Elektrolytbedarfs (Na, K)
              Deckung des Grundumsatzes
              Deckung des Minimalbedarfs an Aminosäuren

Richtlinien: 2.000 - 2.500 ml Wasser
                   pro 1 Wasser 140 mval Na
                   pro 1 Wasser 18 mval K
              30 - 50 g Aminosäuren
              300 g Kohlenhydrate (Zucker, Polyalkohole)

Für die praktische Durchführung ergibt sich etwa folgendes Schema: Zunächst werden 1.000 ml einer Basiselektrolytlösung gegeben, anschließend 500 bis 1.000 ml einer 24%igen Dreizuckerlösung. Danach werden 500 bis 1.000 ml einer Aminosäurenlösung (Aminofusin L 600) infundiert. Insgesamt werden damit rund 1.400 kcal verabfolgt.

Dieses Schema kann natürlich variiert werden. Nicht selten ist es erforderlich, am Operationstage 500 ml Basiselektrolytlösung durch Haemaccel oder einen anderen Plasmaexpander zur Stabilisierung des Kreislaufs zu ersetzen. Weiterhin kann man in den folgenden Tagen bei subileusgefährdeten Patienten die Hälfte der Basiselektrolytlösung durch eine Kaliumlösung, etwa in Form von Tutofusin K 80 X, geben. Von dieser Möglichkeit machen wir gern Gebrauch.

Tabelle 2. Gynäkologie

Routineoperationen: Überbrückung bis zu drei Tagen

Vorschlag: 1.000 ml Basiselektrolytlösung (Tutofusin-OPS)
             500 - 1.000 ml Aminofusin L 600
             1.000 ml Dreizuckerlösung (Triofusin E 1000)

Varianten: Am OP-Tag 500 ml Basiselektrolytlösung durch Haemaccel
             ersetzen
             Bei K-Mangel 500 ml Basiselektrolytlösung durch Tutofu-
             sin K 80 / K 80 X ersetzen

Mit diesem Basisschema kann man die parenterale Nährstoffzufuhr bis zu 72 st ohne Laboratoriumskontrollen durchführen; in mehr als 95 % der Fälle sind Laborkontrollen nicht notwendig. Ebenso ist ein zentraler Venenkatheter nicht erforderlich.

II. Radikale und ultraradikale Operationen

Bei den großen Eingriffen in der Gynäkologie ist nicht selten eine
Überbrückung der Nahrungskarenz über die 72-Stunden-Grenze hinaus er-
forderlich, bei ultraradikalen Operationen gelegentlich über einen
Zeitraum bis zu 10 Tagen.

Initial ist bei diesen großen Eingriffen die Stabilisierung des Kreislaufs absolut vorrangig. Daneben muß der erhöhte Wasserbedarf gedeckt
werden. Die Deckung des Elektrolytbedarfs kann in der Regel nur ge-
zielt erfolgen. Schließlich kommt es entscheidend darauf an, bereits
frühzeitig eine über den Bedürfnissen des Grundumsatzes liegende Kalorienmenge zuzuführen und weiterhin möglichst früh mit einer ausreichenden Aminosäurenzufuhr zu beginnen.

Aus diesen Forderungen ergeben sich folgende Richtlinien: Primär muß
ausreichend für Blut- und Plasmaersatz gesorgt werden. Die benötigten
Mengen lassen sich aus dem Blutverlust, dem Kreislaufzustand der Patientin und dem Hämatokrit im allgemeinen gut abschätzen.

Die Flüssigkeitszufuhr soll in einer Größenordnung von 2.500 bis 3.000
ml Wasser liegen. Die Zufuhr an Natrium und Kalium liegt primär in der
gleichen Größenordnung wie bei den Standardoperationen, nämlich pro
Liter Wasser 100 mval Natrium und 18 mval Kalium. Allerdings bedarf
der Elektrolythaushalt bei den ultraradikalen Operationen einer besonders gründlichen Überwachung. Die Serumelektrolyte werden am Operationstage 6stündlich, an den folgenden Tagen 6- bis 12stündlich kontrolliert. Zudem werden 12stündlich die mit dem Harn ausgeschiedenen
Elektrolyte bestimmt. Die zusätzlichen Elektrolytgaben in Form der
Konzentratzusätze richten sich nach den erhaltenen Werten. An Nährstoffen sollen die Frauen täglich etwa 400 g Kohlenhydrate und 50 -
100 g Aminosäuren erhalten.

Tabelle 3. Gynäkologie

Radikale und ultraradikale Operationen
Überbrückung bis zu zehn Tagen

Forderungen: 1. Initial Kreislaufstabilisierung (vorrangig)
2. Deckung des erhöhten Wasserbedarfs und gezielte
   Deckung des Elektrolytbedarfs
3. Frühzeitig ausreichende Kalorienzufuhr
4. Möglichst frühzeitig ausreichende Aminosäurenzufuhr

Richtlinien: 1. Ausreichend Blut- und Plasmaersatz, Plasmaexpander
2. 2.500 - 3.000 ml Wasser
     pro 1 Wasser 140 mval Na
     pro 1 Wasser 18 mval K
3. 400 g Kohlenhydrate
   50 - 100 g Aminosäuren = } ~ 2.000 kcal

Hieraus ergibt sich folgendes praktisches Schema: Am Operationstag werden zunächst Blut, Plasma und Haemaccel o. ä. in Mengen gegeben, die
zur Kreislaufstabilisierung erforderlich sind. Danach werden zunächst
500 ml einer Basiselektrolytlösung und 500 ml einer elektrolythalti-
gen Kohlenhydratlösung infundiert. Sechs Stunden nach Operationsende

werden Serumelektrolyte, Harnmenge und Harnelektrolyte bestimmt. Ist
die Harnausscheidung befriedigend, werden Aminosäuren gegeben, anschließend (also über Nacht) die zweite Hälfte der Elektrolytlösung
und der Kohlenhydratlösung. Bei Harnwerten von unter 600 ml wird mit
der Infusion von Aminosäuren gewartet. Gegebenenfalls festgestellte
Elektrolytverschiebungen müssen durch Elektrolytkonzentrate ausgeglichen werden.

Tabelle 4. Gynäkologie

Radikale und ultraradikale Operationen

Vorschlag: <u>OP-Tag:</u>

                 Blut, Plasma, Haemaccel o. ä. soviel wie nötig
                 1.000 ml Basiselektrolytlösung (Tutofusin OPS)
                 1.000 ml Triofusin E 1000
                 500 ml Aminofusin L 850
                 Elektrolytzusätze nach Bedarf

           <u>Folgende Tage:</u>

                 500 ml Basiselektrolytlösung (Tutofusin OPS)
→ 1.500 ml Dreizuckerlösung (Triofusin E 1000)
                 500 ml Aminofusin forte
                 500 ml Aminofusin L 850
                 Elektrolytkorrektur nach Bedarf

Ist am Morgen nach dem Operationstage die Harnausscheidung befriedigend (etwa 1.000 ml), wird die Aminosäurenzufuhr erhöht. Nach Infusion der Dreizuckerlösung werden dann im allgemeinen 75 g Aminosäuren
infundiert; man kann auch beide gemeinsam über ein Y-Stück infundieren.

III. Gynäkologische Karzinome

Bei vielen Patientinnen, die einer Strahlentherapie oder einer Chemotherapie unterzogen werden, ist die orale Kalorien- und Stickstoffzufuhr unzureichend. Damit wird eine partielle parenterale Ernährung
notwendig. Hierbei stehen die Verbesserung der Kalorienzufuhr und die
Deckung des Stickstoffbedarfs ganz im Vordergrund. Da die Patientinnen
im allgemeinen trinken können, macht dagegen die Versorgung mit Wasser
und Elektrolyten auf oralem Wege in der Regel keine Schwierigkeiten.
Im Gegensatz zu den Nährstoffen ist die Resorption von Wasser und Elektrolyten auch nur extrem selten gestört.

Als Zusatzversorgung ist die Zufuhr von 1.500 - 2.000 Kalorien in Form
von Kohlenhydraten und Alkohol wünschenswert. Dazu sollen mindestens
50 g Aminosäuren pro Tag gegeben werden. Die Basis für eine derartige
partielle parenterale Zusatzernährung ist die Kombination einer Dreizuckerlösung mit einer Alkoholzuckerlösung und einer Aminosäurenlösung.
Auf diese Weise können der Patientin in rund 1.500 ml Flüssigkeit
2.000 Kalorien und 50 g Aminosäuren beigebracht werden. Je nach dem
Zustand der Patientin bietet sich als Variante an, nach einer ausreichenden oralen Kohlenhydratzufuhr und gegebenenfalls nach Infusion einer Alkoholzuckerlösung 50 - 75 g Aminosäuren zu infundieren.

Tabelle 5. Gynäkologische Karzinome

Partielle parenterale Ernährung

Forderungen:	Verbesserung der Kalorienzufuhr
	Deckung des Stickstoffbedarfs
	Zusatzversorgung mit Wasser und Elektrolyten

Richtlinien:	150 - 200 g Kohlenhydrate
	50 - 75 g Aminosäuren
	1.000 - 2.000 ml Wasser
	pro l Wasser 70 mval Na
	pro l Wasser 25 mval K
	Ergänzung nach Bedarf

Karzinomträgerinnen, die einer Strahlentherapie oder einer Chemotherapie unterzogen werden, befinden sich sehr häufig in einem schlechten Allgemeinzustand, die Fettresorption ist nahezu immer gestört. Es kommt deshalb relativ frühzeitig zu Mangelerscheinungen an essentiellen Fettsäuren. Deshalb sollten wöchentlich einmal 500 ml einer Fettemulsion gegeben werden.

Abweichende Infusionsschemata sind bei Aszites erforderlich. In der Regel besteht in diesen Fällen eine Hypoproteinämie. Daher müssen Plasma- oder Albuminkonserven gegeben werden. Daneben kommt es bei diesen Patienten aber sehr wesentlich darauf an, ausreichend Kalorien zu geben.

Tabelle 6. Gynäkologische Karzinome

Partielle parenterale Ernährung

Vorschlag:	500 ml (Triofusin E 1000)
	500 ml Analgofusin } ~ 2.000 kcal
	500 ml Aminofusin forte

Varianten:	2 Stunden nach oraler KH-Zufuhr (Frühstück)
	500 ml Analgofusin } ~ 1.600 kcal
	1.000 ml Aminofusin L 850

NB:	Wöchentlich einmal Fettemulsion
Cave:	Spezielles Regime bei Aszites erforderlich!

IV. Geburtshilfe

Im Bereiche der Geburtshilfe sind die Kontraindikationen ganz besonders zu beachten. Fettemulsionen dürfen während der Schwangerschaft nicht gegeben werden. Hier kommt es besonders leicht zu einer Postinfusionsketonämie, die im Hinblick auf den Feten nicht unbedenklich ist. Wir kennen ja von diabetischen Schwangeren die erhebliche Empfindlichkeit des Feten gegen Ketonkörper. Zudem kann es durch Fettablagerungen in der Plazenta zu einer Störung der Plazentafunktion kommen. Schließlich verbieten sich Fettinfusionen in der Schwangerschaft deshalb, weil Fettemulsionen uterine Kontraktionen und Wehen auslösen können.

Alkohol ist während der gesamten Schwangerschaft kontraindiziert. Während der zweiten Schwangerschaftshälfte vollbringt die Leber eine Hochleistung. Daher liegen die Werte aller Leberfunktionsproben im oberen Normbereich oder im unteren pathologischen Bereich. Hinzu kommt, daß vorbestehende Leberschäden nicht selten unbekannt bleiben. Nachdrücklich muß darauf hingewiesen werden, daß die Leber bei der Gestose vom Krankheitsgeschehen regelmäßig mitbetroffen ist. Die klinische Erfahrung lehrt, daß bereits kleine Noxen ausreichen, um eine akute gelbe Leberatrophie in Gang zu bringen. Die Prognose ist immer dubiös.

Tabelle 7. Geburtshilfe

Kontraindiziert sind:

1. Fettemulsionen	Beeinträchtigung der Plazentafunktion möglich
	Auslösung von Wehen möglich
	Neigung zur Ketose
2. Alkohol	Leberfunktion
	Vorgeschädigte Leber meist unbekannt
	Gestose: Gefahr der akuten gelben Leberatrophie

---

1. Kaiserschnitt

Beim Kaiserschnitt geht es in der Regel um eine kurzfristige Überbrückung bis zu 72 st. Im Vordergrund steht postoperativ auch hier die Deckung des Wasser- und Elektrolytbedarfs. Zu beachten ist allerdings, daß die Schwangere häufig Natrium retiniert hat, während ihre Kaliumreserven gering sind. Eine ausreichende Kaliumsubstitution ist daher gerade im Hinblick auf die häufigste Komplikation der Sectio, den paralytischen Ileus, unbedingt erforderlich. Es ist deshalb ausreichend, pro Liter Wasser 80 mval Natrium zu geben, dagegen soll eine Zufuhr von 24 mval Kalium pro Liter Wasser angestrebt werden. Die puerperalen Stickstoffverluste (Wochenfluß!) sind oft sehr groß. Deshalb sollten 50 g Aminosäuren pro Tag gegeben werden. Zur Deckung des Energiebedarfs sind 300 g Kohlenhydrate sinnvoll.

Tabelle 8. Geburtshilfe

Sectio: Kurzfristige Überbrückung bis zu drei Tagen

Forderungen:	Deckung des Wasserbedarfs
	Deckung des Elektrolytbedarfs (K!)
	Deckung des Grundumsatzes
	Deckung der N-Verluste
	Prophylaxe des paralytischen Ileus
Richtlinien:	2.500 ml Wasser
	pro l Wasser 80 mval Na
	pro l Wasser 24 mval K
	50 g Aminosäuren
	300 g Kohlenhydrate
Cave:	Kontraindiziert Alkohol!

In der Praxis hat es sich bewährt, initial nach 500 ml einer Basiselektrolytlösung 500 ml einer Kaliumlösung (Tutofusin K 80 X) zu geben. Anschließend werden 1.000 ml einer Dreizuckerlösung und 500 ml
einer 5%igen oder 10%igen Aminosäurenlösung infundiert. Gelegentlich
ist es erforderlich, am Operationstage 500 ml der Dreizuckerlösung
durch einen Plasmaexpander zu ersetzen.

Eine der häufigsten und ernstesten Komplikationen nach der Sectio ist
der paralytische Ileus. Wir geben deshalb nicht nur reichlich Kalium,
wir setzen der Infusion auch bereits 36 st post operationem Prostigmin zu. Schließlich beginnen wir bereits 60 st nach der Operation mit
der oralen Ernährung. Die Komplikation eines Platzbauches fürchten wir
nicht. Wir führen die Sectio ausschließlich durch den Unterbauchquer-
schnitt (Pfannenstielquerschnitt) durch. Seit über 15 Jahren haben wir
nicht einen einzigen Platzbauch nach Sectio erlebt.

Tabelle 9. Geburtshilfe

Sectio: Kurzfristige Überbrückung bis zu drei Tagen

Vorschlag: 500 ml Basiselektrolytlösung (Tutofusin OPS)
                    500 ml Kaliumlösung (Tutofusin K 80)
                    1.000 ml Dreizuckerlösung (Triofusin E 1000)
                    500 ml Aminofusin L 600 oder forte

Varianten: Am OP-Tag 500 ml Dreizuckerlösung durch
                    500 ml Haemaccel ersetzen

Besonderheit: Bereits 36 st post operationem Prostigmin zusetzen
                    Nach 72 st mit oraler Ernährung beginnen

---

2. Hyperemesis gravidarum

Das schwere unstillbare Schwangerschaftserbrechen sehen wir heute nur
ganz selten. Allerdings werden dann bei der Infusionsbehandlung nahezu regelmäßig Fehler gemacht, die gegen unser fundamentales Wissen
über den Elektrolyt- und Wasserhaushalt verstoßen. Mit der Infusion
von "physiologischer Kochsalzlösung" oder Glukoselösung ohne Elektrolyte wird gar nichts erreicht, im Gegenteil, die Situation kann unter
Umständen erheblich verschlechtert werden. Die erste Forderung ist
hier, die Störungen im Wasser- und Elektrolythaushalt zu beheben. COOK
hat hierzu die erste Lösung entwickelt, die allerdings wegen ihres hohen Ammoniakgehaltes heutzutage auf Bedenken stößt. Besser sind Lösungen, die im wesentlichen Argininhydrochlorid enthalten, so z. B. das
Tutofusin Alk. Erst nach der Normalisierung des Wasser- und Elektrolythaushaltes ist eine gegebenenfalls notwendige parenterale Ernährung
sinnvoll. Hierfür gelten selbstverständlich die eingangs dargelegten
Kontraindikationen. Bei der Hyperemesis gravidarum stützt sich die parenterale Ernährung ausschließlich auf die Infusion von Kohlenhydraten
und Aminosäuren, deren Menge von Fall zu Fall festgelegt werden muß.

In diesen Darlegungen wurde es bewußt vermieden, auf theoretische
Grundlagen einzugehen. Es sollten lediglich Schemata für die parenterale Ernährung zur Diskussion gestellt werden, die den Besonderheiten
in der Gynäkologie und Geburtshilfe gerecht zu werden suchen.

Die Bewertung von Kohlenhydraten für die Infusionstherapie in der Geburtsmedizin

Von P. Milewski und W. Dick

Bei jeder Form einer Infusionsbehandlung unter der Geburt, sei sie nur als Trägerlösung für Wehenmittel oder aber als "Nährlösung" für den gefährdeten Feten gedacht, müssen die möglichen Auswirkungen der jeweiligen Kohlenhydratbasis auf die Besonderheiten im Stoffwechsel von Mutter und Fet in Rechnung gestellt werden.

Wir stehen hier einmal vor dem Problem, daß bei Mangelgeburten, Frühgeburten und nach protrahierter Geburt Glykogendepots nicht vorhanden oder bereits unter der Geburt erschöpft sind (6, 8). Postpartal resultiert schon während der initialen Umstellungsphase vitaler Funktionen eine Hypoglykämie mit zusätzlicher Belastung durch eine überhöhte Ketonämie.

Zum anderen ist die Zufuhr von Glukose an die Mutter unter der Geburt zur Auffüllung der fetalen Glykogendepots problematisch wegen der schwangerschaftsspezifischen antiinsulinären Faktoren, wie erhöhte Spiegel von STH, Glukokortikoiden, HPL und Östrogenen sowie des mit 15 % hohen Anteils von Schwangeren mit echt pathologischem Glukosetoleranztest (2, 5). Es besteht also die Gefahr einer Hyperglykämie mit den osmolaren Kosequenzen für beide Organismen und einer Begünstigung zerebraler Blutungen beim Feten (1). Es stellt sich die Frage, ob in dieser besonderen Situation Zuckeraustauschstoffe eine Alternative bieten können.

Wir haben insgesamt 50 Gebärenden mindestens drei Stunden vor Beendigung der Geburt unterschiedliche Kohlenhydrate parenteral zugeführt. Vier Gruppen von jeweils zehn Frauen erhielten Infusionen von Glukose, Fruktose, Xylit oder einer Kombination aus diesen drei Kohlenhydraten in 12,5%iger Lösung und wurden mit einer Kontrollgruppe, die lediglich physiologische Kochsalzlösung erhielt, verglichen. Die Kohlenhydratlösungen wurden mit einem definierten Elektrolytzusatz abgedeckt. Die Zufuhrrate betrug 0,31 g Kohlenhydrate/kg KG/st. Dabei fanden wir folgende Veränderungen:

Für Fruktose- und Xylitspiegel stellt sich jeweils ein steady state ein (Abb. 1), der sich bei Verabfolgung der Kombinationslösung auf noch niedrigerem Niveau bewegt (Fruktosespiegel hier zwischen 15 bis 18 mg%, Xylitspiegel zwischen 3 bis 6 mg%) bei deutlichem Gradienten zum Neugeborenen.

Für Glukose allein zeigt sich selbst bei dieser niedrigen Dosierung kein steady state (Abb. 2), und auch beim Neugeborenen finden sich initial entsprechend erhöhte Blutzuckerwerte (Abb. 3). Postpartal erfolgt dann erwartungsgemäß ein rascher Abfall auf Normalwerte in allen Gruppen.

Die Befunde für Insulin zeigen den für Schwangere typischen überhöhten "insulin-response" auf Glukose (ca. 38 Mikroeinheiten/ml), während nach den übrigen Lösungen ein wesentlich geringerer Insulinanstieg erfolgt (20 - 24 Mikroeinheiten/ml).

Weiterhin zeigt sich die prompte Wirkung der Glukose auf die für Schwangere ebenfalls typisch hohe periphere Lipolyse (Abb. 4), die

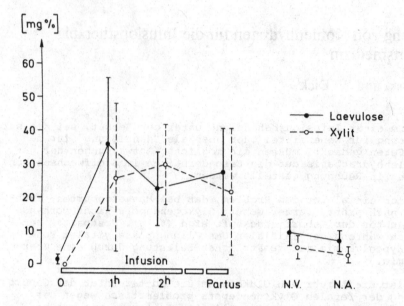

Abb. 1. Blutspiegel ($\bar{x}$ + SD) im mütterlichen und Nabelschnurblut nach Infusion von 0,31 mg/kg KG/st Fruktose- bzw. Xylitlösung

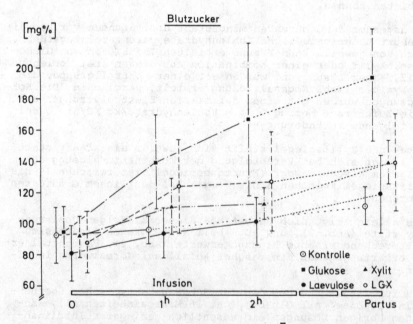

Abb. 2. Mütterlicher Blutzuckerspiegel ($\bar{x}$ + SD) nach Infusion von 0,31 mg/kg KG/st unterschiedlicher Kohlenhydratlösungen und einer Kombination aus Glukose, Fruktose und Xylit für jede Gruppe (n = 10)

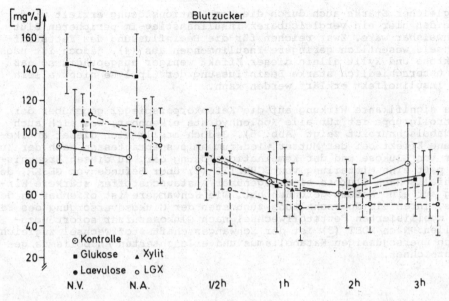

Abb. 3. Zugehörige Blutzuckerwerte ($\bar{x}$ + SD) im Nabelschnurblut und postpartal im Kapillarblut des Neugeborenen

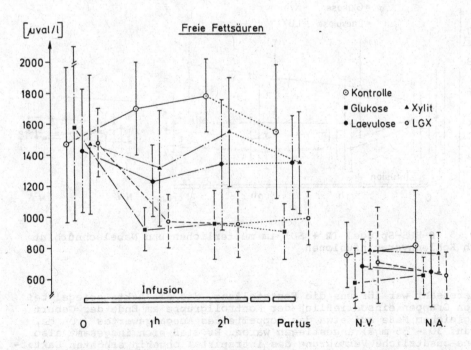

Abb. 4. FFA-Spiegel ($\bar{x}$ + SD) im mütterlichen Blut unter der Geburt und im Nabelschnurblut

in gleicher Stärke auch durch die Kombinationslösung erzielt wird,
ohne daß hier ein vergleichbarer Insulinanstieg im peripheren Blut
nachweisbar wäre. Zwar reichen für die Beeinflussung des Fettstoffwechsels wesentlich geringere Insulinmengen aus (4), jedoch ist nach
Fruktose und Xylit allein dieser Effekt weniger ausgeprägt, so daß
die unterschiedlich starke Beeinflussung der Lipolyse nicht allein
als Insulineffekt erklärt werden kann.

Eine signifikante Wirkung auf die Ketonkörperspiegel gegenüber der
Kontrollgruppe ist für alle Kohlenhydrate erkennbar, was sich auch
im Nabelschnurblut zeigt (Abb. 5). Jedoch stellt sich dieser antiketogene Effekt bei der Mutter wiederum am ausgeprägtesten nach der Zufuhr von Glukose und der Kombinationslösung dar. Zu diesen Ergebnis-
sen paßt eine Mitteilung von SCHULTIS (7) über Befunde von GESER, der
ebenfalls nach Glukose eine gegenüber Austauschstoffen stärkere Wirkung auf eine Ketose gefunden hat. Die Schwangere ist offenbar in der
Lage, ihren als Sparschaltung zugunsten der Glukoseversorgung des Feten mobilisierten Fettstoffwechsel nach Glukosezufuhr sofort umzu-
stellen. Nach HOET (3) ist der Schwangerschaftsstoffwechsel zugleich
durch überschüssigen Katabolismus und erleichterten Anabolismus gekennzeichnet.

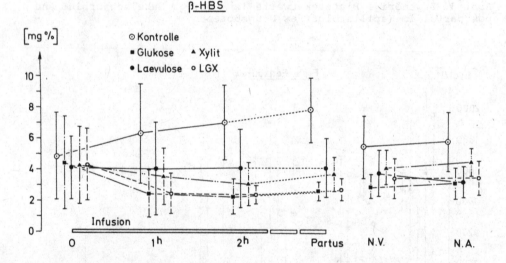

Abb. 5. ß-HBS-Spiegel ($\bar{X}$ + SD) im mütterlichen und Nabelschnurblut
nach Kohlenhydratinfusionen

Interessant war für uns die Feststellung, daß die Laktatspiegel bei
allen Gruppen einschließlich der Kontrollgruppe am Ende der Geburt
in gleichem Maße auf etwa das Doppelte des Ausgangswertes (von ca.
15 auf 30 - 35 mg%) angestiegen waren. Es ließ sich insgesamt also
keine zusätzliche Vermehrung des intrapartal ohnehin erhöhten Laktat-
anfalls durch die Zuckeraustauschstoffe nachweisen. Lediglich in der
ersten Stunde liegt der Laktatmittelwert in der Glukosegruppe niedriger als in der Gruppe, die eine Kombinationslösung erhielt, was für

die raschere Verstoffwechselung der Kohlenhydratkombination spricht.
In der Austreibungsphase jedoch wird diese Laktaterhöhung infolge der
enormen Muskelarbeit gewissermaßen wieder "eingeholt".

Der Fet braucht Glukose, d. h. Glykogenreserven, weil er Glukose unter den hypoxischen Attacken der Geburt und seiner postpartalen Umstellung insbesondere zerebral am besten verwerten kann. Dies gilt
wohlgemerkt für die Phasen der Hypoxie, später bei ausreichender O_2-
Versorgung lernt er ja rasch, auch Ketonkörper zu utilisieren.

Wir glauben aufgrund unserer Befunde, daß wir dem gefährdeten Feten
diese Energie am ungefährlichsten für Mutter und Kind über die Zufuhr
der genannten Kohlenhydratkombinationslösung zur Verfügung stellen
und so seine intra- und postpartale energetische Situation verbessern
können. Maßnahmen im Sinne einer "intrauterinen Reanimation" lassen
sich auf diese Weise sinnvoll ergänzen.

Weiterführende Untersuchungen an schwangeren Kaninchen zeigen schon
jetzt, daß fetale Glykogendepots der Leber bei der gleichen Zufuhrrate durch die Kombinationslösung wirksam erhöht werden können.

Literatur

1. DWECK, H. S., CASSADY, D.: Glucose intolerance in infants of very
   low birth weight. Pediatrics 53, 189 (1974).

2. HERRE, H. D., KYANK, H.: Kohlenhydratstoffwechsel in der normalen
   Schwangerschaft. Med. Klin. 65, 477 (1970).

3. HOET, J. J.: Diabetes und Schwangerschaft. 7. Deutscher Kongreß
   für Perinatale Medizin, Berlin, November 1974.

4. MEHNERT, H.: Diskussionbemerkung auf vorliegendem Workshop.

5. MUCK, B. R.: Zur Problematik des sogenannten Gestationsdiabetes.
   7. Deutscher Kongreß für Perinatale Medizin, Berlin, November 1974.

6. SABATA, V., ZMAMENACEZ, K., PRIDYLOVA, H., MELICHAR, V.: The effect
   of glucose in the prenatal treatment of small-for-date fe-
   tuses. Biol. Neonat. 22, 78 (1973).

7. SCHULTIS, K.: Diskussionsbemerkung auf vorliegendem Workshop.

8. SCHWARTZ, R., ADAM, P. A. J., KING, K., KORNHAUSER, D.: Glucose
   control in the newborn infant. In: Aspects of Prematurity
   and Dysmaturity. (eds. J. H. P. JONXIS et al.), pp. 210.
   Leiden: Stenfert Kroese N. V. 1968.

Kontrollgrößen bei der Durchführung einer intravenösen Ernährung

Von J. Kilian

Die Aufgaben sowohl der enteralen als auch der parenteralen Ernährung bestehen in der Sicherstellung des Bau- und Betriebsstoffwechsels. Während durch den Baustoffwechsel die Synthese von Substanzen bzw. deren Ersatz sichergestellt sein muß, wird der Betriebsstoffwechsel den Energiebedarf decken müssen, der für die mechanische, osmotische oder chemische Arbeit und für die Produktion von Wärme notwendig ist. Während die enterale Ernährung durch die Resorption im Magen-Darm-Bereich bestimmten regulativen Einflüssen unterliegt, stellt die intravenöse Ernährung einen direkten Eingriff in die Homöostase des Organismus dar. Sie erfordert daher eine laufende subtile und gezielte Diagnostik, um den Erfolg der Ernährung bzw. ihre Auswirkung auf die Organsysteme zu erfassen. Klinische und labortechnische Kontrollgrößen müssen daher Informationen liefern über die im folgenden aufgeführten Fragenkomplexe.

Tabelle 1. Aufgaben der Überwachung während einer parenteralen Ernährung

---

1. Erfassen der Ausgangslage
2. Bilanzierung (Einfuhr/Ausfuhr)
3. Effizienz der Ernährung
4. Auswirkungen auf den Organismus und auf Organfunktionen

Zu 1.:

Entscheidend ist zunächst die Definition der Ausgangslage, in der sich der Patient befindet. Funktionsstörungen der Organe müssen erfaßt und ihre Auswirkung auf die parenterale Ernährung definiert werden. Ebenfalls müssen alle akuten Ereignisse im Krankheitsverlauf beachtet werden, die die Normwerte der Ausgangslage verändert haben können (z. B. septische Komplikationen, Hypoxie). Weiter ist die Frage zu klären, ob der erhobene Laborwert im speziellen Fall noch im Norm- oder bereits im pathologischen Bereich liegt. So wird z. B. der individuelle PCO_2-Normwertbereich des chronischen Emphysematikers mit Wahrscheinlichkeit im Vergleich zum "Normwert" im pathologischen Bereich liegen, dennoch müssen wir den erhöhten Wert als Normwert dieses Patienten akzeptieren und beachten.

Zu 2.:

Eine kaufmännische Bilanz wird erstellt aufgrund einer exakten Buchführung über Einnahmen und Ausgabe sowie einer Inventur, d. h. einer aktuellen Bestandsaufnahme des Betriebsvermögens. Am Patienten ist die Genauigkeit der retrospektiven Bilanzführung fast immer unzureichend und eine umfassende exakte "Inventur" unter Einbeziehung der individuellen Norm unmöglich (TRUNIGER).

Die Bilanzierung wird zwar einen Schwerpunkt der Diagnostik bei der parenteralen Ernährung darstellen, das Problem der Bilanzierung muß jedoch auch heute noch als weitgehend ungelöst angesehen werden. So kann z. B. eine exakte Bilanzierung so lange nicht vorgenommen werden, als neben dem Erhaltungsbedarf noch ein bedeutsamer Korrekturbedarf vorliegt. Es würde sonst bedeuten, daß bei Nichtbeachten des Korrekturbedarfes die abnorme Ausgangslage erhalten bliebe. Der Organismus jedes höheren Lebewesens stellt ein "offenes System im Fließgleichgewicht" dar. Dies bedeutet aber, daß eine Bilanzierung nicht nur im möglichst vollständigen Erfassen von zugeführten und ausgeschiedenen Substanzen bestehen kann, sondern daß mit der Bilanzierung gleichzeitig versucht werden muß, die für den jeweiligen Zustand des Patienten gültigen Normen zu definieren. Der Blutspiegel und die Zu- und Ausfuhr geben nicht notwendigerweise ein Bild über die vorhandene Menge eines Substrates und dessen Verwertung an erwarteter Stelle. Nicht zu erfassen sind vor allem alle inneren Verluste oder Gewinne im sogenannten dritten Raum, z. B. sequestrierte Flüssigkeit. Nicht erfaßt in der Bilanz wird weiterhin der "Füllungszustand und die Kapazität des Pools", in den die einzelnen zugeführten Substanzen eingehen.

Zu 3.:

Breiten Raum wird die Überprüfung der Effizienz der Ernährung einnehmen. Angefangen bei der Kontrolle des Körpergewichtes, über die Überprüfung der Stickstoffbilanz bis hin zur Diagnostik eines eventuellen Mangels essentieller Fettsäuren werden klinische und labortechnische Daten informieren über die Wertigkeit der parenteralen Ernährung.

Zu 4.:

Die Untersuchungen der letzten Jahre haben zunehmend Daten geliefert über die Verwertung von Nährstoffen bei eingeschränkten Organfunktionen (z. B. Niereninsuffizienz). Dagegen scheint noch sehr wenig bekannt zu sein über eine Beeinflussung der Stoffwechselvorgänge durch Veränderungen im Bereich der sogenannten milieubestimmenden Faktoren (z. B. Na^+, H^+, Cl^-, Viskosität des Blutes, Hypoxie). Es muß als noch ungelöstes Problem angesehen werden, welche Änderungen in der Menge und in der Zusammensetzung der Infusionstherapie notwendig werden und welche Kontrollgrößen dafür relevant sind, wenn das Milieu intérieur gestört ist.

Die Konzentration eines Substrates wird somit in erster Linie von der Beschaffenheit und der Funktionstüchtigkeit des produzierenden und eliminierenden Organs und darüber hinaus von der Intaktheit des Transportsystems abhängig sein.

Zweck der parenteralen Ernährung ist es, Nährstoffe in einer dem Bedarf und der Ausgangslage adaptierten Zusammensetzung zuzuführen. Sie wird sich zu Beginn in der Mehrzahl der Fälle an gewissen Normwerten orientieren müssen. Dies heißt aber, daß sie nicht immer den Erfordernissen adaptiert sein kann. Die Aufgabe der Kontrollgrößen wird es sein, den Erhaltungsbedarf zu definieren und Korrekturen zu ermöglichen. Dazu muß neben der Menge und der Zusammensetzung der Einfuhr die Ausfuhr möglichst quantitativ erfaßt werden. Dies bedeutet im Hinblick auf Wasser und Elektrolyte mehr ein technisches Problem, in bezug auf die in den Stoffwechsel eingehenden Nährstoffe jedoch die Suche nach geeigneten Endprodukten, deren Kontrolle eine spezifische Aussage über ihre Verwertung im Organismus erlaubt. Darüber hinaus müssen jedoch die Parameter kontrolliert werden, die Hinweise geben auf das Ausmaß, die Art und die Geschwindigkeit der Verwertung im Organismus. Eine Zusammenstellung dieser Kontrollgrößen findet sich in den folgenden Tabellen.

Tabelle 2. Nährstoffe in der parenteralen Ernährung

---

1. Wasser
2. Salze: Mineralien, Bioelemente
3. Energieträger: Kohlenhydrate, Fette, Alkohol
4. Stickstoff: Aminosäuren
5. Vitamine
6. Essentielle Fettsäuren.

Wasser

Ausfuhr:
    a) Urin
    b) Perspiratio sensibilis und insensibilis
    c) Fäzes, Drainagen

Kontrollgrößen:
    a) Körpergewicht
    b) Osmolalität im Serum, Urin (Drainagen)
    c) Natriumkonzentration im Serum, Urin, Drainagen
    d) Hämatokrit
    e) Temperatur

Salze: Mineralien, Bioelemente

Ausfuhr:
    a) Urin
    b) Drainagen, Fäzes
    c) Schweiß

Kontrollgrößen:
    a) Serumkonzentration
    b) Säure-Basen-Haushalt

Die Bioelemente sind in ihrer Wertigkeit noch nicht exakt abzugrenzen, d. h. eine Bilanzierung wird routinemäßig noch nicht möglich sein.

Energieträger

A. Kohlenhydrate

Ausfuhr:
    Urin (quantitativ)

Kontrollgrößen:
    a) Glukose
    b) Bilirubin
    c) Laktat, Pyruvat
    d) Transaminasen
    e) Harnsäure
    f) Osmolalität

B. Fette

Ausfuhr:
    Routinemäßig nur indirekt durch Bestimmung des respiratorischen Quotienten.

Kontrollgrößen:
    a) Cholesterin
    b) freie Fettsäuren

C. Alkohol

Ausfuhr:
    Routinemäßig nicht möglich

Kontrollgrößen:
    a) γGT
    b) alkalische Phosphatase

Stickstoff: Aminosäuren

Ausfuhr: a) Urin: Gesamtstickstoff
                  b) Exsudat, Blutverluste: Bestimmung des Gesamteiweiß
                  c) Stuhl, Schweiß, Haut: Erfahrungswerte.

Kontrollgrößen: a) Gesamteiweiß mit Elektrophorese
                  b) Harnstoff
                  c) Kreatinin
                  d) Harnsäure
                  e) Aminosäurenkonzentration im Plasma

Die Bestimmung der Aminosäurenkonzentration im Plasma ist methodisch
aufwendig, aber geklärt, die Ergebnisse sind in der Aussage jedoch
noch nicht eindeutig zu bewerten.

Eine weitere Unterteilung des Parameters "Gesamtstickstoff im Urin"
erscheint angezeigt in all den Fällen, in denen eine Information über
den Ursprung des Eiweißabbaues notwendig erscheint.

Differenzierung des Gesamtstickstoffes im Urin

a) Harnstoff
b) Kreatinin
c) Kreatin
d) Harnsäure
e) Alpha-Aminostickstoff

Harnstoff- und Kreatininwerte sind wünschenswert, um das Ausmaß des
Eiweißabbaues zu erfassen. Die Konzentration der Harnsäure erlaubt
Rückschlüsse auf den Purinstoffwechsel. Durch die Bestimmung des Alpha-
Aminostickstoffs ist es möglich, die Gesamtheit der ausgeschiedenen
Aminosäuren zu bestimmen und damit einen Ɵverflow zu erfassen.

Vitamine, essentielle Fettsäuren

Ausfuhr: Routinemäßig nicht möglich

Kontrollgrößen: Klinisch zu diagnostizierende Mangelzustände.

Zweck der parenteralen Ernährung ist es, kurz- oder längerfristig die
enterale Zufuhr von Nährstoffen zu ersetzen, Zweck der Kontrolle muß
es sein, die Effizienz dieser Maßnahme zu überwachen und Auswirkungen
auf den Organismus und Organsysteme zu erkennen, um die Menge und die
Zusammensetzung den Bedürfnissen zu adaptieren und Störungen der Homöostase auszugleichen bzw. zu vermeiden.

Literatur

1. DEPERSDORFF, J., GRÜTZMANN, K., MÜLLER, K., SCHÄFER, C., SCHMIDT, L. H., STOLZE, G., THIELE, H.-J.: Zur Problematik der Normalwerte. 1. Mitteilung: Der Begriff des "Normalen". Dtsch. Ges.wesen 25, 1153 (1973).

2. DEPERSDORFF, J., GRÜTZMANN, K., MÜLLER, K., SCHÄFER, C., SCHMIDT, L. H., STOLZE, G., THIELE, H.-J.: Zur Problematik der Normalwerte. 2. Mitteilung: Der Einfluß endogener und exogener Faktoren auf biochemische Parameter. Dtsch. Ges.wesen 28, 1201 (1973).

3. HABERICH, F. J.: Physiologie der Ernährung und des Hungerzustandes. Mels. Med. Mitt. Bd. 48, 11 (1974).

4. HALMAGYI, M.: Praktische Anwendung der bilanzierten parenteralen Ernährung in der Intensivtherapie. In: Bilanzierte Ernährung in der Therapie (eds.: K. LANG, W. FEKL, G. BERG). Stuttgart: Thieme 1971.

5. SCHULTIS, K.: Technische Durchführung der künstlichen Ernährung. Chirurg 43, 405 (1972).

6. TRUNIGER, B.: Bilanzierungsprobleme in der Infusionstherapie. Natrium und Kalium. Mels. Med. Mitt. Bd. 48, 69 (1974).

Fehler und Gefahren in der Anwendungstechnik der parenteralen Ernährung

Von C. Burri und G. Krischak

In der per- und postoperativen Phase treten beim chirurgischen Patienten Störfaktoren auf, die in Abhängigkeit von der Ausgangslage des Patienten, von der Schwere des Eingriffes oder des Traumas einer frühzeitig dem Geschehen angepaßten Korrektur bedürfen. DÖLP und AHNEFELD (3) unterscheiden dabei drei therapeutische Stufen:
1. die Flüssigkeitssubstitution,
2. die Infusionstherapie mit Sicherung einer Minimaldiät,
3. die parenterale Ernährung.

Die postoperative Flüssigkeitssubstitution deckt den Basisbedarf an Wasser und Elektrolyten, der Zusatz von 5 % Sorbit dient der Isotonie und bietet in minimalem Umfang Kalorien.

Die postoperative Infusionstherapie entspricht einer Minimaldiät für 1 - 3 Tage. Neben Wasser und Elektrolyten enthält 1 l Lösung 20 g Aminosäuren und 100 g Kohlenhydrate.

Dauert die Phase der oralen Nahrungskarenz mehr als 3 - 4 Tage, soll auf die parenterale Ernährung, wie sie auf diesem Workshop ausgiebig diskutiert wurde, umgestellt werden.

Was bedeuten diese Tatsachen für die Technik der erwähnten Maßnahmen?

Mit Sicherheit kann die Flüssigkeitssubstitution über Stunden bis wenige Tage durch eine periphere Vene erfolgen. Dazu können Metall- oder Plastikkanülen Verwendung finden. Für die Infusionstherapie stellt die Osmolarität der Lösung in bezug auf ihre Applikationsart den limitierenden Faktor dar. Als Regel gilt:
Lösungen bis zu 1.000 - 1.200 mosm/l, also eine 10%ige Aminosäuren- oder eine bis zu 15%ige Kohlenhydratlösung, dürfen peripher appliziert werden, eine höhere Osmolarität verlangt imperativ nach einer zentralen Zufuhr und damit nach dem Kava-Katheter.

Zur Genüge bekannt sind die Gefahren, die bei Verweilkanülen in peripheren Venen oder bei der Venenfreilegung auftreten können: Thrombose und Infektion. Die Thrombose kann in seltenen Fällen ausgedehnt vorhanden sein und zur Embolie führen, die Infektion zum septischen Zustandsbild.

Zuverlässige Angaben über die Häufigkeit dieser Folgezustände fehlen. Ihre Prophylaxe besteht in sorgfältiger Desinfektion der Haut an der Punktionsstelle, atraumatischer Punktionstechnik und gewissenhafter Überwachung von Eintrittsstelle und kanülentragender Vene.

Präzise Angaben über die Fehler und Gefahren des Kava-Katheters zur parenteralen Ernährung fallen uns wesentlich leichter, verfügen wir doch über 36.521 Beobachtungen von Kava-Katheterträgern in Seriendarstellung aus der Literatur und eigener Erfahrung, die sich aus 658 Femoralis- (16 Autoren), 7.027 Basilika- (25 Autoren), 17.326 Subklavia- (67 Autoren), 1.537 Jugularis externa- (11 Autoren) und 9.973 Jugularis interna- (15 Autoren) Kathetern zusammensetzen.

Wie aus dieser Übersicht erkennbar, können die Vena basilica, die Vena subclavia, die Vena jugularis und die Vena femoralis, resp. saphena als Zugangsweg zur Kava gewählt werden.

Die Punktion der Vena basilica erfolgt nach Anlegen einer Staubinde um den Oberarm, auf der Innenseite der Ellbeuge, wenn möglich etwas oberhalb des Gelenkes. Nach Einschieben des Katheters um wenige Zentimeter wird die Staubinde entfernt und der Katheter vorgeschoben, bis seine Spitze nach vorangegangener Längenabschätzung im Bereich der Cava superior liegt.

Zur Punktion der Vena jugularis externa wird in Trendelenburglage der Kopf des Patienten nach der Gegenseite gedreht, wobei sich der Musculus sternocleidomastoideus zusammen mit der Vene anspannt. Durch Kompression des Gefäßes fingerbreit über der Klavikula und Pressenlassen des Patienten wird dieses besser sichtbar gemacht. Der Einstich in die Vene erfolgt in der Mitte des Kopfnickers oder etwas distal davon.

Entsprechend den Angaben von HEITMANN (4) wird zum Angehen der Vena jugularis interna zunächst die Arteria carotis identifiziert und in Höhe der Kreuzungsstelle Vena jugularis externa/Sternocleidomastoideus in einem Winkel von 40 - 45° in Richtung auf den klavikulären Ansatz des Muskels transmuskulär eingegangen. In einer Tiefe von 3,5 - 4,5 cm wird beim Erwachsenen die Vene erreicht.

Die Punktion der Vena subclavia erfolgt entweder nach der Technik von YOFFA (5) supraklavikulär oder nach AUBANIAC (1) infraklavikulär. Bei der letztgenannten Technik liegt die Einstichstelle der Nadel im Bereich der Klavikulamitte oder etwas medial davon. An der auserwählten Stelle wird nach sorgfältiger Desinfektion der Haut die Punktionskanüle in einer Richtung geführt, die der Senkrechten auf die Verbindung Akromioklavikulargelenk/vordere Achselfalte entspricht. Die Vene wird in einer Tiefe von 3 - 5 cm zwischen Klavikula und erster Rippe erreicht.

Zur Punktion der Vena femoralis legt man dem Patienten ein Kissen unter das Gesäß, so daß die Leistenbeuge vortritt und palpiert unterhalb des Leistenbandes die Arteria femoralis. Die Punktion erfolgt ca. 1 cm medial der Arterie in einer leicht schräg nach proximal verlaufenden Ebene. In 2 - 4 cm Tiefe wird je nach Konstitutionstyp die Vene erreicht und der Katheter kann in die Cava inferior vorgeschoben werden.

In der Folge soll nun in Abhängigkeit vom Zugang aus Seriendarstellungen und der Beschreibung von einzelnen schweren Komplikationen auf die Fehler und Gefahren des Kava-Katheters geschlossen werden.

Tabelle 1. Komplikationen beim Femoralis-Katheter
(16 Autoren - 658 Fälle)

Komplikationen	Häufigkeit in %
Thrombose	16,55
Embolie	1,8
Phlebitis	4,17
Sepsis	2,81
Tod des Patienten	4,16

1. Komplikationen beim Femoralis-Katheter (Tabelle 1)

Bei den 658 Fällen mit Femoralis-Katheter, beschrieben von 16 Autoren, trat in 16,5 % eine Thrombose, in 4,17 % eine Phlebitis und in 2,81 % eine Sepsis auf. Zu 4,16 % war der Katheterismus direkt oder indirekt am Tode des Patienten schuldig. Konsequenterweise wurde diese Einlegetechnik weitgehendst verlassen.

Tabelle 2. Komplikationen beim Basilika-Katheter
(25 Autoren - 7.027 Fälle)

Komplikationen	Häufigkeit in %	
	Literatur n = 7.027	eigene n = 1.776
Punktion nicht möglich	4,24	14,1
Falsche Lage	9,84	16,7
Thrombose	8,21	9,7
Embolie	0,18	0
Phlebitis	13,88	10,0
Sepsis	0,42	0,06
Tod des Patienten	0,30	0,18

2. Komplikationen beim Basilika-Katheter

Auf Tabelle 2 sind die Komplikationsraten von insgesamt 7.027 Fällen von 25 Autoren zusammengestellt. Auffällig erscheint die hohe Thromboserate bei diesem Zugangsweg mit 8,21 %, eine Phlebitis trat in 13,88 % auf. Eine Sepsis wurde hingegen nur in 0,42 % beschrieben.

Tabelle 3. Komplikationen beim Subklavia-Katheter
(67 Autoren - 17.326 Fälle)

Komplikationen	Häufigkeit in %	
	Literatur n = 17.326	eigene n = 1.098
Punktion nicht möglich	5,6	27,8
Falsche Lage	5,5	9,3
Thrombose	0,24	1,4
Embolie	0,03	0
Phlebitis	0,1	0,6
Sepsis	0,34	0
Arterienpunktion	1,39	1,0
Pneu	1,00	0,82
Tod des Patienten	0,13	0

3. Komplikationen beim Subklavia-Katheter (Tabelle 3)

Dieser Zugangsweg erfreut sich allergrößter Beliebtheit. Aus den An-

gaben von 67 Autoren konnten wir insgesamt 17.326 Fälle zusammenstellen, wir selbst verfügen über 1.098 eigene Beobachtungen. Bei diesem
Zugang überwiegen die Folgezustände anläßlich der Punktion: So findet
man in über 1 % Verletzungen der Arteria subclavia und in 1 % wurde
ein Pneumothorax verursacht. Erstaunlich ist die hohe Trefferquote mit
nur 5,6 % Versagern, in unserer prospektiven Studie mit sehr strengen
Maßstäben lag sie mit 27,8 % weitaus höher. Thrombose, Embolie und entzündliche Veränderungen sind bei diesem Zugang selten. Immerhin war der
Katheter in gut 1 von 1.000 Fällen am Tode des Patienten schuldig, häufig verursacht durch einen beidseitigen Pneumothorax nach Punktionsversuch auf der einen und nachfolgendem auf der Gegenseite.

Tabelle 4. Komplikationen beim Jugularis externa-Katheter
(11 Autoren - 1.537 Fälle)

Komplikationen	Häufigkeit in %	
	Literatur n = 1.537	eigene n = 273
Punktion nicht möglich	14,54	32,5
Falsche Lage	11,63	17,8
Thrombose	1,74	3,4
Embolie	O	O
Phlebitis	2,22	5,0
Sepsis	O	O
Tod des Patienten	O	O

4. Komplikationen beim Jugularis externa-Katheter (Tabelle 4)

Bei den 1.537 Fällen von 11 Autoren ergab sich eine Thrombosehäufig-
keit von 1,74 %, die Phlebitisrate lag bei 2,2 %. Septische Zustände
oder Komplikationen mit Todesfolge sind nicht beschrieben. Der kleinen
Komplikationsrate beim Jugularis externa-Katheter steht eine hohe Ver-
sagerquote gegenüber, bedingt durch den gewundenen Verlauf und eine
zusätzliche rechtwinkelige Richtungsänderung nach Passage der Venen-
klappe an der Einmündung in die Vena subclavia. Diese Hindernisse beim
Vorschieben des Katheters bedingen eine relativ häufige Fehllage der
Katheterspitze, so daß die Vena jugularis-Punktion trotz der geringen
Risiken nur geringe Verbreitung fand.

5. Komplikationen beim Jugularis interna-Katheter (Tabelle 5)

Der erst seit wenigen Jahren bekannte und geübte Zugang besitzt eine
überraschend niedrige Komplikationshäufigkeit bei hoher Treffsicher-
heit. Bei Punktion der rechten Seite imponiert der gradlinige intra-
vasale Verlauf des Katheters in der weitlumigen, klappenfreien Vene;
Fehllagen, Thrombose und entzündliche Wandveränderungen gehören daher
zu den Raritäten. Bedenkenlos kann bei mißlungenem Punktionsversuch
auf der einen die andere Seite anpunktiert werden, versehentliche Verletzungen der Arteria carotis haben nie zu ernsteren Komplikationen
geführt.

Nach Aufschlüsselung von 9.973 Fällen von 15 Autoren sowie nach eigenen, bisher unveröffentlichen Erfahrungen muß die Punktion der Vena
jugularis interna als einfachster, sicherster und zugleich risiko-
ärmster Zugang zur Vena cava superior empfohlen werden.

Tabelle 5. Komplikationen beim Jugularis interna-Katheter
(15 Autoren - 9.973 Fälle)

Komplikationen	Häufigkeit in %
Punktion nicht möglich	1,76
Falsche Lage	0,85
Embolie	0
Phlebitis	0,01
Sepsis	0,01
Arterienpunktion	0,61
Pneu	0,05
Hydrothorax	0,02
Tod des Patienten	0

Tabelle 6. Schwerwiegende Komplikationen beim Kava-Katheter

Komplikationen	n	Todesfälle
Gefäßperforation	34	6
Herzperforation	28	24
Luftembolie	20	3
Katheterembolie	239	19

Schwerwiegende Komplikationen, unabhängig vom Zugangsweg
Die hier addierten Zahlen stammen zumeist aus Einzelfallbeschreibun-
gen, die Dunkelziffer muß als außerordentlich hoch veranschlagt werden.

1. Gefäßperforationen
Wir fanden in der Literatur 34 Fälle von Perforationen eines zentra-
len Gefäßes durch die Katheterspitze. In 6 dieser Fälle verstarb der
Patient an dieser Komplikation.

2. Herzperforationen
Diese Komplikation wird in der Literatur 28mal beschrieben. Sie trat
entweder sofort beim Vorschieben des Katheters, nach Stunden oder erst
nach einer Liegedauer von 2 Wochen auf. 24 Patienten, also über 80 %
überlebten diese Komplikation nicht.

Perforationen einer zentralen Vene oder des Herzens im Bereich des
rechten Vorhofes oder Ventrikels stellen äußerst gefährliche Folgezustände des Kava-Katheterismus dar, nachweisbar an der hohen Zahl
der dabei auftretenden Todesfälle. Diese Komplikation kann durch die
Verwendung eines geeigneten weichen Kathetermaterials, sorgfältige
Einlegetechnik und Röntgenkontrolle vermieden werden.

3. Luftembolie
Bei korrekt durchgeführter Einlegetechnik in Trendelenburglage und
sicherer Befestigung des Infusionsschlauches am Katheterende ist diese
Komplikation mit Sicherheit zu vermeiden. Wir konnten aus der Literatur 20 Fälle von Luftembolien zusammenstellen, 3mal verlief sie töd-

lich. Luftembolien traten nicht nur bei fehlerhafter Einlegetechnik, sondern auch beim Lösen der Verbindung zwischen Kava-Katheter und Infusionsschlauch beim herumlaufenden Patienten oder Wechsel der Infusion beim sitzenden Patienten auf.

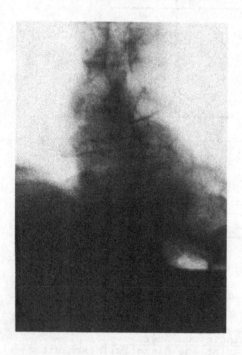

Abb. 1. Katheterembolie mit Fragment in der Arteria pulmonalis sinistra

4. Katheterembolien (Abb. 1)

Wir konnten aus der Literatur, einer weitgefaßten Umfrage und anhand von eigenen Beobachtungen 208 Katheterembolien sammeln. Ursache dieses Geschehens war zu 49,7 % ein Abschneiden des Katheters durch die Punktionskanüle. Bei peripherer Lage des embolisierten Kunststoffschlauches sind keine schwerwiegenden Folgen zu befürchten, wenn der Fremdkörper sofort nach Venenfreilegung entfernt wird. Bei den 60 beschriebenen Fällen von peripherer Katheterembolie gab es keinen Todesfall, hingegen 19 Todesfälle bei den 148 zentralen Katheterembolien.

Wird bei zentraler Embolisation das Katheterfragment belassen, so ist in 39,5 % mit tödlichem Ausgang zu rechnen. Die operative Entfernung bei 105 Kathetern mit zentraler Katheterembolisation brachte in 103 Fällen vollständige Erholung, zwei Patienten (1,9 %) starben an direkten oder indirekten Folgen der Embolie und der Thorakotomie. Bei indirekter Technik, wie Zeiss'sche Schlinge, Endoskopiezange, Uretersteinfänger, Hakenkatheter, Fogarty-Katheter, blieb die Embolisation folgenlos.

Die quantitativen Angaben zum Auftreten von Komplikationen beim Kava-Katheter sowie die Beschreibung einzelner schwerwiegender Folgezustände gibt Aufschluß über die Fehler und Gefahren bei der Anwendung dieses medizinischen Hilfsmittels. Gefahren können durch eine mangelhafte Punktionstechnik, das Kathetermaterial und bei Vernachlässigung der Pflege des Kava-Katheters gehäuft auftreten. Die genaue Kenntnis der Komplikationen läßt für die gesamte Technik der parenteralen Ernährung Empfehlungen erarbeiten.

Tabelle 7. Zentrale Katheterembolisation

	n	Todesfälle
Operativ entfernt	105	2 = 1,9 %
davon durch Thorakotomie	(49)	2 = 4,1 %
mit indirektem Verfahren	(56)	O = O %
Belassen	43	17 = 39,5 %
Gesamt	148	

Empfehlungen zur Technik der parenteralen Ernährung

1. Verwendung von Metall- oder Plastikkanülen bis zu einer Osmolarität der Lösung von maximal 1.200 mosm/l.
   - Desinfektion der Haut
   - atraumatische Punktion
   - sorgfältige Überwachung.

   Entfernung der Kanülen bei Thrombose- oder Infektzeichen.

2. Kava-Katheter bei Lösungen über 1.200 mosm/l oder länger als 3 Tage dauernder kontinuierlicher Zufuhr.

2.1. Kathetermaterial: Polyäthylen, silikonisiert. Kein PVC!

2.2. Zugang:
   a) Der Zugang über die untere Extremität ist zu vermeiden.
   b) Der Weg über die Vena jugularis interna scheint infolge der geringen Komplikationsraten und guter Punktionsmöglichkeit heute der sicherste Weg zur Kava zu sein.
   c) Die Vena subclavia darf nur von einem Geübten oder im Beisein eines solchen punktiert werden.
   d) Der Anfänger soll sich an die Vena basilica halten. Hier ist eine besonders sorgfältige Pflege wegen des gehäuften Auftretens von Thrombosen und Infekten angezeigt.
   e) Vorgeschädigtes Gewebe ist beim Zugang zur Vena cava zu vermeiden (Reizung, Infekt, Verbrennung, Trauma, Thrombose).

2.3. Technisches Vorgehen:
   a) Punktion, nicht Venenfreilegung.
   b) Sorgfältige Desinfektion der Haut.
   c) Atraumatische Punktion - Vermeidung wiederholter Punktionsversuche an der gleichen Stelle.
   d) Steriles Einführen des Katheters.
   e) Sorgfältiges Vorschieben des Katheters, keine Kraftanwendung!
   f) Schwierigkeiten beim Vorschieben können durch vorzeitiges Laufenlassen der Infusion und/oder Veränderung der Haltung eines Armes oder der Schulter umgangen werden.
   g) Radiologische Kontrolle der Katheterlage. Falsche Lagen sind zu korrigieren.

h) Richtige Lage heißt Cava superior, nicht rechter Vorhof oder Ventrikel (Perforation, Drucknekrose).

i) Kein Zurückziehen eines Katheters durch eine Nadel (Katheterembolie).

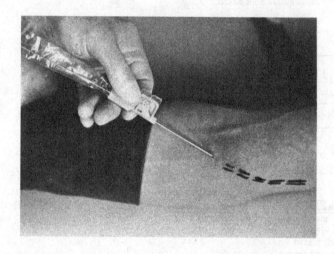

Abb. 2. Punktion der Vena basilica mit eigenem Kathetermodell

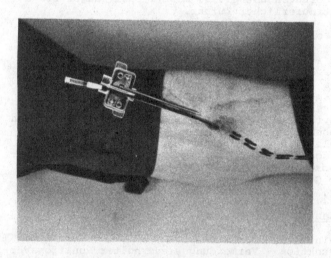

Abb. 3. Nach erfolgter Punktion und Vorschieben des Katheters kann die Split-Kanüle vollständig entfernt werden. Dadurch wird eine Katheterembolisation mit Sicherheit verhindert

2.4. Pflege:
   a) Eintrittsstelle nach Einlegen und alle 1 - 2 Tage mit Polybac-
      trin-Spray bedecken und steril verbinden.
   b) Katheter täglich, nach jeder Transfusion oder Blutentnahme mit
      physiologischer Lösung spülen.
   c) Wechsel des Infusionsbesteckes nach jeder eingelaufenen Fla-
      sche, mindestens aber täglich.
   d) Sauberes Arbeiten beim Hantieren an der Verbindung zum Kava-
      Katheter. Diese Verbindung ist insbesondere bei hochgelager-
      tem Oberkörper oder bei mobilen Patienten zu sichern (Luft-
      embolie).

2.5. Katheterentfernung:
   a) Sobald keine dringende Notwendigkeit mehr besteht.
   b) Bei Reizung oder Entzündung der Eintrittsstelle (tägliche Kon-
      trolle).
   c) Bei Reizung oder Entzündung der Kathetervene.
   d) Bei Schmerzen.
   e) Bei unklarem Fieber, mit Abstrich der Katheterspitze und Blut-
      kultur.

3. Allgemeines:
   a) Keine prophylaktische allgemeine Verabreichung von Antibioti-
      ka wegen eines Katheters.
   b) Keine allgemeine Antikoagulation wegen eines Kava-Katheters.

Literatur

1. AUBANIAC, R.: L'injection intraveineuse sousclaviculaire. Presse
      méd. 60, 1456 (1952).

2. BURRI, C., GASSER, D.: Der Vena cava-Katheter. Berlin-Heidelberg-
      New York: Springer 1971.

3. DÖLP, R., AHNEFELD, F. W.: Grundlagen der Infusionstherapie im
      operativen Bereich. J. Pfrimmer-Gedächtnisstiftung, Bd. 3,
      1974.

4. HEITMANN, D.: Katheterisierung der Vena cava superior über die Ve-
      na jugularis externa und interna sowie die supraclaviculäre
      Punktion der Vena anonyma. Mels. med. Mittlg. 118, 249 (1974).

5. YOFFA, D.: Supraclavicular subclavian veinpuncture and catheriza-
      tion. Lancet II, 614 (1965).

Zusammenfassung der Diskussion zum Thema:
„Empfehlungen für die parenterale Ernährung in der Praxis"

FRAGE:
Wie ist der Begriff "Hyperalimentation" definiert?

ANTWORT:
Dieser Begriff wurde von DUDRICK geprägt und in seinen ersten Arbeiten vor mehreren Jahren folgendermaßen definiert: Hyperalimentation bedeutet eine parenterale Zufuhr kalorienspendender Substanzen (Glukose), die in ihrer Gesamtmenge 50 % über dem Bedarf zu liegen haben, der eine positive Stickstoffbilanz erzielt.

Das ehemals vorliegende Konzept von DUDRICK ist heute von ihm selbst revidiert und korrigiert worden, und er selbst spricht heute nicht mehr von der "Hyperalimentation", sondern von der totalen parenteralen Ernährung.

Das Problem der "Hyperalimentation" und deren Gefahr liegen darin, daß die Definition im alten Sinne übernommen wird und damit die sehr hohe Glukosezufuhr zu erheblichen Komplikationen während der parenteralen Ernährung führen kann.

FRAGE:
Ist es möglich, auf der Suche nach einem neuen Begriff, der der Hyperalimentation gegenübergestellt werden kann, eine einheitliche Auffassung zu erreichen?

ANTWORT:
Die Diskussion ergab, daß es unmöglich erscheint, alle Aufgaben der parenteralen Ernährung unter einem Begriff zusammenzufassen. Ihr Ziel liegt darin, einen spezifischen und möglicherweise unterschiedlichen Bedarf zu definieren und diesen Bedarf mit Hilfe von entsprechenden Substraten abzudecken.

FRAGE:
Erscheint es sinnvoll, bei Patienten in der postoperativen und posttraumatischen Phase einen stufenweisen Aufbau der parenteralen Ernährung vorzunehmen? Gilt dies nur für Glukose oder sollten auch andere Energieträger sowie die Aminosäuren in diesen Stufenplan einbezogen werden?

ANTWORT:
In jedem Fall, in dem hohe Zufuhrdosen gewünscht werden - insbesondere bei Patienten mit schweren metabolischen Dysregulationen - wird ein stufenweises Vorgehen in der Dosierung empfohlen. Das gilt auch für die Substitution von Stickstoff. Dieser Stufenplan sieht nicht nur eine Zeitabhängigkeit - d. h. Erhöhung der Dosierung von Tag zu Tag bis zur erwünschten Bedarfszufuhr - vor, sondern er bedeutet gleichzeitig eine situationsabhängige Abstufung, d. h. der klinische Zustand des Patienten wird mit in die Kalkulation einbezogen.

Dieser Empfehlung kann entgegengehalten werden, daß zum Zeitpunkt der größten Belastung nicht die geringste Substitution im Energie- und Stickstoffhaushalt erfolgen sollte. Es stellt sich die Frage, ob vom Stoffwechsel her (Enzyminduktion) Gründe für die Notwendigkeit der

stufenweisen Zufuhr gegeben sind. Die Diskussion zeigte, daß - soweit
wir derzeit wissen - von seiten des Enzymsystems keine Notwendigkeit
zum stufenweisen Aufbau besteht. Allerdings wird man sich künftig mehr
mit der Pharmakokinetik einzelner Substanzen zu beschäftigen haben,
obwohl es heute noch schwierig ist, geeignete Meßparameter dafür zu
nennen. Eine Limitierung kann sich aber zwangsläufig aus den am ersten
Tage erörterten Gründen - insbesondere bei Polytraumatisierten - durch
eine hypoxische Stoffwechselsituation ergeben.

FRAGE:
Welche Dosierung der parenteralen Ernährung - als unterste Grenze -
muß auf jeden Fall eingehalten werden, unabhängig von der klinischen
Situation des Patienten?

ANTWORT:
Auf jeden Fall sollte der Grundumsatz gedeckt und der Minimalbedarf
im Stickstoffhaushalt substituiert werden, d. h. 1.600 - 1.800 kcal
einschließlich mindestens 50 g Aminosäuren pro Tag.

Eine den Erfordernissen entsprechende Bedarfsdeckung läßt sich - auch
im "Stufenplan" bei Patienten in der Intensivtherapie - häufig nicht
erreichen. Einmal kann die Verwertungsrate besonders niedrig liegen,
zum anderen kann der Bedarf so hoch sein, daß zu seiner wirklichen
Deckung überhöhte Zufuhrraten notwendig wären. In beiden Fällen können unter anderem hohe Verlustquoten resultieren, die den Organismus
osmotisch belasten.

FRAGE:
Kommt es in der frühen postoperativen Phase bei stoffwechselgesunden
Patienten und bei ausreichender Substitution im Wasser-Elektrolyt-
Haushalt zu Einschränkungen der Nierenfunktion?

ANTWORT:
Das ausgeschiedene Harnvolumen ist als Kriterium der Nierenfunktion
zweifellos von begrenztem Wert, zumal selbst bei fortgeschrittener
Niereninsuffizienz meist eine gesteigerte Exkretion vorliegt (poly-
urisches Nierenversagen). Limitiert ist auch die diagnostische Relevanz der harnpflichtigen Substanzen im Serum: Ihre Konzentrationen
steigen erst bei einer Funktionseinbuße von über 50 %, d. h. bei Fil-
tratwerten unter 60 ml/min, an. Wesentlich frühzeitiger reflektiert
dagegen die Beta-2-Mikroglobulinkonzentration im Serum - die im übrigen von Geschlecht, Alter und Muskelmasse unabhängig ist -, eine renale Funktionsstörung. Fortlaufende Konzentrationsbestimmungen in der
postoperativen Phase deckten bei stoffwechselgesunden Patienten mit
ausgeglichenem Wasser- und Elektrolythaushalt bei meist normalem
Kreatinin deutliche Erhöhungen auf. Daraus war auf eine durchschnittliche Filtratabnahme von 30 % zu schließen (KULT et al.).

Es sollte beachtet werden, daß die Niere nicht nur als Ausscheidungs-
und Regulationsorgan fungiert, sondern darüber hinaus zahlreiche metabolische Funktionen (Inaktivierung von Katecholaminen, Parathormon,
Insulin, Glukagon) wahrnimmt. Der Ausfall dieser metabolischen Funktionen muß zwangsläufig vielschichtige Störungen im Gesamtorganismus
nach sich ziehen. Die Niereninsuffizienz - auch geringen Ausmaßes -
muß deshalb in einer neuen Dimension betrachtet werden.

FRAGE:
Sollte man bei der Bedarfsberechnung in der parenteralen Ernährung
nicht nur Zufuhrquote und Verlustquote gegeneinander in Beziehung
setzen, sondern daraus den Nettogewinn errechnen, um einen Anhalt für
die tatsächliche Utilisation der zugeführten Substrate zu erhalten?

ANTWORT:
Aus dem errechneten Nettogewinn läßt sich der Bedarf eines Patienten
nicht beurteilen, außerdem gibt der Nettogewinn keinerlei Auskunft
darüber, ob und in welchem Gewebe der im Organismus verbliebene Rest
auch tatsächlich akut metabolisiert wurde. Unsicherheiten bestehen
noch darüber, wo die zugeführten Substrate - das gilt ganz besonders
für das Fett - verblieben sind. Auch wenn ECKART gefunden hat, daß
nur bis zu 30 % der infundierten Fette unmittelbar oxydiert werden,
kann dennoch gleichzeitig endogenes Fett verbrannt worden sein. Es
wäre dann lediglich zu einer Umverteilung in der Fettverbrennung und
Fettablagerung zwischen exogen zugeführtem und endogenem Fett gekommen, die aber an der Gesamtfettsäureoxydation nichts geändert hätte.
Parameter zu finden, um derartige Fragen in Zukunft beantworten zu
können, ist eine Teilvoraussetzung für weitere Fortschritte auf dem
Sektor der parenteralen Ernährung. Wir benötigen hier mehr als nur eine Bilanz. Selbst bei den heute noch begrenzten Möglichkeiten muß der
Versuch unternommen werden, den Nettogewinn zu kalkulieren.

FRAGE:
Welche Vor- und Nachteile können für Glukose und Nicht-Glukose-Kohlenhydrate zur parenteralen Ernährung in der operativen Medizin genannt
werden?

ANTWORT:
Vorteile von Glukose
sind bei normaler Stoffwechselsituation die hohe Umsatzkapazität und
die ubiquitäre Verwertung.

Nachteile von Glukose
1. Im Postaggressionszustand wird Glukose trotz häufig hoher Insulinspiegel schlecht verwertet. Dazu kommt ein unzureichender proteinsparender Effekt sowie bei hoher Zufuhr die Gefahr einer Hyperglykämie
und eines hyperosmolaren Komas.
2. Wegen der posttraumatischen Verwertungsstörung ist vielfach eine
hohe exogene Insulinzufuhr erforderlich, die wiederum laufende Blutglukosekontrollen unabdingbar macht.
3. Bei abrupter Unterbrechung der Glukosezufuhr besteht die Gefahr einer akuten Hypoglykämie. Diese Hypoglykämie kann z. B. bei Bewußtlosen
unbemerkt bleiben, wenn nicht fortlaufend Blutglukosekontrollen durchgeführt werden.

Vorteile der Nicht-Glukose-Kohlenhydrate
1. Keine posttraumatische Verwertungsstörung.
2. Guter proteinsparender Effekt durch Drosselung der Glukoneogenese
aus Aminosäuren.
3. Protrahierte Glukosebildung, keine Hyperglykämie.
4. Senkung des Spiegels an unveresterten Fettsäuren und Ketonkörpern;
dadurch bessere Verwertung der entstehenden oder mitinfundierten Glukose ohne Notwendigkeit exogener Insulinzufuhr.

Nachteile der Nicht-Glukose-Kohlenhydrate
1. Geringe Umsatzkapazität (Ausnahme Fruktose). ⎫ Vermeidbar durch
2. Dosierungsbeschränkungen wegen Nebenwirkun- ⎪ Kombinationen mit
gen (Laktatanstieg, Harnsäureanstieg, Abnahme ⎬ Dosisreduktion
von Adenin-Nukleotiden der Leber) bei voller ⎪ der Einzelkompo-
Ausnutzung der Umsatzkapazität. ⎭ nenten.
3. Seltene, genetisch bedingte Toleranzminderung (Fruktose, Sorbit -
Angaben differieren zwischen 1:80.000 und 1:200.000).

Die Frage der Oxalatbildung nach überhöhten Xylitdosen ist noch ungeklärt; aufgrund neuerer Untersuchungen ist die Oxalatbildung mit hoher

Wahrscheinlichkeit eher durch extreme Aminosäurenimbalancen (Glycin!) erklärbar.

Die Nebenwirkungen der Nicht-Glukose-Kohlenhydrate im Stoffwechsel sind nur dann von klinischer Relevanz, wenn Dosierungen verwandt werden, die erheblich oberhalb der in der Literatur angegebenen Empfehlungen liegen. Danach kann es zu einer Erhöhung der Harnsäurekonzentration im Serum kommen oder/und zu einem Laktatanstieg im Serum. BODE (Europ. J. Clin. Invest. 436 (1973)) hat bei einer Stoßbelastung (0,6 - 0,8 g/kg/30 min) eine Abnahme der Adenin-Nukleotide in der Leber beobachtet.

Es wurde ein Zusammenhang zwischen Xylitzufuhr und Oxalatdeposition postuliert. Die Oxaloseentstehung als Folge einer überhöhten Xylitzufuhr muß jedoch weiterhin als hypothetisch angesehen werden. Ein Weg vom Xylit zur Oxalsäure im intermediären Stoffwechsel ist bisher nicht bekannt. Es gibt Hinweise dafür - die allerdings ebenfalls hypothetisch sind -, daß die Zufuhr großer Mengen von Glycin bei gleichzeitigem Bestehen einer Hypoxie und/oder eines Pyrodoxinmangels eine derartige Oxalose, wie sie BENEKE u. a. beschrieben haben, begünstigen kann.

FRAGE:
Auf welche Parameter sollte man bei weiteren Untersuchungen im Kohlenhydratstoffwechsel besonderen Wert legen?

ANTWORT:
Neben der Bestimmung des Laktat sollte immer auch Pyruvat mitgemessen werden, um die Bedeutung des Laktatanstiegs für den Stoffwechsel (Berechnung des Laktat-Pyruvat-Quotienten) zu erfassen.

FRAGE:
Sollen Infusionslösungen Elektrolyte enthalten?
Sollen Aminosäurenlösungen Kohlenhydrate enthalten?

ANTWORT:
Da Kohlenhydrat- und Aminosäurenlösungen per se während ihrer Anwendung, d. h. im Verlauf der Utilisierung, einen definierten Umsatz von Elektrolyten nach sich ziehen, sollte dieser Elektrolytanteil in den Lösungen als "Basisangebot" enthalten sein. Natürlich gibt es Patienten (z. B. Urämiker), für die dieses Basisangebot bereits zu hoch sein kann. Nur hier wäre die Indikation für elektrolytfreie Lösungen und eine dem individuellen Bedarf angepaßte Elektrolytsubstitution gegeben.

An die Industrie richtet sich die Forderung, kohlenhydratfreie Aminosäurenlösungen zur Verfügung zu stellen, damit die als optimal für den Postaggressionsstoffwechsel angesehene Kohlenhydratkombinationslösung aus Glukose, Fruktose und Xylit auch tatsächlich in dem von BÄSSLER, BICKEL u. a. angegebenen Verhältnis zur Anwendung kommen und dieses Verhältnis nicht gestört wird durch Kohlenhydratanteile in den Aminosäurenlösungen.

FRAGE:
Ab wann soll im Rahmen der parenteralen Ernährung und der Langzeiternährung eine Fettinfusion erfolgen? Wie hoch liegt dann die Dosierung?

ANTWORT:
In der frühen postoperativen Phase gilt die gleiche Aussage, die für Glukose gemacht wurde, auch für die Infusion von Fettemulsionen. Da

die Verwertung für Fett herabgesetzt und der kalorische Bedarf postoperativ außerdem nicht wesentlich gegenüber präoperativen Vergleichs-
werten gesteigert ist, besteht, von Ausnahmen abgesehen, in der Regel
keine Indikation zur parenteralen Fettzufuhr in dieser Phase. Im übrigen ergeben sich folgende Indikationen für die Zufuhr einer Fettinfusion:
1. Parenterale Ernährung über Wochen und Monate außerhalb einer streß-
beeinflußten Phase (Postaggressionssyndrom).
2. Extrem hoher Kalorienbedarf.
3. Kachexie.
4. Parenterale Ernährung bei Kindern, auch postoperativ/posttrauma-
tisch.
5. Gezielte Substitution essentieller Fettsäuren.

Für die Punkte 1. - 3. gilt folgende Dosierung:
Bis zu 25 % des Gesamtkalorienbedarfs können durch Fett gedeckt werden.

Dosierung zu 4.:
Gewöhnlich 2 g/kg KG/Tag. Zum Teil sind bis zu 3 g/kg KG/Tag verabreicht worden.

Dosierung zu 5.:
Für Patienten, die sich in etwa im metabolischen Gleichgewicht befinden, können folgende Richtlinien herangezogen werden:
100 g Fett pro Woche, d. h. rund 50 g Linolsäure pro Woche = 1 Liter
einer 10%igen Fettinfusion.

FRAGE:
Warum besteht ein Bedarf an essentiellen Fettsäuren?

ANTWORT:
Die Substitution der essentiellen Fettsäuren spielt für den Energie-
stoffwechsel keine Rolle. Die essentiellen Fettsäuren dienen aber als
Bausteine bestimmter Strukturen und Wirkstoffe.

FRAGE:
Sind Kohlenhydrate und Fett bei der Zufuhr in der parenteralen Ernährung konkurrierende Stoffe? Wird die Fettverbrennung reduziert, wenn
mehr Kohlenhydrate angeboten werden oder umgekehrt?

ANTWORT:
Es ist richtig, daß die Fettverbrennung zurückgeht und Fett gespeichert wird, wenn gleichzeitig eine überhöhte Zufuhr an Kohlenhydraten
erfolgt. Da mit Erhöhung der Fettkalorien prozentual zur Gesamtkalorienzufuhr sich von einem bestimmten Prozentsatz an die Stickstoffbilanz verschlechtert, sollte ein ausgewogenes Verhältnis zwischen
beiden Energieträgern (Kohlenhydrate, Fett) bestehen. Das liegt bei
etwa 25 % Fettkalorien bezogen auf die Gesamtkalorienzufuhr.

FRAGE:
Darf man beim Einsatz von Fett zur Energiesubstitution in der parenteralen Ernährung den Kalorienanteil pro g Fett mit 9 Kalorien einsetzen, wenn man die Ergebnisse der Arbeiten von ECKART betrachtet?

ANTWORT:
An der energetischen Verwertung von verbranntem Fett hat sich durch
die Untersuchungen von ECKART nichts geändert. Diese Untersuchungen
zeigten lediglich, daß postoperativ infundiertes Fett nur bis zu 30 %
verbrannt wird, d. h., daß vom applizierten Fett nur die entsprechende Energiemenge akut verfügbar wird. Der offenbar deponierte restliche

Fettanteil dürfte bei erneuter Mobilisation und Verbrennung seinen
adäquaten Energiebetrag liefern.

FRAGE:
Ist bei Patienten mit hohem Kalorienbedarf eine zusätzliche Infusion
von Äthylalkohol indiziert?

ANTWORT:
Die Infusion von Alkohol bedeutet bei entsprechend hoher Dosierung
einen zusätzlichen zytoplasmatischen Anfall von Wasserstoff und außerdem einen weiteren Laktatanstieg.

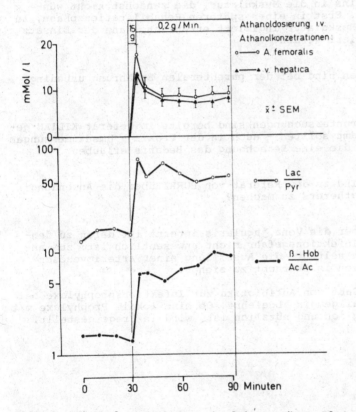

Abb. 1. Die Redoxquotienten im lebervenösen Blut während einer Kontrollperiode sowie unter Äthanoleinfluß (DIETZE)

In einigen Bereichen hat sich die Gabe von 1 - 1,2 g Äthanol/kg KG/
Tag in der Praxis der parenteralen Ernährung bewährt.

Alkoholkontraindikationen sind selbstverständlich zu beachten (schwe-
rer Leberschaden, Schock, parenterale Ernährung von Früh- und Neugeborenen usw.).

FRAGE:
Welche "flankierenden" Maßnahmen können genannt werden, um bei parenteraler Ernährung von Intensivpatienten den Energie- und Stickstoff-
bedarf zu senken?

ANTWORT:
Alle therapeutischen Maßnahmen müssen darauf ausgerichtet sein, den
Sauerstoffbedarf so weit wie möglich zu senken. Dazu gehört z. B. bei
Fieber die Temperatursenkung und zur Verminderung der Atemarbeit die
Relaxierung beatmeter Patienten.

Die Gabe von Anabolika hat sich nicht so bewährt, wie lange angenommen wurde; es wird zwar eine Verbesserung der Stickstoffbilanz erzielt,
man erreicht bei niedriger Aminosäurenzufuhr aber lediglich eine Umverteilung des Proteins in die Muskulatur, die zunächst nicht wünschenswert erscheint. Erst in einer späteren Rehabilitationsphase, in
der ein Zuwachs von Muskulatur indiziert erscheint, kann der Einsatz
von Anabolika diskutiert werden.

FRAGE:
Welche Laborkontrollen sind bei der parenteralen Ernährung unbedingt
zu fordern?

ANTWORT:
Die notwendigen Laboruntersuchungen sind bereits im Referat KILIAN genannt worden. Insgesamt sollten - auch in der Praxis - Umsatzmessungen
durchgeführt werden, die eine Berechnung des Bedarfs erlauben.

FRAGE:
Welche Anmerkungen sind zu dem Referat von BURRI über die Anwendung
des zentralvenösen Katheters zu machen?

ANTWORT:
Bei dem Zugangsweg über die Vena jugularis interna ist daran zu den-
ken, daß einmal die Infektionsgefahr nicht unwesentlich ist; zum anderen ist - wenn auch selten - die Ausbildung einer arteriovenösen
Fistel bei Fehlpunktion in Betracht zu ziehen.

Die prophylaktische Gabe von Antibiotika zur Infektionsprophylaxe bei
Kava-Kathetern wird allgemein abgelehnt. Ob eine lokale Prophylaxe mit
Antibiotika-Spray möglich und nützlich ist, wird in Frage gestellt.

Schriftenreihe Klinische Anästhesiologie

Band 1:

Akute Volumen- und Substitutionstherapie

mit Blut, Blutbestandteilen, Plasmaersatz und Elektrolyten

Workshop Timmendorfer Strand, Oktober 1971
Herausgeber: F.W. Ahnefeld, C. Burri, M. Halmágyi
2. Auflage. 92 Abbildungen. 271 Seiten. 1973. DM 26,–
ISBN 3-469-00403-X

Band 2:

Anästhesie im Kindesalter

Workshop Timmendorfer Strand, Oktober 1972
Herausgeber: F.W. Ahnefeld, C. Burri, W. Dick, M. Halmágyi
89 Abbildungen. 359 Seiten. 1973. DM 42,–
ISBN 3-469-00446-3

Band 3:

Infusionstherapie I

Der Elektrolyt-Wasser- und Säure-Basen-Haushalt

Workshop Timmendorfer Strand, April 1973
Herausgeber: F.W. Ahnefeld, C. Burri, W. Dick, M. Halmágyi
84 Abbildungen. 256 Seiten. 1973. DM 32,–
ISBN 3-469-00450-1

Band 4:

Anästhesie in der Geburtshilfe und Gynäkologie

Workshop Timmendorfer Strand, April 1974
Herausgeber: F.W. Ahnefeld, C. Burri, W. Dick, M. Halmágyi
64 Abbildungen. 276 Seiten. 1974. DM 30,–   (vergriffen)
ISBN 3-469-00492-7

Preisänderungen vorbehalten

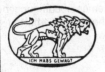

J. F. LEHMANNS VERLAG MÜNCHEN

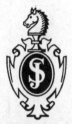